# 宫廷理筋术

## —— 脊柱 ——

主　编　刘焰刚　王锡友

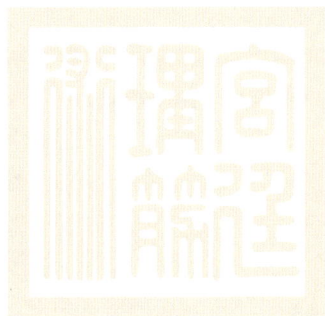

中国健康传媒集团
中国医药科技出版社

# 内容提要

宫廷理筋术是重要的推拿流派之一，起源于清代上驷院绰班处，通过几代人不懈的努力，宫廷理筋术不断传承和发展，其理论日益完善并有很大的创新。宫廷理筋术汇集了蒙族、满族、汉族的正骨理筋技术，具备完整的理论和临床学术体系。本书阐述了宫廷理筋术中脊柱颈部、胸部、腰部、骶部常见筋伤的诊治内容，立足于每部分的肌肉、韧带损伤及关节错缝，先论述病患之处的解剖结构、发病诱因以及检查手段，后阐明诊断及鉴别诊断、治疗手法及注意事项。诊治流程系统、规范且丰富，融合了宫廷理筋手法精粹与现代诊疗手段。本书配有大量的系统解剖结构图及医学影像图，以图释意，清晰明了，与骨伤科临床诊疗与教学相并轨。本书适合中医骨伤科学、运动医学、康复医学等临床医务人员使用，也可供相关从业者研究及参阅。

**图书在版编目（CIP）数据**

宫廷理筋术.脊柱 / 刘焰刚，王锡友主编.—北京：中国医药科技出版社，2024.5

ISBN 978-7-5214-4385-1

Ⅰ.①宫… Ⅱ.①刘…②王… Ⅲ.①脊柱病—按摩疗法（中医） Ⅳ.①R244.1

中国国家版本馆CIP数据核字（2023）第223087号

**美术编辑** 陈君杞
**版式设计** 南博文化

出版 **中国健康传媒集团**｜中国医药科技出版社
地址 北京市海淀区文慧园北路甲 22 号
邮编 100082
电话 发行：010-62227427 邮购：010-62236938
网址 www.cmstp.com
规格 710×1000mm $^1/_{16}$
印张 17 $^3/_4$
字数 314 千字
版次 2024 年 5 月第 1 版
印次 2024 年 5 月第 1 次印刷
印刷 天津市银博印刷集团有限公司
经销 全国各地新华书店
书号 ISBN 978-7-5214-4385-1
定价 **98.00 元**

获取新书信息、投稿、为图书纠错，请扫码联系我们。

# 编委会

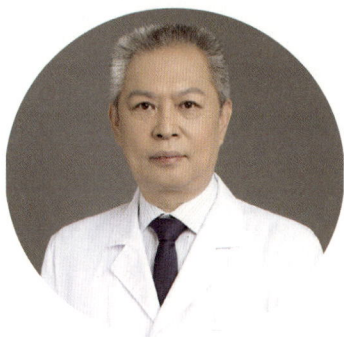

**刘焰刚**

北京中医药大学东直门医院推拿疼痛科主任医师、教授，推拿临床硕士研究生导师。

1979年入北京中医学院（现北京中医药大学）中医系学习，1984年起在东直门医院推拿科工作，师承臧福科先生，从事推拿临床医疗、教学及科研工作，积累了丰富的临床医疗、教学经验。

临床上擅长以传统推拿手法（宫廷理筋术）治疗骨伤科软组织损伤类疾病及内脏杂病。

曾应邀参加中央电视台（《中华医药》《健康之路》栏目）及北京电视台（《养生堂》栏目）、天津、山东、四川等电视台举办的推拿治疗颈、腰椎病科普节目。主编《颈椎病》《腰椎间盘突出症中医治疗》《临床筋伤推拿》《内科推拿学》《妇科推拿学》等。

# 作者简介

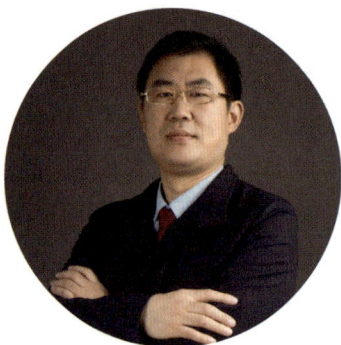

**王锡友**

主任医师，硕士研究生导师，北京中医药大学东直门医院推拿疼痛科主任，第五批国家名老中医学术经验继承人，臧福科教授全国名老中医工作室继承人，北京中医药"薪火传承3+3工程"孙呈祥教授名医工作室继承人。

**社会兼职：**
中华中医药学会疼痛分会副主任委员兼秘书长
中华中医药学会推拿分会常务委员
中国民族医药学会推拿分会副会长
中国中医药信息学会治未病分会副会长
中国民间中医医药研究开发协会软组织诊疗专委会内热针学组副主任
世界中医药学会联合会中医疗养研究专业委员会常务理事
世界中医药学会联合会适宜技术理事会理事
北京医学会市级"枢纽型"社会组织专家委员会委员
北京中医药学会疼痛专委会主任委员
北京中医药学会推拿专委会副主任委员
北京中西医结合学会宫廷正骨学术研究专委会副主任委员
北京中西医结合学会疼痛专委会副主任委员
北京中医疑难病研究会睡眠协作委员会常务委员

骨伤科学是中医学伟大宝库中一颗璀璨的明珠，包括了骨折、脱位和伤筋。筋伤与骨折，皆为有形之疾患，最急切之图，莫如及时恢复其伤损，而后以药力促其痊可，故精于此道者，无不重视手法的运用。诚如《正骨心法》所云："夫手法者，谓以两手安置所伤之筋骨，必素知其体相，识其部位，一旦临证，机触于外，巧生于内，手随心转，法从手出，或拽之离而复合，或推之就而复位，或正其斜，或完其缺……筋之弛纵、拳挛、翻转、离合虽在肉里，以手扪之，自悉其情，法之所施，使患者不知其苦，方称为手法也。"简言之，操手法之精巧者，术后即能愈其多半，无待于药石。因手为血肉之体，只要心灵手巧，可由一己之卷舒。高下急徐，轻重开合，曲尽宛转运用之妙，则斜着正，拘者舒，血气通畅，筋骨得以完全康复，远胜单凭器械加以拘制者多矣。

随着医疗发展，疾病谱转变，人民工作生活方式改变，伤筋病越发增多。筋伤病的治疗以"手法与药物并重"，刘寿山先生结合《医宗金鉴》的八法，将理筋手法发展归纳为"戳、拔、捻、捋、归、合、顺、散"的治筋八法，提出"七分手法，三分药"，以强调手法的重要性。对于筋骨损伤强调中医整体观念，谓伤虽自于外，病已及于内；伤虽在于筋骨，病已及于血气。故治外伤，当明内损；治筋骨，当虑气血。每临一证，既要辨患者之为青年、老年或妇女，亦要知其为脑力劳动或体力劳动。青年气血充盈，老年气血渐衰，妇女犹有经产的特殊生理。动脑者多缺乏锻炼、体力劳动者形体坚实。这样，受伤必因其体质不同而各有所异。伤筋者要看对骨骼有无影响。因此，对于筋骨疾病，既要有整体观，又要有辨证法，使外科不离于内科，心法与手法并重。

按摩作为伤科学之要法，由来已久，治疗骨关节损伤及后遗症，有着药物疗法无法比拟的效果。按摩是中国最古老的医疗方法，早在公元前14世纪就有"按摩"的文字记载。按摩、推拿，古称按跷、案扤等，是我国劳动人民在长期与疾病斗争中逐渐总结认识和发展起来的。当今世界，以按摩、针灸为代表的非药物疗法由于其无毒、无副作用而为人们所崇尚信赖。

东直门医院推拿科历时40余年几代人的努力，总结、整理刘寿山正骨经验的理筋部分，逐渐形成"宫廷理筋术"的理论、技术及临证实践。刘焰刚和王锡友作为宫廷理筋的传人，勤求古训、博采众法，身怀瑰宝而不自秘，知救伤扶困，当群策群力，普济病患，故应不辞艰辛，著宫廷秘传绝技，编著成《宫廷理筋术》，其内容划分为颈、胸背、腰、肩、肘、手、髋、膝、踝等不同部位，又将每部分细分肌肉肌腱炎症与损伤，韧带损伤与滑囊滑膜炎症以及关节损伤。执简驭繁、中西并进、言简意赅、深入浅出、理实俱丰，诚手法治疗之先河。但愿本书的内容能使更多的学者和同道从中得到裨益，欣然作序。

中国工程院院士
中国中医科学院首席研究员

　　推拿疗法历史悠久，源远流长，为保障人类健康做出巨大贡献。中医巨著《黄帝内经·素问·异法方宜论》中，有"中央者，其地平以湿，天地所以生万物也众。其民食杂而不劳，故其病多痿厥寒热。其治宜导引按跷，故导引按跷者，亦从中央出也"的记载。其描述的生产生活场景与发达社会高度接近，说明推拿最早应用于内科，随着分科越来越精细，到了明清时期，伤科推拿和小儿推拿逐渐兴起。

　　创新的前提是传承，本书所介绍的宫廷理筋术，历史脉络清晰，真正体现了代代有传承、代代有创新。宫廷理筋术是我国知名推拿流派之一，源于清代宫廷，可上溯至清代宫廷上驷院绰班处，上驷院为清代内务府所属三院之一，其前身是清十三衙门中的御马监，顺治十八年改为阿敦衙门，康熙十六年改名为上驷院。上驷院绰班处正骨理筋手法仅在清宫内传授，学习者必须为满蒙族后裔，学习采取拜师学艺、口传心授的方法。清政府被推翻后，绰班处御医文佩亭在北京东城开诊，才使得宫廷手法得以在民间流传。1923年，文佩亭收早逝知交刘文福儿子刘泉为义子，赐号"寿山"，按满族方式口传心授，将绰班处的正骨理筋手法传授于他。20世纪50年代，刘寿山先生进入北京中医学院（现北京中医药大学）筹建骨伤科，臧福科、刘佑华、孙呈祥等成为刘老弟子。1978年，东直门医院创立推拿科，众弟子又将宫廷正骨手法中推拿理筋的内容整理总结，经过几代人的完善，最终发展成为宫廷理筋术推拿流派。

　　《宫廷理筋术》推拿经验，集中了几代传人的毕生所学之精华，作者多为刘寿山老再传弟子，既原汁原味的保留宫廷正骨理筋手法，又博采众家之长，还有个人临床经验之发挥。书中有宫廷理筋术流派手法的详细讲解，图文并茂，亦有推拿理论上的系统阐述，理实俱丰。此外，该书摒弃门户之见，发扬兼容并蓄的精神，除中医推拿手法以外，对于现代解剖知识、肌肉筋膜理论、康复理论等，都能做到为我所用，做到了中西汇通。

推拿手法，具有鲜明的中医特色，以其见效快，疗效稳定、舒适度高、副作用少而被患者所接受。《医宗金鉴·正骨心法要旨》所言："一旦临证，机触于外，巧生于内，手随心转，法从手出。"阅读－理解－掌握－实践，希望每个人都能成为"大内高手"，让患者在无痛下解除病痛。

本书付梓之际，邀我做序，感谢锡友主任及团队对我的鼓励与信任，让我们紧紧把握中医药发展的大好时机，积极投身中医药事业，也希望有更多的临床推拿佳作问世，共同推动学科发展，造福更多患者。

中华中医药学会推拿分会主任委员

长春中医药大学原校长

在漫漫历史长河中，中医学的璀璨瑰宝始终熠熠生辉，而宫廷理筋术正是这瑰宝中的一颗明珠。它起源于清代太医院特设上驷院绰班处，历经数代医家的传承与创新，终成为治疗骨伤科疾病的珍稀技艺。宫廷理筋术的独特之处在于它结合了中医学的深邃理论与实际临床实践，形成了一套系统完整的诊疗方法。

脊柱作为人体的中轴，支撑着我们的身姿，维系着身体的平衡。然而，由于各种原因，如劳损、外伤、姿势不当等，脊柱常常易受伤或出现病变。因此，对于脊柱疾病的诊断与治疗，是医学领域中一项极为重要的课题。本书以《刘寿山正骨经验》为蓝本，将脊柱筋伤分为急性损伤和慢性损伤两大类，并根据骨膜、椎间盘纤维环、关节囊以及肌肉筋膜和韧带等产生疼痛的解剖结构细分为相应的筋伤种类。在治疗过程中，宫廷理筋术采用轻巧柔和的手法，既注重解决当前的疼痛症状，又着眼于恢复脊柱的正常生理功能，确保患者获得全面康复。

本书旨在系统总结和整理宫廷理筋术在脊柱疾病中的应用与实践。在西医学的背景下，我们融合了病理、生理、解剖学、运动医学、康复医学及医学影像学等西医学的理论和基础内容，为读者提供更为全面的理解和学习。这不仅是对中医学的传承，更是对西医学的补充与发展。

本书的编撰者刘焰刚、王锡友主任医师是宫廷理筋术的传人，他们秉持着守正创新的精神，将宫廷理筋术的精髓完整地呈现于书中。全书层次清晰、语言精练、图文并茂，既便于专业人士的学习与实践，也为广大读者提供了一个了解和学习宫廷理筋术的平台。

在此，我们要感谢东直门医院推拿科的几代传人，他们历时四十余年，总结、整理刘寿山正骨经验，为宫廷理筋术的理论和技术体系奠定了坚实基础。正是他们的努力与付出，使得这一技艺能够薪火相传，造福更多的患者。

　　同时，我们也要感谢那些为本书提供资料、校对内容的专家学者们。他们的严谨治学态度和深厚的专业知识为本书的编撰提供了宝贵的支持与帮助。

　　然而，尽管我们力求内容的完整与准确，但书中难免存在不足之处。我们恳请各位专家和广大读者予以批评指正，以便我们在再版时进行修改和完善。

　　最后，我们希望《宫廷理筋术之脊柱筋伤》能成为广大学者和患者学习与康复的有益参考。愿本书的内容能让更多的患者从中受益，愿宫廷理筋术这一传承技艺能够继续发扬光大，传承不息。

**编者**

2024 年 4 月

# 目 录

# 绪　　论

## 一、历史源流

推拿作为中医学的重要组成部分，迄今已有几千年的历史。早在殷墟甲骨文中即有腹部有病用手治疗的记载。现存最早的医学典籍《黄帝内经》中就有关于按跷的详细论述，在此时期也出现我国最早的推拿按摩专著《黄帝岐伯按摩经》。在《金匮要略》中也有"四肢才觉重滞，即导引、吐纳、针灸、膏摩，勿令九窍闭塞"的记载，说明汉代对于膏摩手法已非常重视。晋代葛洪在《肘后备急方》中记录了捏脊疗法，唐代更是有了最早的按摩推拿教学体系，并将按摩科从业者分为按摩博士、按摩师、按摩工、按摩生等。明代杨继洲的《针灸大成》载有四明陈氏所著的《小儿按摩经》，这也是现存最早的按摩推拿专著，清代吴谦则在《医宗金鉴》中将伤科手法进行了具体的总结与分类。推拿学也正是在这样悠久历史的传承之下不断发展，并成为中医学独具特色的组成。

推拿学科由于专业的特殊性，强调手法的口传心授，多以师带徒的方式传承，最终形成了诸多流派，彼此之间互相交流、争鸣，促进了推拿学的发展和进步，宫廷理筋术便是其中具有鲜明特色的一支。流派最早可追溯到清初，该时期满蒙八旗骑兵常发生坠扑跌折、骨断筋伤，急需骨伤科医生为其治疗。故此时期涌现了不少卓越的蒙古族医学家，以精于正骨、接骨较多。因为草原游牧民族生活的特点，人们经常会遭遇跌伤、断骨、脱位等情况，所以蒙古族医生很注意对骨伤科和外科医学的研究和实践。

绰尔济就是当时最著名的蒙古族骨伤科医生。据《清史稿》载："绰尔济，墨尔根氏，蒙古人，天命中，率先归附。"绰尔济先后在三次重要的战争中，以高超的医术抢救多名清军将领。绰尔济在当时，将其卓越的医术传授给广大满蒙八旗士兵，培养了大批的骨伤科医生，满语称之为"绰班"。随着不断发展，习自满蒙八旗"绰班"的骨伤科医生遍布全国各地。清顺治初年（1644）设御马监，十八年（1661）改名为阿敦衙门，康熙十六年（1677）改为上驷院。因为绰班医生主要随同骑兵一起调动，并为受伤的将士治伤，所以隶属上驷院管辖。据《清史稿》载："上驷院兼管大臣，无员限。卿二人，正三品。其属蒙古医生长三人，正六品。副蒙古医生长二人，八品。绰班长二人，初无品级。雍正元年定正七品……"说明从顺治年间到康熙、雍正年间，上驷院内一直设置"绰班"御医职位。

《医宗金鉴》是清乾隆七年（1742）由吴谦等人奉旨编著的官修医学全书，该书为内府藏书，并征集天下家藏秘籍及世传经验良方，分门别类，删其驳杂，采其精粹。书成，清政府规定此书为皇宫御医之必修，《医宗金鉴·正骨心法要旨》为上驷院的绰班御医的医学教材。书中所阐述的学术思想，标志着清代上驷院的蒙满绰班御医在理论认识上的统一；《医宗金鉴·正骨心法要旨》语言高度凝练，内涵深奥，该书成书标志着上驷院蒙满绰班御医宫廷手法理论体系的完备。

## 二、现代发展

上驷院蒙满绰班御医宫廷手法经历了十几代御医的传承积累，历来只在清宫内传授，学习者首先必须为满族后裔，其次要拜师学艺，以口传心授的方法完成教学，故而清宫以外的黎民百姓都只闻其名，未享其妙。直至清政府被推翻后，当时绰班处御医文佩亭先生在北京东城开诊，才使得该宫廷手法技术普及于民间，其神奇疗效亦得到京城百姓的赞许和认可。文佩亭师从于德寿田老先生，德寿田老先生是生活于道光、咸丰、同治、光绪年间上驷院绰班处的著名蒙古医生长（职位名）。德寿田于咸丰、同治和光绪年间将手法传授于弟子怀塔布、桂祝峰、景隆、荣志、崔海峡等人，其中桂祝峰为蒙古医生长，桂祝峰门下弟子有文佩亭、连坠、桂林、惠昌、增厚、崔连庆、德顺等人。1923年，文佩亭年收早逝知交刘文福儿子刘泉为义子并纳旗入徒，赐号"寿山"，按传统口传心授的方式将绰班处的宫廷正骨理筋学术思想和方法传授于他。

刘寿山（1904–1980），原名刘泉，其父在世时与文佩亭交情深厚。因16岁丧父，在增寿堂学徒，3年后被文佩亭收为义子，并纳入旗下、收入师门，拜师宴上，文佩亭赐刘泉号"寿山"。后刘寿山搬进文佩亭家中，文佩亭授其宫廷理筋正骨手法及《医宗金鉴·正骨心法要旨》，并教他天天习武练功，苦练身、法、步。寿山恪守恩师所授，诚心、诚意、勤奋，日夜厮守在文佩亭左右。凡是来找文先生治病的，都先由寿山诊治，手法日渐成熟，人称"绰班刘"。1949年刘寿山秉承先师遗训，在东直门北新桥宜贞堂挂牌应诊。1959年应邀到北京中医学院（现北京中医药大学）任教。刘寿山以发扬中医学、培养骨伤科人才为己任，将自己毕生临床经验传授于学生，出版《刘寿山正骨经验》《简明中医伤科学》等学术著作，奠定了宫廷理筋术学术体系的基础。

他在继承前人经验的基础上，归纳宫廷理筋术的治疗手法为"推、拿、续、整、接、掐、把、托"的接骨八法；"提、端、挪、正、屈、挺、叩、掐"的上髎八法；"戳、拔、捻、搏、归、合、顺、散"的治筋八法；"提拿、点、推、揉、打、劈、叩、抖"的舒筋八法。宫廷理筋术丰富了中医伤科的治疗手法，更重要的是在手法治疗疾病的理论与技巧方面，积累了丰富而独道的经验。

在宫廷理筋术的学术体系中，将外界环境、人体与局部损伤看做有机的整体，基于四诊、八纲、三焦、六经、脏腑、经络、筋骨、气血的理论进行辨证施治。强调伤虽自于外，病已及于内；伤虽在于筋骨，病已及于血气，故"治外伤当明内损；治疗筋骨，当虑气血"。在辨证过程中，特别注重脏腑与其所主筋骨、气血生理病理的关系。"七分手法，三分药"是宫廷理筋术治疗伤科疾病的主导思想，强调"治筋喜柔不喜刚"，认为"肝主筋，肝喜条达疏泄，肝以柔而条达为顺，筋以柔韧为常"。在施治中必须顺其生理，以柔治刚，切不可盲目粗暴，强拉硬扳，加重病情或造成再度损伤。

刘寿山弟子臧福科、孙呈祥等人整理宫廷正骨理筋经验并向临床推广。在此基础上发展并创立"振腹疗法""九步八分法"等，出版《大成推拿术》《软组织损伤治疗学》等著作，奠定了其在推拿、骨伤的学术地位。

## 三、学术体系

1978年东直门医院创立推拿科，众弟子又将宫廷理筋手法中推拿理筋的内容整理总结，经过几代人的发展与完善，最终成为宫廷理筋术推拿学术流派，手法轻盈、柔和，别具一格，并将核心技法"轻、柔、透、巧"四字诀充分体现和发扬其中。

### 1.治疗观念

宫廷理筋术流派在学术认识上提倡"筋以柔韧为常"的观念，要求在施治中必须顺其生理，以柔治刚，切不可盲目粗暴，强拉硬扳；必须遵循"准备、治疗、结束"治疗三阶段，并创制了"戳、拔、捻、捋、归、合、顺、散"治筋八法，以"按摩舒筋，复其旧位"，手法看似轻巧柔和不觉其苦，实则力透筋骨，功及内脏。注重中医整体观念，以四诊、八纲、脏腑、经络、筋骨、气血的理论进行辨证施治。在辨证过程中，特别注重脏腑与其所主筋骨、气血的相互关系，认为外力和气候属外因范畴，但体质与七情伤气是不可忽视的内因。

### 2.理筋原则

"治筋八法"为理筋总原则，强调在所有治疗中贯穿此核心总则，具体八法包括以下。

（1）戳拔："戳法"即戳按，指用手指或手掌在伤处用力按压。"拔法"是使肢体或关节做被动伸展的相对牵引动作。戳法与拔法连续运用称为拔法戳按，戳法与屈法连续运用称为戳法屈转。

（2）捻散："捻法"即揉捻，医者用指腹或整个手掌，或用大、小鱼际，掌根等部位，在患者身体各个部位上做均匀、和缓的揉捻动作，揉捻时的力量由轻至重，使感觉由皮肤而渐达深部筋肉层。"散法"实际上是做快速的揉捻动作，其所用的力及作用范围比捻法要大。

（3）捋顺：由肢体的近端捋向远端称为"捋法"，多用于肢体的外侧；由肢体的远端推向肢体的近端称为"顺法"，多用于肢体的内侧。捋顺两种手法经常连续运用，或同时交替进行。

（4）归合："归法"是用两手掌或两手指相对归挤，而"合法"则是在归挤的同时，两手掌或两手指稍向上提，并沿肢体表面滑动做逐渐合拢动作。

一般在施术前，要有一定准备，如先用点穴法，以舒通局部气血、解除局部肌肉的痉挛及止痛。点穴法是以局部取穴和远端取穴相配合，由近及远，循经取穴。摇晃法是施术前准备，又和施术紧密相联在一起的一种手法，即医者拿住肢体的远端，以关节为轴，使肢体作被动的旋转动作及屈伸运动。一般在摇晃手法的基础上，结合而进行戳、拔、捻、捋、归、合、顺、散等手法，从而完成一个完整的治疗。

### 3.理筋要领

在临床治疗中，宫廷理筋术强调"轻、柔、透、巧"四大要领。

轻：即强调手法轻柔和缓。手法轻重拿捏以自然、舒适为度，轻盈中治愈疾病，方可见宫廷理筋术之真功。但轻而不浮，力量向内向里渗透，推拿以"得气"为度，即患者局部产生酸、麻、胀、热、串的感觉，但不感觉痛，讲究"法之所施，患者不知其苦"。此要领对于医者自身手法感觉、手下功力要求都极高，手下差之毫厘，疗效则谬以千里。

柔："柔"是指手法本身要柔和，与"轻"相辅相成。"柔"才能使受术者无明显疼痛感而放松，而放松一则有利于手法力量的渗入而直达病所，二则有利于气血流通。无论手法轻重，均要求不加妄力和拙力。宫廷理筋术一再强调"治筋喜柔不喜刚"，根据中医理论"肝主筋，肝喜条达疏泄，肝以柔而条达为顺，筋以柔韧为常"，在施治中必须顺其生理，以柔治刚，切不可盲目粗暴，强拉硬扳，加重病情或造成再度损伤。

透：是指施法绵绵不绝，一气呵成，力的起止均要缓加缓减，手法的变换要互相叠加、照应，环环相扣，力气才不致突然中断。患者症状产生的原因之一便是气血不畅，所以手法的目的之一就是促进气血的流通，外力不绝则气血行走无碍，如是反复疾病可愈。此要领仍是强调手下功力，做一个手法，不论点穴、捋顺、归合，只需在操作部位反复几次，患者便可自觉施术部位热气流转，环环不息，疼痛立消。

巧：此为技巧之巧。在手法治疗中，使患者、患肢、患处处于哪个角度哪个位置最利于施术，如何发力，发多大力都有巧妙之法。如颈椎复位，要求前倾、侧倾各有其正确角度，而只做前倾未做侧倾，就无法使力达到以患椎为支撑点的目的。力点不对，再用力椎体也不会移动。而腰的侧位斜扳，所摆的旋转度不合适，常常是费力而达不到目的。在力的应用上如何用巧劲，用的好常常可事半功倍。此外，筋喜柔不喜刚，手法忌粗暴，施术者手法本身要精巧，才能使患者减少疼痛而不至于妨碍气血流通。这个"巧"常常是靠用力的角度、用力的时机来体现的，需要口传心授加上长期练习方可掌握。

宫廷理筋术流派特色鲜明，经过东直门医院推拿科历时几十年多代人的努力，流派有完整的理论体系，临床治疗有多种手法与套路，此次将经验总结编著成《宫廷理筋术（四肢）》，针对四肢筋伤中的肩、肘、腕、髋、膝、踝等部位的常见问题加以论述，同时又将每部分细分为肌肉肌腱炎症与损伤，韧带损伤与滑囊滑膜炎症以及关节损伤，从解剖、病理到传统手法，提出中西医结合的诊疗方法，希望以此让更多的人从宫廷理筋术这种传统的非药物疗法中受益。

# 第一章　颈部筋伤

颈部由颈椎、颈椎间盘及颈椎间关节、椎旁肌肉与相关韧带等组成。其中，肌肉是颈部运动的动力源，不同的肌肉合理组合，在神经系统的支配下，通过收缩与放松，牵拉椎骨以椎间盘及椎间关节（或寰枕关节、寰枢关节等）为轴，以椎骨为杠杆，完成各种颈部运动。

颈部筋伤属于典型的运动系统疾病，通常以局部疼痛并伴有不同程度的颈部功能活动受限为特征。这些疼痛可以来源于骨膜、椎间盘纤维环、关节囊以及肌肉筋膜和韧带。功能活动受限可以来源于作为动力源的肌肉，也可以来自于作为运动轴的椎间盘或椎间关节，还可能来自于限制关节过度运动的韧带以及作为运动杠杆的椎骨。

因运动系统疾病的特点为疼痛并伴有功能活动受限，但是当患者以颈部疼痛并伴有颈部功能活动受限为主诉就诊时，我们不能马上考虑颈部筋伤，必须首先排除能够引起颈部疼痛或颈部功能活动受限的其他科疾病，必要时需会诊，以避免误诊。颈部疼痛并伴有功能活动受限的常见病因如下。

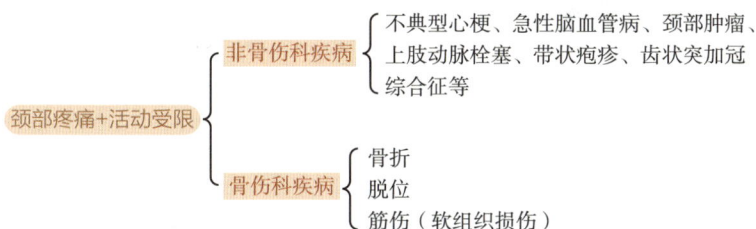

颈部疼痛+活动受限
- 非骨伤科疾病：不典型心梗、急性脑血管病、颈部肿瘤、上肢动脉栓塞、带状疱疹、齿状突加冠综合征等
- 骨伤科疾病：骨折、脱位、筋伤（软组织损伤）

在排除了能够引起颈部疼痛和功能活动受限的内、外科疾病之后，且排除了颈部骨折、脱位等骨伤科疾病之后，才能考虑筋伤。

为了诊断方便、不漏诊，我们把颈部常见筋伤分为两大类，即急性损伤与慢性劳损。

```
                          ┌ 肌肉、韧带损伤
                          │              ┌ 椎间关节错缝
                          │  关节错缝 ┤
                  ┌ 急性 ┤              └ 寰枢关节半脱位
                  │       │  脊髓与神经损伤（颈椎挥鞭样损伤）
                  │       │  椎间盘突出
      颈部筋伤 ┤       └ 落枕
                  │
                  │       ┌ 肌肉劳损（筋膜炎）
                  └ 慢性 ┤  项韧带劳损（棘突骨膜炎）
                          │  颈椎病
                          └ 椎管狭窄
```

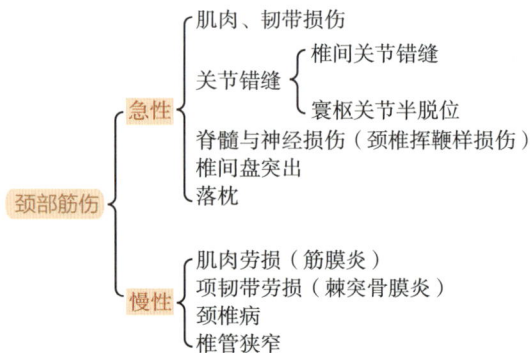

## 一、急性颈部肌肉、韧带损伤

### （一）定义

指单纯由于外力因素造成颈部及肩部肌肉、韧带的急性牵拉伤。

### （二）相关解剖

颈肩部分布有许多肌肉、韧带，肌肉是颈肩运动的动力源，并且与韧带、椎间盘、椎间关节协同作用，维持脊柱稳定。

#### 1.肌肉

颈肩部肌肉很多，主要分为前、后两群。前群主要包括胸锁乳突肌、斜角肌、头长肌和颈长肌等。后群主要包括斜方肌、肩胛提肌、竖脊肌、头夹肌、颈夹肌、枕骨卜肌等。

#### 2.韧带

主要是项韧带和棘间韧带。

### （三）病因病理

主要是由于跌仆闪挫等各种外伤，如遭遇汽车追尾、急刹车、各种运动损伤、扳动颈椎治疗失误等，单纯的导致肌肉、韧带出现急性牵拉伤，以局部水肿、渗出为主（无菌性炎症），可以出现部分纤维组织断裂。

#### 1.肌肉痉挛或肌纤维炎、筋膜炎

外力导致肌肉肌腹部位肌纤维痉挛，或肌肉筋膜、肌腱及韧带附着处出现牵拉伤，以局部水肿、渗出（无菌性炎症）为主。推拿可以解除肌肉痉挛，可以使无菌性炎症完全吸收、消散，因此该情况可以通过推拿等保

守治疗完全治愈。

### 2.肌肉、韧带牵拉伤

部分肌纤维或韧带出现断裂，但损伤比例相对较小，其余健康组织完全可以胜任原有功能，肌肉、韧带功能基本不受影响。这种情况可以参照肌筋膜炎治疗，临床症状可以完全消失。虽然有部分纤维组织的断裂，肌肉、韧带的力量必然有些许受损，但通常不影响正常生理活动。

### 3.肌肉、韧带断裂

由于外力较大，有可能出现肌肉或韧带纤维的大部分或完全断裂，造成肌肉、韧带功能受到较大影响或丧失。保守治疗效果较差（纤维断裂较多）或完全无效（完全断裂），建议采取手术治疗，以免影响活动功能。

单纯的急性颈部肌肉、韧带损伤理论上不伴有关节错缝（滑膜嵌顿）及脊神经、脊髓损伤，但在临床上可能同时出现。

## （四）临床特征

### 1.病史

有明显的外伤史，患者有明确主诉。

### 2.疼痛

损伤后立刻出现，疼痛程度或轻或重，与损伤的轻重成正比。

### 3.可以出现脊神经的刺激、压迫症状

由于肌肉紧张、痉挛及水肿、渗出甚至出血，有可能刺激、压迫相邻的脊神经干（后支为主），出现相应的临床症状。

颈后部肌肉损伤时，主要影响脊神经后支，比如枕下神经受压时，患者自觉头痛部位在寰枕关节后侧，包括皮肤与肌肉，可以触摸到压痛点，有时疼痛可以蔓延至颅后窝，触摸不到痛点；枕大神经受到刺激时，疼痛以枕部、头顶为主，即膀胱经循行线区域，可以明显感觉出是头皮痛，可以触摸到压痛点（风池穴）。

颈前部肌肉（如斜角肌）损伤时，痉挛、肿胀的肌肉主要刺激脊神经前支，可以引发颈丛、臂丛神经症状，压痛点多在斜角肌上。有时候还可能刺激到喉返神经，引发说话声音嘶哑、失音等。

### 4.可以伴有椎基底动脉供血不足症状

由于肌肉紧张、痉挛，引起脊柱（颈段）偏歪、旋转，影响椎动脉血

运，导致椎基底动脉供血不足，诱发一系列脑缺血、缺氧的症状如头痛，以颅内缺血性疼痛为主。例如患者多自述为"感觉与缺觉、醉酒样头痛相似，是脑仁儿痛"，触摸不到压痛点，也可以出现胸闷、心慌、失眠、健忘、注意力不集中、情绪不稳定等等。

### 5.压痛点

压痛点清晰且位置固定，位于肌肉、韧带损伤处。不同的肌肉、韧带损伤压痛点位置不同。肌肉损伤时，压痛点多数出现在肌肉附着处如棘突、横突之上，也可以出现在肌腹、筋膜之上，局部肿胀、拒按。棘上韧带损伤时，压痛点一般位于棘突尖上，病变部位可以触摸到韧带剥离感。棘间韧带损伤时，压痛点一般位于棘突之间。

### 6.功能活动受限

颈部功能活动明显受限，不动时疼痛较轻，活动时疼痛明显加重，但忍痛仍可以完成大多数功能活动，没有典型的"弹性固定"现象。

由于损伤的肌肉不同，前屈后仰、左右侧屈及旋转时都可能出现功能障碍，严重时需要以手护颈减少颈部活动以避免疼痛加剧。

颈前部肌肉损伤明显时，从仰卧位坐起时疼痛加重或动作不能完成，喜欢以手支撑下颌以减轻肌肉负担。肌肉肿胀压迫迷走神经时可以出现说话声音嘶哑，压迫臂丛神经时可以出现相应神经支配区麻木、疼痛、串痛。颈部抗阻力前屈及过度后仰时疼痛加重。

以颈后部肌肉损伤为主时，不能长时间抬头，喜欢以手扶持颈后或倚靠沙发背、墙壁以缓解疼痛，颈部抗阻力后仰或过度前屈时疼痛加重。

肌肉损伤时，压痛点位于肌肉走行的位置上，肌肉主动抗阻力收缩时及受到被动牵拉时均疼痛加剧。根据压痛点及抗阻试验，基本可以判断具体损伤的肌肉。

项韧带及棘间韧带损伤时，压痛点位于督脉上，即后正中线上，棘突尖上或棘突之间。仅在项韧带及棘间韧带受到被动牵拉（低头）时疼痛加重，因韧带不能无限延展，受到牵拉时可以加重损伤；抗阻力后仰时一般无碍，因为韧带没有抗阻力收缩功能，但损伤严重时除外，因为后仰动作可以使相邻棘突靠近，可以使局部水肿因受到挤压而引起疼痛加重。

### 7.影像学检查

单纯肌肉、韧带损伤时普通X线片无明显特征，主要是在外伤较重时用于除外骨折、脱位。MRI检查可以明确肌肉、韧带的损伤程度，主要是在出现神经症状时除外脊神经、脊髓损伤及椎间盘突出。软组织B超检查可以辅助诊断。

### （五）鉴别诊断

颈部肌肉、韧带的诊断要点有：①急性发病、外力可大可小；②压痛点位于肌肉肌腹或肌腱、韧带附着处；③功能活动受限特点是虽然活动时疼痛加重，但忍痛仍然能够完成，没有弹性固定特征。

#### 1.颈椎关节错位

压痛点位于椎间关节（夹脊穴）或寰枢椎（风府穴），伴有典型的弹性固定特征。

#### 2.脊髓挥鞭样损伤

出现典型的颈丛、臂丛神经放射痛，咳嗽、打喷嚏可以诱发或加剧放射痛，叩顶试验阳性。MRI提示脊髓出现水肿。

#### 3.椎间盘突出

出现臂丛神经症状或下肢症状，有椎间盘突出相应检查结果支持，如MRI提示有椎间盘突出。

### （六）治疗对策

#### 1.外固定

以颈托外固定颈部，避免因颈部活动加重肌肉、韧带的损伤。根据损伤情况持续外固定1~2周。

#### 2.药物

服用具有活血散瘀、消肿止痛的中药如七厘散、云南白药等，或消炎解痉类西药如双氯芬酸钠、洛索洛芬等。

（1）出血期

出血期指损伤2小时之内，通常最长不超过8小时。此期采用冷敷，首选利多卡因氯己定气雾剂、云南白药气雾剂或冷敷。在2小时以内使用效果最好。

1）利多卡因氯己定气雾剂或云南白药气雾剂，患处喷涂，间隔20分钟1次。

2）冷敷

以冰水混合物最好，每次冷敷15~20分钟后间隔10分钟方可继续，避免造成冻伤。

（2）凝血期

凝血期指受伤8小时以上，可采用中药热敷，活血散瘀、消肿止痛，推荐使用骨科熥洗药，为东直门医院传承方，组成如下。

伸筋草、透骨草、荆芥、防己、防风、千年健、威灵仙、桂枝、秦艽、独活、羌活、路路通、麻黄、红花、炒苍术、制草乌、当归、黑附片、川椒。

上药各5克，装布袋内或蒸或煮20分钟，取出后稍晾片刻，待温度合适后热敷于患处，每次热敷20分钟，每天2~3次。也可以采用各种具有活血散瘀止痛效果的膏药外敷，如701跌打镇痛膏、云南白药膏、洛索洛芬钠凝胶贴膏等。

### 3.宫廷理筋手法

出血期采用压痛点指颤法，每个点施手法10分钟，至局部温热、疼痛减轻。并需反复寻找压痛点至少3遍，如果压痛点固定不变，就始终在这一点上行指颤法，如果压痛点有变化，就在新的压痛点施术。如此施治后，疼痛可明显减轻或消失。

凝血期酌情采用抹法或推法，力度以患者感觉舒适或能耐受为度，施术3~5分钟，配合施用指颤法15分钟，每天治疗1~2次，散瘀消肿止痛。

根据损伤程度的不同，一般3~7天可愈。

## 二、急性颈椎小关节错缝

### （一）定义

急性颈椎小关节错缝是指由于颈椎自身运动不协调，或在外力作用下导致椎间关节或钩突关节产生滑膜嵌顿。在某种意义上属于颈椎小关节紊乱，多因较小外力引起。

### （二）相关解剖

颈椎（寰椎、枢椎除外）椎骨之间有椎间关节与钩突关节存在，关节虽小，但同样属于滑膜关节，由关节面、关节囊、关节腔组成。在关节运动不协调时，关节囊滑膜与纤维层运动不同步或出现扭曲、折叠，有可能被卡压在关节面之间，出现滑膜嵌顿。

### 1.钩突关节

由下位椎体两侧向上的突起（钩突）与上位椎体下面相对应的斜面组成，类似蒸屉的"屉"与"盖"之间的结构（图1-2-1）。这种结构有利于颈椎的稳定，可以限制相邻颈椎过度左右位移，保护椎动脉、脊髓、脊神经不受损伤（图1-2-2）。

### 2.椎间关节

由相邻椎骨横突上的上、下关节突构成，颈椎的椎间关节近似水平位，这种结构有利于颈部完成各种运动（图1-2-3）。

颈椎的上、下关节突较小，关节面较浅，凹凸结构不明显。关节面近似水平位，外高内低，下位椎体上关节面朝上偏于后侧，上位椎体下关节面朝下偏于前侧。关节囊松弛，横突间缺乏短韧带保护，灵活度高、稳定性差。在遭受外力牵拉或肌肉自身收缩时，容易产生错位。

关节错位后，在自我放松状态下，往往可以通过肌肉、韧带的固有拉力而自行复位，或通过主动活动复位，如甩头。只有当滑膜嵌顿的同时伴有周围肌肉紧张、痉挛时，才不能自行复位。

第2~7颈椎主要参与前屈后仰、左右侧屈、旋转（下颌抬起）等运动，发生错位时以这些运动受限为主。

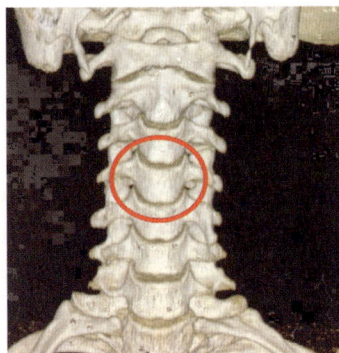

图1-2-1 钩突关节

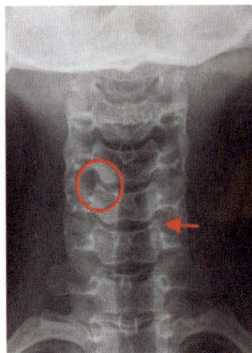

图1-2-2 钩椎关节
（左侧）钩突（右侧）

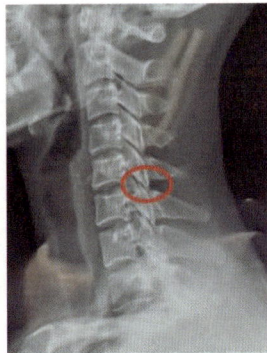

图1-2-3 椎间关节

### （三）病因病理

#### 1.病因

（1）颈椎不协调运动

蹦床、咳嗽、打喷嚏、甩头等动作可使小关节运动太过于突然或连续运动，造成滑膜与外层组织运动不同步，出现嵌顿。

睡眠时翻身、瞌睡时遭遇车船颠簸，出现无准备（不经意）状态下肌肉的突然收缩，引起椎体移动，导致滑膜运动不同步而出现嵌顿。

有些患者在安静条件下发生错位时，自己能听到颈部出现弹响声或感觉颈部有"异动"。

（2）外力

有些外力可造成颈部运动过于剧烈或运动角度过大，如从高处滚落、遭遇车祸、颈椎被扳动等，造成关节滑膜运动与外层组织不同步而出现嵌顿。同时可能伴有肌肉、韧带的急性损伤。

#### 2.病理

滑膜卡在关节缝内，导致颈椎功能活动受限，出现弹性固定。由于滑膜被卡压的同时会引起程度不同的损伤，出现无菌性炎症，所以可伴有炎性水肿引发的轻重不同的疼痛。

由于弹性固定可诱发出现强迫体位，可以导致周围肌肉、韧带紧张，加重疼痛。

### （四）临床特征

#### 1.病史

有明显的外伤史，患者多有明确主诉，如咳嗽、打喷嚏、甩头、蹦床等。在外力较小时，患者可能听到关节错位时引发的弹响声甚至感到关节错动。

#### 2.疼痛

不动不痛、动则疼痛被诱发，患者多主诉为"里面有什么东西被卡住了"，疼痛性质为刺痛。合并肌肉、韧带损伤时，伴有肌肉、韧带疼痛。

#### 3.压痛点

压痛点位置明确，多位于夹脊穴。可以触及周围肌肉及韧带存在紧张、痉挛。可以摸到偏歪的棘突，偏向左侧或右侧，可称之为顺时针旋移或逆时针旋移，试图活动此节椎体时，可诱发疼痛。

### 4.功能活动

以屈伸、转侧活动受限为主，属于典型的弹性固定，患者多主诉"里面卡住了，动不了"，不动不痛，动则痛剧，疼痛呈尖锐性刺痛，不能按医生要求完成指定的颈部活动，常以胸、腰、髋部活动代偿颈部运动。

肌肉损伤引起的功能受限虽然也是不动不痛、动则痛剧，但忍痛仍然可以按要求完成某功能活动，只是疼痛加重，因痛而不愿动，患者通常一边喊痛，一边完成动作。

### 5.影像学检查

X线片检查呈阴性，有时可以发现棘突偏歪、颈椎侧屈等，但都不是特异性征象。影像学检查的目的主要是在所受外力较大时除外骨折、脱位。

## （五）鉴别诊断

颈椎小关节错缝的诊断要点有：①急性发病，外力多数较小；②压痛点位于夹脊穴；③功能活动障碍以弹性固定为特征，屈伸、旋转功能均可受影响。

### 1.急性颈部肌肉、韧带损伤

压痛点位置不同，多位于肌肉附着处或肌腹、肌筋膜上，虽有运动障碍，但忍痛状态下仍然可以完成预期动作，伴疼痛加重。

### 2.寰枢关节半脱位

压痛点位置不同，寰枢关节半脱位时疼痛大多位于风府穴，功能活动受限的动作不同，主要是环转受限。

### 3.落枕

两者病因不同，落枕多由受寒或姿势不良引起，压痛点位置不同，以肌腹为主。

### 4.齿状突加冠综合征

呈急性发作，伴转侧受限，压痛点位于风池穴、风府穴，多伴有发热，CT检查可见齿突周围明显钙化影。

## （六）治疗对策

治疗以复位为最终目的。对于本病，宫廷理筋主张先放松肌肉、韧带，再实行被动运动（扳法）。一是肌肉、韧带放松后阻力减小，便于使用扳法；二是可以避免由于肌肉、韧带不放松而出现医源性牵拉损伤。

当然在临床上也有许多推拿流派使用扳法时不事先放松肌肉、韧带，也可干净利落地复位，并节省时间。

### 1.放松紧张、痉挛的肌肉

以指揉法、拿法放松紧张、痉挛的肌肉，注意点、线、面结合。

### 2.宫廷理筋手法

复位的手法和方式有很多，但不论采用哪种，都是先定位（点）再扳动，以棘突向左侧偏歪（顺时针偏移）为例说明如下。

（1）仰卧侧屈定位扳法

患者仰卧，头部尽量向左侧转至极限；医者先以右手拇指自上而下触诊，确定偏歪的棘突。

医者右手拇指置于偏歪棘突之上，其余四指固定右侧下颌。医者左手伸开，指尖向躯干、腕部在头顶，使患者左侧头部较为舒适地枕在医者左手手掌上，医者左手以椎间关节为轴慢慢将患者头部抬起，待颈椎侧屈运动轴自上而下到达医者右手拇指（滑膜嵌顿的关节）时，医者右手四指瞬间发力，使颈椎以此关节为轴产生旋转运动，即可使嵌顿的滑膜弹出，同时可以听到关节发出弹响声，偏歪的棘突纠正，颈椎功能活动恢复正常。动作特点是通过侧屈定位，通过旋转复位。患者采用的是仰卧体位，肌肉、心情相对放松，易于施术。

（2）坐位前屈定位扳法

患者正坐，医者右手拇指置于偏歪的棘突之上（左侧），先使患者慢慢低头，至颈椎屈伸轴位于偏歪棘突的椎间关节时停止，医者左手置于患者右侧面颊，指尖向患者耳部，掌根位于下颌，在保证颈椎屈伸轴不变的情况下，医者左手瞬间发力，使颈椎产生旋转，即可听到关节复位的弹响，即滑膜弹出，关节复位。动作特点同样是通过屈曲定位、通过旋转复位。

（3）坐位屈颈定位提端法

患者坐位，医者右手拇指置于偏歪棘突之上（左侧），先使患者慢慢低头，至颈椎屈伸轴位于偏歪棘突的椎间关节时停止；医者左上肢屈肘，以肘部托持患者下颌并使之慢慢左转，待旋转轴到达该节段椎间关节时，沿脊柱延长线方向瞬间发力向上提端，即可听到关节复位的弹性声，解除滑膜嵌顿，关节复位。

动作要点是通过屈、转定位，通过提端复位。该法对椎间盘的挤压力小，安全系数高。

（4）坐位后仰定位扳法

患者正坐，医者以右手无名指置于偏歪的棘突之上，拇指、食指分开托持患者后枕部，左手以掌心托持患者下颌、四指托扶患者右侧下颌骨，在医者双手同时适度向上提端的情况下再使患者头颈慢慢后仰，待屈伸轴位于嵌顿的椎间关节时，双手协同发力，使颈椎左旋，即可听到关节复位发出的弹响声，滑膜弹出，错缝解除。

动作特点是在端提（牵引）的基础上通过后仰定位，旋转复位，对椎间盘施加的压力相对较小。

颈椎正骨（复位）的方法还有很多，在此不一一介绍，方式虽多但基本相似，核心动作无外乎牵、旋，通过扩大关节间隙来解除滑膜嵌顿。一个方法熟练掌握了，其他方式就能够触类旁通。但不管哪种方法，定病位、定运动轴是成功的关键。

复位后功能活动可立刻恢复，弹性固定感消失，可谓立竿见影。但滑膜或者肌肉、韧带引起的疼痛还会存在一段时间。

## 三、寰枢关节半脱位

### （一）定义

单纯寰枢关节半脱位专指第1、2颈椎之间的错缝（滑膜嵌顿）并伴有轻度相邻韧带的轻度损伤（无菌性炎症），不合并颈部肌肉、项韧带等的软组织损伤。

在临床上，许多寰枢椎半脱位合并相邻肌肉、韧带损伤，属于联合（复合）疾病。

### （二）相关解剖

#### 1.寰椎、枢椎

为适应颈部功能活动的需要，第1、2颈椎在结构上各有其特点。

（1）寰椎

寰椎的特点是无椎体、棘突及横突，仅由两个侧块及前、后二弓组成。侧块上面有一对向上的关节凹，与枕骨髁构成寰枕关节；在前弓后缘有一凹陷，叫齿突凹，与枢椎齿突前面的关节面构成寰齿关节。寰椎两侧块内缘有一条韧带相连，称"横韧带"。寰椎前弓后缘与横韧带前缘之间围成一个圆孔，内有枢椎齿突嵌入，形成寰齿关节（图1-3-1）。

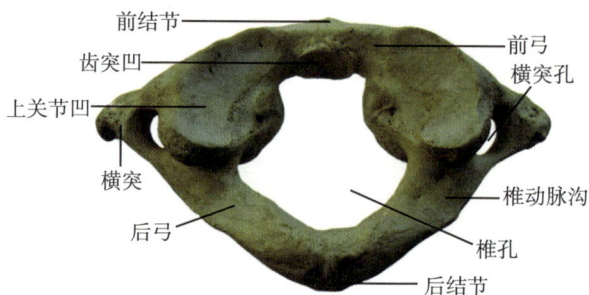

图1-3-1　寰椎（上面观）

（2）枢椎

枢椎的特点是椎体较小，并且椎体上有一个向上的齿状突起，称齿突。齿突前、后缘各有一个关节面，分别与寰椎前弓后缘及横韧带前缘构成寰齿关节（图1-3-2）。

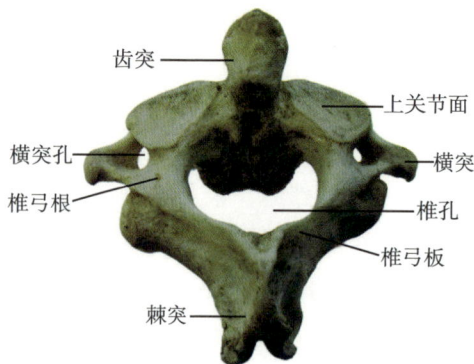

图1-3-2　枢椎（上面观）

#### 2.关节

除寰枢关节外，寰椎和相邻部位还构成寰枕关节（图1-3-3）。

（1）寰枢关节

是由3个相对独立的关节构成，即寰枢正中关节（1个）和寰枢外侧关节（2个），3个关节为一个整体即寰枢关节，属联合关节（图1-3-4）。

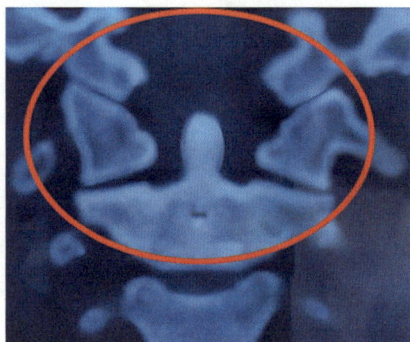

图1-3-3　寰齿、寰枢关节、寰枕关节

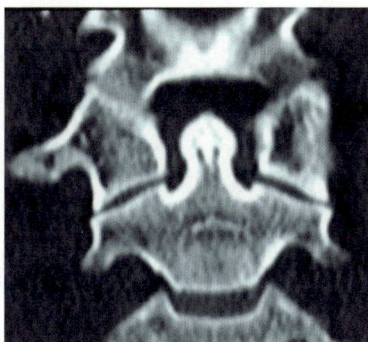

图1-3-4　寰枢关节

1）寰枢正中关节

由枢椎齿突前、后缘的关节面与寰椎前弓后缘的齿突凹及其后方的寰椎横韧带前缘构成（图1-3-5）。

正常情况下，枢椎齿突两侧与寰椎内侧缘距离相等（对称），寰椎前弓后缘与齿突前壁的距离为2~3mm，如果大于3mm，说明有寰椎横韧带损伤或断裂（图1-3-6）。

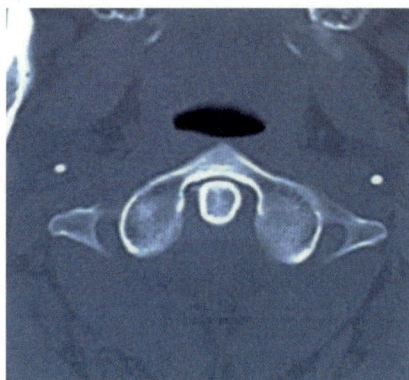

图1-3-5　寰枢正中关节

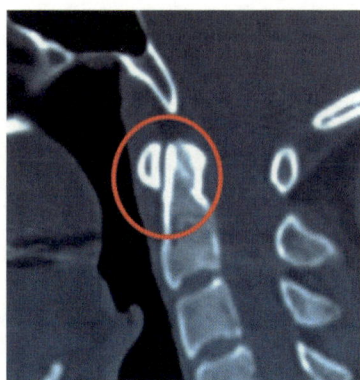

图1-3-6　寰齿前间隙

2）寰枢外侧关节

由枢椎上关节面与寰椎下关节面构成，两侧均有，故该关节有两个。正常情况下，两侧寰枢间隙对称、平衡（图1-3-7、图1-3-8）。

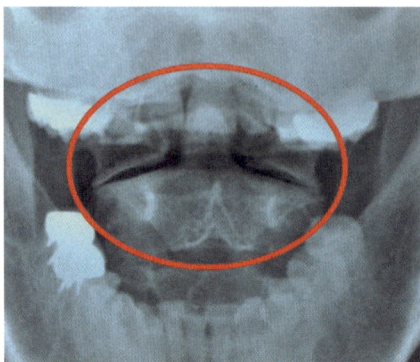

图1-3-7 张口位寰椎、枢椎
（正常寰枢关节）

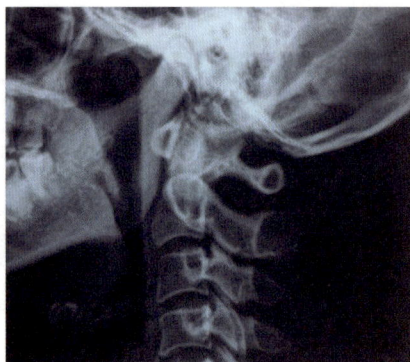

图1-3-8 寰枢关节侧位片

寰椎连同头颅以齿突为轴，在神经、肌肉的共同作用下，可作45°左右的环转运动（下颌不抬，颜面与躯干平行、与地面垂直），环转角度通常在22°~58°之间，如果连同下颈椎一起旋转（下颌抬起）可达90°。

（2）寰枕关节

由寰椎侧块上的关节凹与枕骨髁构成。头颅在此关节上，可作前屈、后仰及左右侧屈运动。

### 3.相关韧带

在寰椎、枢椎周围有横韧带、翼状韧带、寰椎十字韧带保护（图1-3-9）。

（1）寰枕后膜

连接枕骨大孔后缘与寰椎后弓上缘，前面与硬脊膜紧密相连，后方与头后直肌相连，两侧移交于关节囊，其外下方有椎动脉及枕下神经通过。

（2）寰枕前膜

连接枕骨大孔前缘与寰椎前弓上缘，是前纵韧带的延续部，中间略厚，两侧宽阔而薄，与关节囊融合。

（3）寰枕外侧韧带

连于寰椎横突与枕骨静脉突之间，有加强关节囊外侧壁稳定性的作用。

（4）寰枢前膜

起于寰椎前面与下缘，止于枢椎椎体前面，长而坚韧，中部与前纵韧带交接，有加强寰枢关节稳定性的作用。

宫廷理筋术（脊柱）

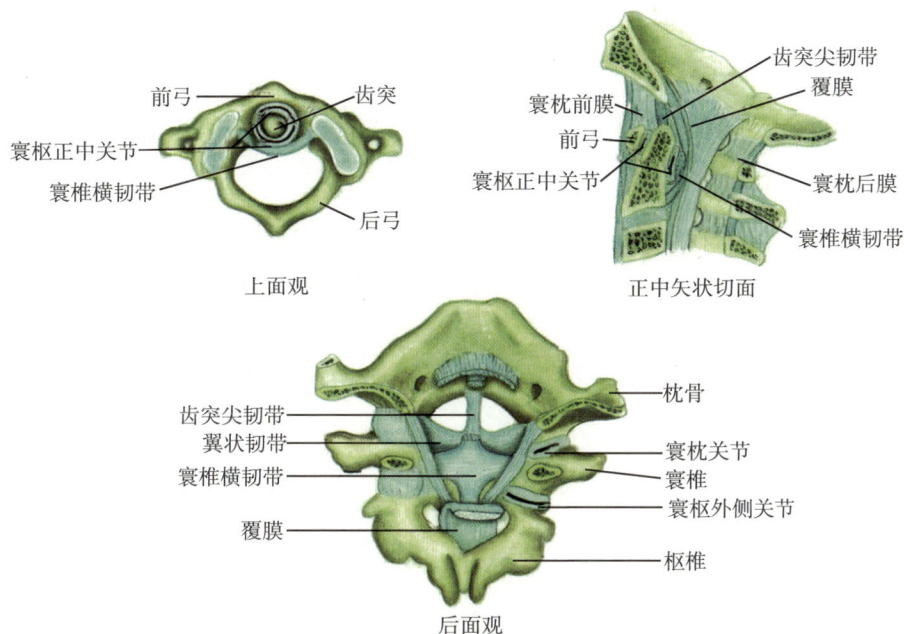

图 1-3-9　寰枕关节和寰枢关节相关韧带

（5）寰枢后膜

起于寰椎后弓下缘，止于枢椎椎弓上缘，较薄，中部略厚，两侧有第2颈神经通过。

（6）寰椎横韧带与十字韧带

寰椎横韧带连于寰椎两侧块的内侧面，肥厚而坚韧，位于枢椎齿突的后方，使寰椎前弓后面的齿突凹与横韧带之间形成一个圆形关节面，内有枢椎齿状突填充，横韧带前面中部有一薄层关节软骨，与齿突形成寰齿关节。

韧带中部向上、下各发出一条纵形纤维，附于枕骨大孔前缘及枢椎后面，状如十字，称十字韧带。

十字韧带具有加强横韧带力量与稳定性的作用，可防止齿突向后位移撞击、刺激脊髓。

（7）覆膜

起于枕骨底部的斜坡，通过齿突及十字韧带的后面下行，移交于后纵韧带。

其前面与十字韧带后面相连，后面附着于寰枢外侧的关节囊。具有增强寰枢关节稳定性的作用。

（8）翼状韧带

起于齿突的上外侧，左右各一，斜向外上方，止于枕骨髁外侧面。该韧带极坚韧，呈圆柱形，直径约8mm，具有限制头颅过度前屈及旋转的作用。

（9）齿突尖韧带

又称齿突悬韧带，呈束状，极细小，位于横韧带深层，连于齿突尖与枕骨大孔前正中缘。头前屈时放松，后仰时紧张，有限制头颅过度后仰的功能。

### （三）病因病理

寰枢椎半脱位多因外力而致，外力的大小可轻可重。

#### 1.病因

（1）运动损伤

如蹦床，舞蹈的"留头""甩头"动作，会因快速扭转颈部致伤，或做前滚翻动作时失误等；有些人甚至是由咳嗽、打喷嚏引起，外力相对较轻，周围肌肉、韧带损伤的概率较小，只是单纯的滑膜嵌顿。

（2）外力

所遇外力相对较小时，如被人扳动颈椎，遭遇汽车急刹车、追尾等等，颈部前后错动的幅度相对较大，会导致寰枢关节、寰椎关节周围小韧带受到牵拉，引发无菌性炎症，但不伴有颈部周围肌肉、项韧带损伤。

所遇外力较大时，如遭遇翻车、自高处翻滚而下，在关节错缝的同时，多数会伴有周围肌肉、韧带损伤，该情况在临床上较为常见，属于复合疾病，不属于单纯的寰枢椎半脱位。如果外力过大，则可能同时损伤臂丛神经，引发脊髓挥鞭样损伤或直接造成脊髓损伤，有时还可以出现齿突骨折。

#### 2.病理

（1）滑膜嵌顿

寰枢关节在上下方向（纵轴）牵拉力及左右方向旋转力的共同作用下，关节间隙增大，此时若动作过于突然，如速度过快，幅度过大，会导致滑膜运动时与外层结构不协调、不同步而被嵌塞在关节缝中。

（2）韧带损伤

在关节错位的同时，常伴有相关韧带（寰椎十字韧带、翼状韧带、齿突尖韧带、覆膜）等的急性牵拉伤，导致局部水肿、渗出，产生无菌性炎症。

如果同时出现周围其他肌肉、韧带损伤，提示合并急性颈部肌肉、韧带扭挫伤。如果合并臂丛神经或脊髓症状，则提示脊髓损伤。

## （四）临床表现

### 1.外伤史

多数患者有明显、典型的外伤史，患者有明确的相关主诉，如刚刚遭遇汽车的急刹车、追尾，玩跳床、蹦极、碰碰车，运动中跌倒、颈部被别人扳动过等等。

部分患者不能清晰回忆，有些患者甚至隔日起床后才发现症状，多数是在睡眠时肌肉松弛状态下翻身，因关节囊动作不协调引起。

### 2.疼痛

伤后即出现，程度可轻可重，痛位明确、局限，以枕突下为主。一般而言，单纯的滑膜嵌顿疼痛一般不是很重，合并韧带损伤（无菌性炎症）时相对重些，受牵连的软组织可以包括所有的关节旁韧带如翼状韧带、寰椎十字韧带等。

外伤较重时可出现乳突下、颈旁疼痛，提示头颈夹肌及肩胛提肌等被牵及，呈现急性颈肌扭挫伤的特点。

### 3.可以出现脊神经受压及椎基底动脉供血不足的症状

关节错缝后，由于相关肌肉受到牵拉而紧张，可以影响脊神经后支及椎动脉的血供及血液循环，引发相应的临床症状。

### 4.压痛点

压痛点明确而局限，只位于枕突下第1、2颈椎之间（风府穴）。可以触摸到周围紧张的肌肉（为维持寰枢椎稳定受力增加而致），但没有明确的压痛点或筋结等。

涉及其他部位的压痛点（如横突尖、棘突尖、乳突）时，提示伴有颈肌损伤，属急性颈部肌肉、韧带扭挫伤的范围，临床常见。

### 5.功能活动

出现典型的弹性固定，不能左右平转头部，勉强转动时动作僵硬，动作幅度达不到正常范围且疼痛明显加剧，但前屈、后仰及左右侧屈运动多无碍。以上为寰枢椎半脱位的典型体征之一，因头颅环转主要由寰枢关节完成，前屈后仰及侧屈运动是所有椎体（包括寰枕关节）协同运动完成。

患者走路时身体运动幅度较轻微，怕震动。多因怕疼而不敢活动颈部，或喜欢以手扶颈减少头颈活动以避免疼痛加重。

咳嗽、打喷嚏、坐车通过减震带时可以引起寰枢关节被动运动，都可以诱发或加重疼痛，所以许多患者出行时更倾向于步行而不愿意坐车，以避免颠簸。

### 6. 其他

可以合并颈部肌肉、韧带损伤症状，无臂丛神经放射痛，无脊髓刺激症状。

### 7. 体征检查

以下（1）、（2）两种检查都是因为加剧了滑膜的嵌顿程度，诱发疼痛。因为患者症状、体征均已很典型，故多省略不做，以免加剧损害。

（1）叩顶试验阳性

以掌或拳叩击患者头顶，诱发或加重疼痛为阳性。疼痛位于风府穴周围。

（2）颈椎压迫试验阳性

医者双手十字交叉，按压在患者头顶，施加纵向挤压，诱发或加重疼痛为阳性。

（3）臂丛神经牵拉试验阴性

医者一手推患者头颈，一手牵上肢远端（手腕），两手反向用力牵拉，诱发上肢神经放射痛则为阳性。在本病中该试验为阴性。

### 8. 影像学检查

影像学检查除确认寰枢椎半脱位外，主要在于除外骨折，尤其是齿突骨折。

（1）正常寰枢、寰齿关系

正常情况下，寰枢椎张口位X线片显示寰枢、寰齿间隙两侧对称；侧位片显示前弓后缘与齿突前缘距离2mm左右（小于2.5mm）（图1-3-10）。

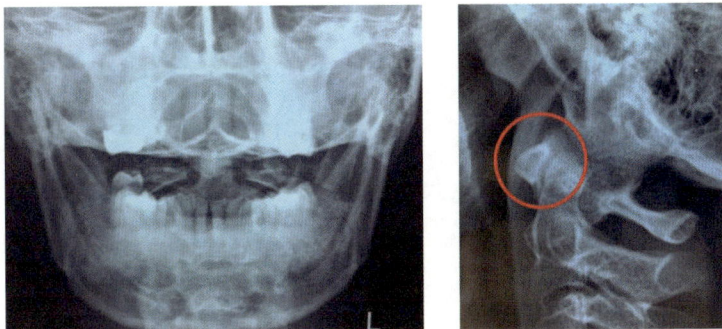

图1-3-10　正常寰枢间隙，寰齿、寰枢间隙基本等宽

（2）寰枢关节半脱位影像

张口位X线片显示寰枢间隙等宽、寰齿间隙不等宽，提示滑膜可能嵌顿在宽的这一侧。侧位片显示寰椎前弓后缘与枢椎齿突前壁间隙改变（加大）（图1-3-11~图1-3-15）。

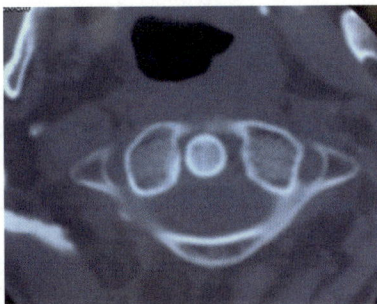

图1-3-11　寰齿间隙不等宽

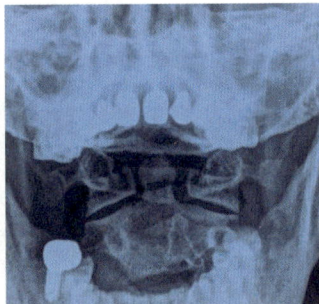

图1-3-12　寰齿、寰枢间隙不等宽

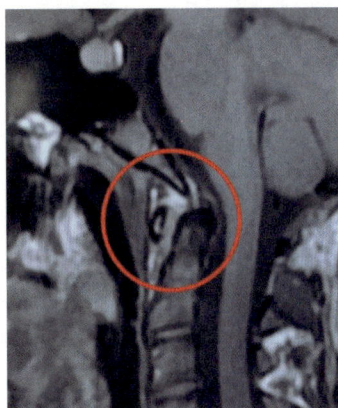

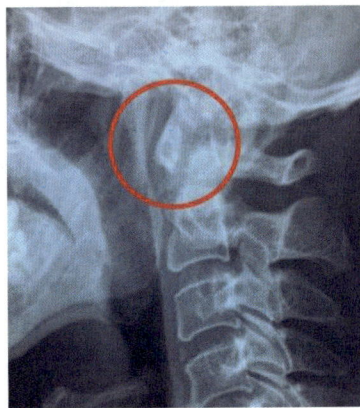

图1-3-13　寰齿前间隙过大

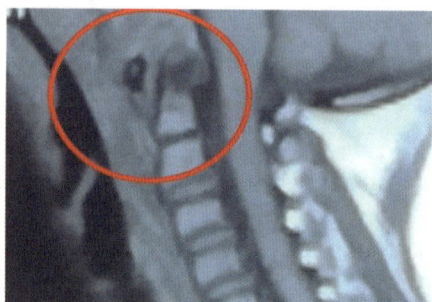

图 1-3-14　寰齿前间隙大于 3mm

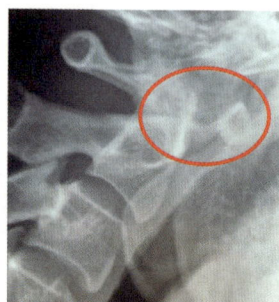

图 1-3-15　寰椎前结节
后缘与齿突前缘间隙过大

　　寰枢关节半脱位必然存在寰枢间隙（尤其是寰齿间隙）不对称，但寰枢间隙不对称不一定都是寰枢关节半脱位。因为椎体横突上分别有肌肉附着，当这些肌肉太紧（痉挛、挛缩）或太松（瘫痪、保护性抑制）时，都可以牵拉寰椎使其位移或上翘、下滑，如临床常见病之寰枢关节失稳（图1-3-16），下方两个片子的特点是一侧的寰齿、寰枢间隙都较对侧宽。

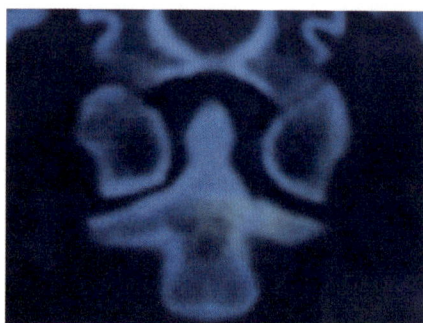

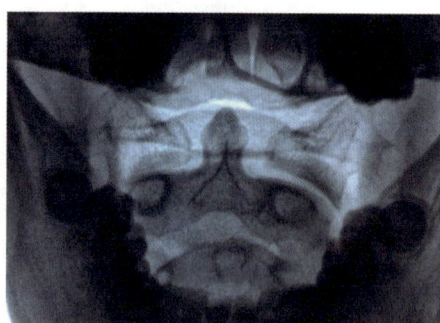

图 1-3-16　寰齿、寰枢间隙不等

　　一侧寰齿间隙增宽，同时寰枢间隙也增宽，提示寰椎向宽侧位移并上提，提示这侧可能存在向上牵拉寰椎的肌肉（如头上斜肌）过于紧张或向下牵拉寰椎的肌肉（如头下斜肌）太松或无力，导致寰椎滑向这侧并上翘（图1-3-17）。

　　一侧寰齿间隙增宽，同时寰枢间隙变窄，表示寰椎移向该侧并下探，提示可能存在该侧牵拉寰椎下探的肌肉（如颈夹肌、肩胛提肌、头下斜肌等）紧张；或向上提拉寰椎的肌肉无力；或对侧肌肉存在力量下降，对抗不了健侧肌肉的正常拉力（如偏瘫患者）等。

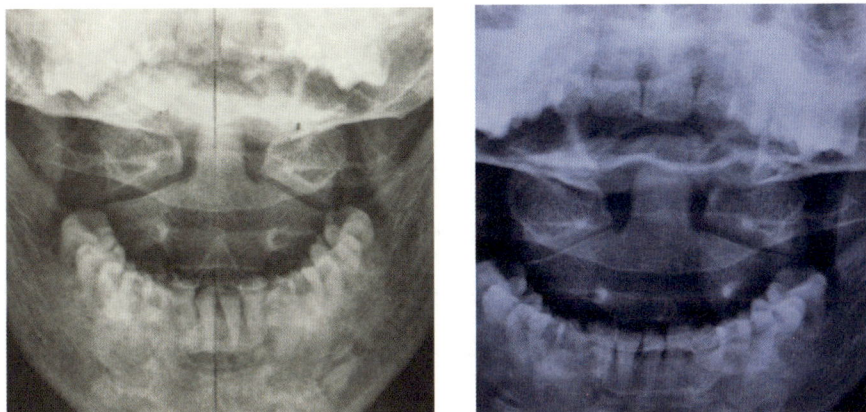

图1-3-17　寰齿宽、寰枢窄

　　鉴别的要点是两者之间压痛点的位置不同，寰枢椎半脱位的压痛点固定在风府穴；而伴有肌肉急慢性损伤时，压痛点位于肌肉附着处或肌腹，伴有肌肉紧张度的改变（或硬或软）。

（3）齿突骨折

　　外伤较重时必须除外齿突骨折。例如遭遇汽车急刹车或追尾事故时，寰椎在惯性的作用下先前移，寰齿前间隙增大，枢椎齿突后移，推挤横韧带，冲向后方的脊髓，可能造成脊髓损伤；随后头颅迅速后移，寰椎前弓靠近齿突，可能撞击齿突造成其骨折（图1-3-18、图1-3-19）。

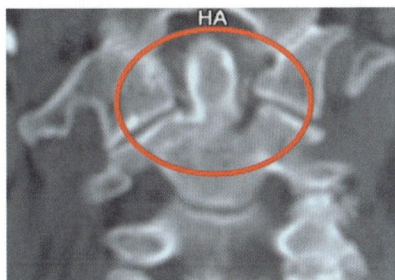

图1-3-18　齿突骨折

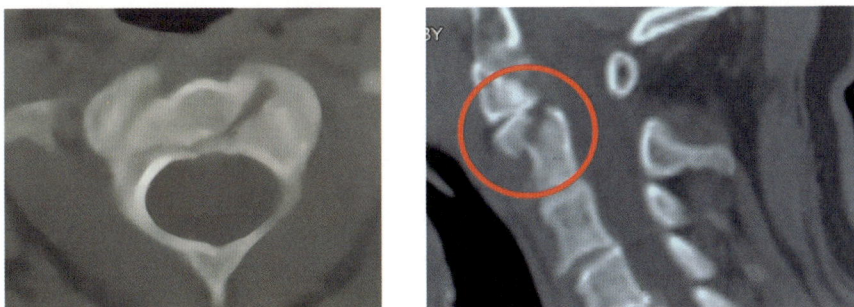

图1-3-19　寰椎前弓骨折（左）、齿突骨折（右）

但骨折的出现并不一定是外力太大，既往有患者在家洗澡时不慎滑倒，坐下的同时后脑部位碰在墙壁上，患者主诉当时所受外力感觉并不大，"只感觉头皮痛、脖子窝了一下"，无其他不适，但X线片提示骨折存在。

### （五）鉴别诊断

寰枢椎半脱位的诊断要点有：①急性发病，外力多数较轻；②压痛点位于风府穴；③头颈环转动作受限（弹性固定）。

#### 1.颈部肌肉、韧带急性扭挫伤

病因相似，并且经常合并发生。颈部肌肉、韧带急性扭挫伤的压痛点位置不定，位于肌肉、韧带附着处（乳突、横突、棘突）或肌腹上，没有弹性固定，功能活动虽然受限但忍痛能够完成。

#### 2.脊髓挥鞭样损伤

急性外伤后，出现单或双侧上肢烧灼样疼痛、麻木，从颈部开始，沿神经走行放射性至末梢，疼痛剧烈时上肢不敢靠近身体、不敢让人碰，否则疼痛加重。严重时甚至可以出现下肢神经放射痛。

#### 3.急性颈椎间盘突出

出现根性神经放射痛，症状轻时仅涉及单侧或双侧上肢，严重时可以波及下肢。体格检查和MRI检查有助于明确诊断。

#### 4.齿突骨折

除颈部疼痛外，可能没有其他特异性症状，必须借助X线等影像学检查。

### （六）治疗对策

单纯寰枢椎半脱位若以功能活动恢复（弹性固定消失、活动自如）为标准，可一次治愈；若以疼痛完全消失为标准，视韧带损伤轻重的不同，需要3~5日。

#### 1.宫廷理筋手法

（1）放松肌肉

首先放松颈部紧张、痉挛的肌肉，解除疼痛并为复位减轻阻力。患者取仰卧位，医者托住患者头颈使之伸出床外。医者取坐位（跷二郎腿姿势），使患者枕于医者膝上以固定，避免头颈晃动加剧滑膜损伤及肌肉紧张。

在压痛点施以四指揉法2~3分钟，手法应轻柔和缓，以患者感觉酸胀、舒适为度，使紧张、痉挛的肌肉、韧带放松即可。

（2）仰卧位平伸牵引扳法（复位）

接上法（放松肌肉），一助手面对患者立于床侧，双手固定患者双肩。医者面对患者头顶而坐，一手以四指勾住患者下颌，另一手扶持后枕部，虎口向颈部，拇、食指分置颈部两侧。

医者、助手相对用力，牵引患者头颈，注意头颈部纵轴应与胸腹部纵轴平行，在保持足够的牵引力下，使头颈完成左（或右）环转运动，90°以内，匀速运动。运动过程中可听到关节复位的弹响声，没有声音亦可，医者手下可以感觉到关节复位时的轻微震动。

在做环转运动时，必须始终保持患者头颈部纵轴与胸腹部纵轴一致，头颈不能前屈、后仰，亦不可左右侧屈，保证运动发生在寰枢关节，否则运动均由寰枕关节及下体椎体共同完成。要纠正寰枢、环齿关节错位，必须使运动发生在寰枢、环齿关节，只有环转运动由寰枢关节完成。

左右各施术一次，先患侧后健侧，或只作患侧。效果通常立竿见影，施用手法后功能活动可立即恢复正常。

**2.消除局部无菌性炎症**

（1）指颤法

在压痛点施术15~20分钟，以解痉、消肿、止痛。

（2）药物

疼痛剧烈时可以内服中药活血散瘀止痛，也可选择西药消炎止痛；疼痛不剧烈时外敷膏药即可。

（3）热敷

中药局部热敷，如以骨科熥洗药热敷，加快局部血液循环，促进炎症吸收、消散。

## 四、脊髓挥鞭样损伤

### （一）定义

指由于颈部外伤造成颈部脊神经或脊髓出现急性损伤（无菌性炎症），引发相应的脊神经及脊髓刺激、压迫症状。

## （二）相关解剖

颈部椎管内径最窄处为13mm左右，脊髓颈膨大最粗处为11mm左右，两者之间间隙较小。椎体前、后错动距离较大时，容易刺激、牵拉脊神经及脊髓。

## （三）病因病理

如遭遇严重汽车追尾事故、拳击时击中下颌或跌倒，或翻滚、被人扳动颈椎等，颈部会遭受外力作用，造成颈部过度前、后错动，导致颈部脊神经或脊髓因为机械性刺激而产生急性炎性反应。严重时可以出现脊髓休克或横断。外力还可能造成椎间盘急性突出，引发急性颈椎间盘突出症。

## （四）临床特征

除有明显、典型的急性外伤史，有急性颈部肌肉、韧带损伤的临床症状外，还有以下临床特征。

### 1.压痛点

压痛点位于肌肉附着处（横突、棘突、夹脊）或肌腹（缺盆、肩井），压串痛阳性，即引起神经放射痛。

### 2.神经放射痛

损伤后立即出现，逐渐加重，以单侧或双侧上肢烧灼样疼痛（或刺痛）、麻木为主。

疼痛特征表现为麻木、疼痛从颈部开始，沿神经走行放射至末梢，因受累的神经干不同，放射痛所涉及的区域亦不同，如尺神经受刺激时多放射至无名指、小指，正中神经损伤时多放射至拇、食、中指掌侧；桡神经受刺激时则多放射至手背桡侧等，活动颈部时症状明显加重。

咳嗽、打喷嚏等能够引起颈部震动的动作，均可以诱发或加重放射痛，以开车或坐车时速度较快的通过减速带时最典型。

### 3.脑供血不足及自主神经功能紊乱症状

颈部肌肉紧张、僵硬，颈部缺乏适当运动，均会导致椎动脉血运障碍，可以兼见头痛、头晕等脑供血不足症状及胸闷、心慌、恶心、呕吐、食欲不振、腹胀等自主神经功能紊乱（交感神经功能亢进）症状，由迷走神经背核供血不足，副交感神经功能低下导致。

### 4. 脊髓症状

外力较大时，可以出现下肢神经放射痛，或下肢乏力、暂时性瘫痪、二便失禁等脊髓损伤症状。

### 5. 功能活动

头颈不敢随意活动，处于强直状态（如戴颈托状），活动颈部则引起上肢疼痛、麻木症状加重，因此多以腰、髋运动代偿颈部运动。

害怕触碰上肢神经放射痛区域的皮肤，不敢贴靠身体，否则均可引起症状加重，因此患者上肢置于功能位，即强迫体位，双手离开躯体向前外伸出。惧怕颠簸，走路过快或坐车时若遭遇颠簸，如路过沟坎、减速带等，上肢放射痛的症状可明显加重，因此患者表现为走路轻而慢、上下楼梯小心翼翼、头颈僵直不动。

### 6. 检查

（1）望诊

呈典型的特殊体态，例如头颈僵直不敢转侧、两手前伸不敢贴近身体，走路小心翼翼等。

（2）触诊

1）肌肉僵硬与萎弱

颈部损伤部位的肌肉僵硬、有压痛、拒按；上肢神经痛区域可出现肌肉萎软、肌张力下降，病久可以出现肌肉萎缩，肌力下降。

2）功能活动受限

颈部功能活动明显受限，能活动但可诱发疼痛加重，上肢活动笨拙。

3）叩顶试验阳性、臂丛神经牵拉试验阳性

由于症状典型，且以上检查可引起颈部损伤加重，故可以不做，仔细询问是否有咳嗽、打喷嚏、遭遇颠簸时疼痛加剧即可帮助诊断。

（3）叩诊

1）生理反射

上肢相应生理反射，如肱二头肌反射、肱三头肌反射、桡骨膜反射等减弱，下肢生理反射（膝反射）可亢进。

2）病理反射

伴有脊髓损伤时，可以出现病理反射阳性，如上肢可出现霍夫曼征，下肢可出现巴宾斯基征。

### 7.影像学检查

可以较为直观的确认是否有脊神经及脊髓水肿（图1-4-1、图1-4-2），确认是否存在椎间盘突出（图1-4-3）以及除外是否存在齿突骨折（图1-4-4）。

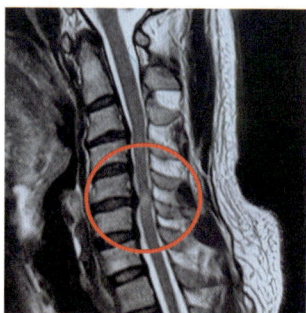

图1-4-1 脊髓水肿（或变性）

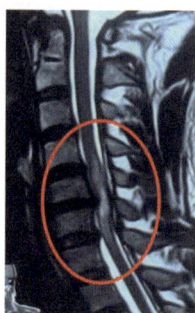

图1-4-2 脊髓水肿（变性）

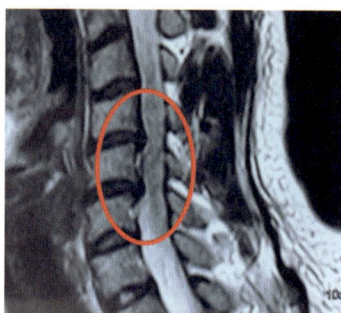

图1-4-3 存在椎间盘突出

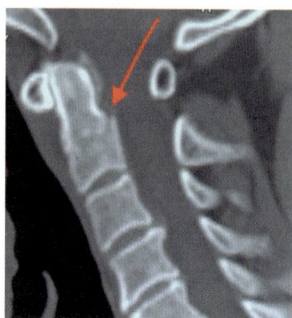

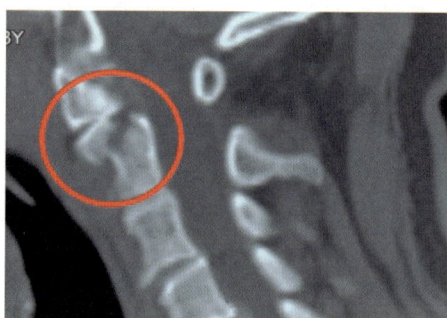

图1-4-4 齿突骨折

### （五）鉴别诊断

本病的诊断要点有：①急性外伤史；②脊神经（臂丛神经）放射痛，严重时可以出现脊髓损伤症状；③强迫体位，头颈僵直不敢转侧、两手前伸不敢贴近身体，走路小心翼翼。常与以下疾病相鉴别。

### 1.单纯颈部扭挫伤

有急性外伤史，但无脊神经及脊髓损伤症状。

### 2.神经根型颈椎病

无明显外伤史，以慢性发病居多。

**3.斜角肌综合征**

无明显外伤史，且压痛点位置不同，以斜角肌（缺盆穴）为主。

**4.其他神经系统病变**

（1）脊神经炎

没有明显外伤史，脑脊液检查蛋白含量增加。

（2）带状疱疹

没有外伤史，除神经放射痛外，可以在神经走行区域发现典型疱疹。

（3）脑血管病

脑血管病多无外伤史，颅脑CT或MRI可明确诊断。

## （六）治疗对策

以解除肌肉及韧带的紧张、痉挛，防止椎旁软组织粘连，消除脊神经、脊髓无菌性炎症为目的。

**1.宫廷理筋手法**

（1）温经通络

首先在紧张、僵硬的肌肉、韧带上使用㨰法、揉法、拿法、牵法，强调"以痛为腧、不痛用力"，至病位温热，使肌肉、韧带尽可能放松。

（2）理筋复位

旨在预防粘连，在肌肉、韧带放松的情况下，根据具体情况（压痛点不同），选择寰枢椎平直位扳法、颈椎定位或不定位扳法，即痛点相对固定，选择定位扳法；痛点弥散，选择不定位扳法。手法中避免"不可为而强为之"。

治疗目的在于扩大椎间隙及肌纤维间距、降低组织间隙内压力，改善微循环，利于炎性水肿的吸收、消散，预防椎旁肌肉、韧带粘连。

（3）散瘀止痛

寻经取穴，施以指揉法、点按法、牵指法及上肢捋顺法，酌情使用上肢抖法及提抖法（能用则用）。如疼痛沿尺神经走行方向放射，主要选取手少阴心经及手太阳小肠经，腧穴以缺盆、极泉、少海、神门、少府、少冲、关冲为主。

**2.药物**

内服可活血散瘀类的中药如七厘散、云南白药等，或镇痛消炎类西药如洛索洛芬钠贴剂、双氯芬酸二乙胺乳胶剂等。

外用中药热敷（骨科熥洗药）或外涂双氯芬酸二乙胺乳胶剂。亦可外敷701跌打镇痛药膏或氟比洛芬凝胶贴膏（热型）。

### 3.调养及养护

颈部适度做力所能及的运动，运动幅度以不痛或微痛能忍为度，强度以耐受极限的70%~80%为宜。视病情轻重不同，治疗10~20次可愈。

## 五、枢椎齿状突加冠综合征（CDS）

### （一）定义

患者通常以急性颈部疼痛伴颈部运动障碍就诊，颈椎CT检查表现为齿突上方或周围出现大小不一、高密度、不规则的钙沉积影，典型影像学征象犹如在齿突上戴上了一顶"皇冠"，故命名其为枢椎齿状突加冠综合征（图1-5-1）。

枢椎齿状突加冠综合征在急性颈痛患者中约占2%，多见于女性，且70%的患者人群年龄大于70岁。故当老年女性因严重颈痛伴发热就诊时，需行颈椎CT平扫，以除外本病。

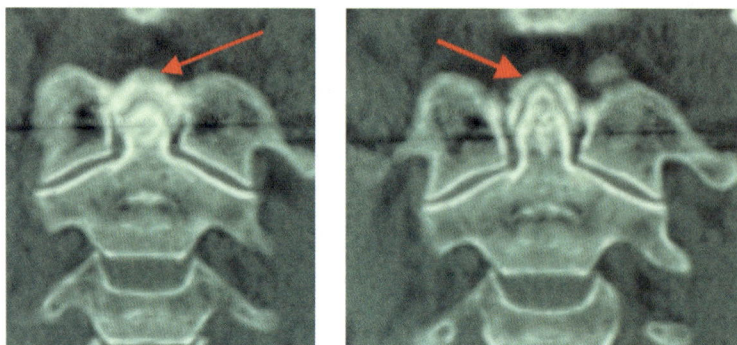

图1-5-1　齿突加冠

### （二）病因病理

齿状突周围的冠状沉积物来源于钙盐晶体（羟基磷灰石或二水焦磷酸钙结晶），其机制类似于颈椎后纵韧带钙化。枢椎齿状突加冠综合征的本质是钙盐沉积，从而形成一种类似假痛风的临床症状，其形成的原因可能与下列因素相关。

1.限制身体运动和脱水加速了骨吸收，导致骨密度下降，从而诱发包括本病在内的假痛风。

2.绝经后女性雌激素分泌减少，关节内钙盐的沉积增加。

钙盐沉积在齿状突周围的韧带上，引发局部肿胀或直接损伤韧带及周围组织，引发无菌性炎症，导致出现症状。严重者有可能刺激、压迫其后方的脊髓，引起脊髓刺激及压迫症状，这也是颈部椎管狭窄的原因之一。本病属于二水焦磷酸钙结晶沉积症的一种特殊表现。

### （三）临床特征

1.70岁以上女性常见。

2.呈急性发作且无明显诱因。

3.颈部疼痛，程度轻重不一，严重时可达中度（VAS评分>7分）。

4.压痛点主要位于寰枢关节后方，即风府穴，可牵及两侧风池穴。

5.颈部转侧活动（向左右看）明显受限，发生率在90%以上，有文献报道可达98%左右。

6.可有发热（发生率约为33%），但通常不高。

7.约1/3的患者可出现白细胞增多或血沉加快，约88%的患者C反应蛋白升高。

发热、疼痛、及实验室检查相关指标的变化可能来自于羟基磷灰石或二水焦磷酸钙结晶沉积导致的软组织肿胀，或机械性损伤引起的无菌性炎症。

8.常规X线平片不易发现本病，颈椎CT平扫齿状突周围的横韧带、尖韧带或翼状韧带周围时可出现明显钙化影（图1-5-2）。

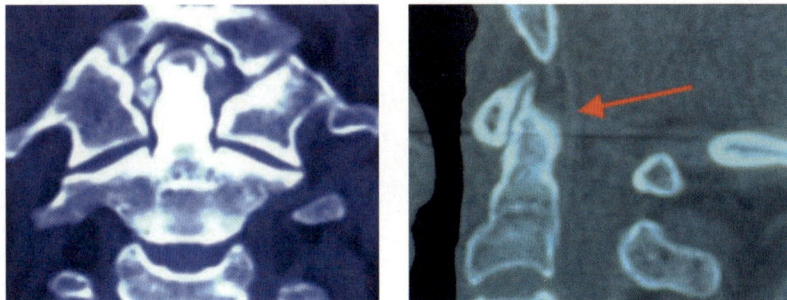

图1-5-2　齿突周围钙化影（正位、侧位）

## （四）诊断标准

1.急性颈部疼痛伴颈部活动受限，尤其是环转运动受限。

2.部分炎性指标出现异常，可出现C反应蛋白水平升高或血沉稍快。

3.颈椎CT检查可见齿状突周围钙沉积影。

4.无外伤史。

5.除外骨肿瘤及其他炎性疾病。

## （五）鉴别诊断

### 1.寰枢关节半脱位

症状相似处较多，通常需要拍颈椎CT加以区分（表1-5-1）。

表1-5-1  寰枢关节半脱位与枢椎齿状突加冠综合征鉴别

| | 病史 | 压痛点 | 活动受限 | 病因 | 影像学表现 | 炎性指标 |
|---|---|---|---|---|---|---|
| 寰枢关节半脱位 | 急 | 风府 | 环转 | 有运动史 | 寰齿间隙不等宽 | 多正常 |
| 枢椎齿状突加冠综合征 | 急 | 风府 | 环转 | 不清 | 齿状突周围钙化影 | 多异常 |

### 2.寰枢关节紊乱

发病急缓程度不同，压痛点不同，功能活动受限的方向不同，影像学检查特征亦不同。

### 3.颈椎病

颈椎病属于退行性病变，呈慢性进行性加重，急性发作时疼痛、压痛的位置与本病明显不同。

### 4.转移性肿瘤

需要结合病史，通过影像学检查加以区分。

## （六）治疗

本病通常预后良好，症状通常在几周内可消退，使用非甾体抗炎药或短期使用中等剂量的糖皮质激素可加快缓解、消除症状，推拿治疗可加快痊愈速度、缩短病程。可局部使用中药热敷（骨科熥洗药），每次20分钟，每日2~3次。

### 1.宫廷理筋手法

推拿治疗可迅速止痛，恢复颈椎功能活动、缩短病程。以行气活血、缓急止痛为治则。

（1）局部指揉法

患者仰卧，医者以食、中、无名指指腹作着力点，按压在痛点上，施术5~10分钟或至局部深层温热，以缓解肌肉紧张、疼痛减轻。

（2）寰枢关节平直位扳法，左右各施术1次

患者仰卧，医者双手分别自枕后及下颌处固定患者头部，缓慢用力牵引至最佳力度（得气），在保证齿突纵轴水平时，左右各环转1次。

（3）风府穴指颤法

在风府穴（压痛敏感点）施术10~15分钟，缓急止痛。

（4）局部外贴洛索洛芬钠贴、云南白药膏或外敷中药（骨科熥洗药）。

生活起居无特殊要求，尽量使颈部处于放松状态，避免肌肉受到持续牵拉而受伤，避免局部受寒。

经过上述治疗，一般5~7天可愈。

## 附：焦磷酸钙沉积病（CPPD）

二水焦磷酸钙（CPPD）结晶是临床上最常见的钙结晶体之一，可以沉积在关节囊内，对关节软骨造成破坏，已确知能引起假性痛风，故临床又称其为骨质软化症、"假痛风"等。

CPPD的危险因素包括年龄、性别、内分泌紊乱、代谢性疾病、重大疾病、电解质紊乱、骨关节炎、创伤等。焦磷酸盐沉积在关节及其周围组织可造成关节软骨损伤。急性发作时与痛风相似，起病急骤，可出现在单关节或多关节，常见于膝关节及腕关节。局部可见红、肿、热、痛，很容易被认为是痛风，但尿酸水平在正常范围内。

症状初起或较轻时主要表现为关节僵硬（晨僵），稍活动后或热敷（热水洗浴）后僵硬程度明显好转或暂时消失，遇寒或接触凉水后易诱发或加重症状，随着病情发展，关节疼痛、晨僵逐渐加重，并可出现关节肿胀、活动受限、关节畸形等。

## 六、落枕

### （一）定义

指单纯由于受寒或睡卧姿势不当等原因，导致颈部肌肉紧张、痉挛，引起颈部疼痛及功能活动受限的一种病症。可伴有颈椎小关节错缝。

### （二）相关解剖

颈部肌肉较多，落枕主要涉及斜方肌、斜角肌、头夹肌、颈夹肌，有时候可牵及胸锁乳突肌。

### （三）病因病理

#### 1.病因

（1）受寒

睡卧当风、受寒，局部微循环障碍，体液中抑制神经兴奋的钙离子相对缺乏，导致神经末梢神经兴奋性过高而引起颈部肌肉紧张、痉挛。

受寒可导致局部血液循环障碍，直接影响肌肉的舒缩功能而出现强直性收缩甚至痉挛，牵拉（物理性）末梢神经引起疼痛，同时产生大量的炎性代谢产物；同时还会影响代谢废物的排泄，使之逐渐堆积，刺激末梢神经产生疼痛。

（2）姿势不良

睡卧过程中姿势不良（如没有枕头或枕头不合适），颈部缺乏足够适当的支撑，导致部分颈部肌肉为了维持相对固定的姿势而处于持续性紧张、收缩状态或过度牵拉状态（静力性做功），由于肌肉持续做功，消耗了大量钙离子，导致神经兴奋性增高而引发肌肉紧张、痉挛。

#### 2.病理

肌肉痉挛的直接原因是支配肌肉运动的末梢神经兴奋性过高。神经的兴奋性主要由钙离子抑制。当运动过多引起钙离子大量消耗，或局部微循环障碍引起钙离子来源不足时，神经兴奋性相对提高，一旦超越阈值，便会引起肌肉痉挛。

肌肉紧张、痉挛可以直接牵拉、挤压末梢神经感觉器，引起物理性疼痛。同时可以产生大量乳酸类代谢产物，刺激末梢神经产生化学性刺激。

落枕时容易合并颈椎小关节错缝。因睡眠时颈部支撑得当，则肌肉、韧带相对放松，关节囊亦松弛，椎体稳定性相对下降。翻身、惊醒或坐车遭遇颠簸时颈部肌肉突然收缩，可牵拉椎体移动，由于动作突然，关节囊滑膜运动可能出现不协调而被挤压在上、下关节突之间，从而产生嵌顿。嵌顿的发生，反过来又可以因弹性固定而造成强迫体位，加剧韧带、肌肉负担而加重症状。

### （四）临床特征

#### 1.病史

急性发病，多在睡醒后或受寒后出现。

#### 2.疼痛

多为一侧颈部、肩部肌肉僵硬、瘆胀、疼痛，伴有紧张、紧束感，程度可轻可重。

疼痛的部位以斜方肌上束及中束、肩胛提肌为主，以头、颈夹肌及竖脊肌为辅，偶可累及斜角肌，极少涉及胸锁乳突肌，因胸锁乳突肌的生理功能既可以使头部前屈、也可以使之后仰，受到持续性静力牵拉的概率相对较小。

疼痛严重时，可向同侧头颈部及上肢放射，系肌肉紧张、痉挛刺激、压迫周围臂丛神经引起的干性神经放射痛。

#### 3.压痛点

压痛点明确，一个或几个，位于肌肉肌腹处。常见于斜方肌上部肌束（肩井），斜方肌中部肌束（肩中俞及肩外俞），肩胛骨内上角至第1~4颈椎横突、肩胛提肌肌腹（颈夹脊至附分），斜角肌（缺盆）等，也可见于头颈夹肌、竖脊肌、胸锁乳突肌附着处（风池）、棘上韧带附着处（风府）。同时可以触摸到紧张、痉挛的肌肉，主要位于斜方肌、肩胛提肌、斜角肌等。

#### 4.功能活动

头颈僵直、转侧受限，需要转头时患者常以腰部转身动作代替颈部扭头动作。典型特征是头顶歪向患侧、下颌指向对侧，前屈后仰及旋转功能均受限，且以向患侧转头受限明显。

5.检查

（1）望诊

呈典型的强迫体位，头、颈僵直不能动，需要扭头时以转身代替。

（2）触诊

肌肉僵硬、肌腹尤甚，出现强直、痉挛状态。压痛点明确、拒按。

6.影像学检查

单纯落枕时影像学检查无明显特征。多数检查是为了排除、鉴别相关疾病，如颈椎病、颈椎病理性骨改变（肿瘤、结核）等。

（五）鉴别诊断

落枕的临床特点是急性发病，多于睡醒后发现，与受寒及瞌睡时姿势不当有关，病理变化主要表现为肌肉紧张、痉挛，出现无菌性炎症。主要表现为一侧颈部、肩部肌肉僵硬、疼痛，头颈转侧受限，需要转头时常以腰、胯的转身动作来代替扭头动作。疼痛严重时可以放射至同侧头部及上肢。

落枕属于偶发病，不会经常、反复发作，并且具有自愈性，即使不做任何治疗，3~5天或者1周之内通常可以自愈，肌肉痉挛可以慢慢自我解除，不会迁延很长时间。所以有些患者称"我经常、反复的落枕"，或者说"我的落枕都持续好长时间了"时，要考虑其他颈肩部疾病的可能，比如颈肩部肌肉劳损（筋膜炎）或颈椎病。

1.心绞痛

出现头颈及上肢放射痛时，应注意排除心绞痛、急性心肌梗死。有些不典型心绞痛可以放射至头颈及上肢，以左侧居多，应注意询问平常有无心前区及后背肩胛间区（尤其左侧）疼痛，必要时需心电图、超声心动图等检查。

2.颈肩部肌肉劳损（筋膜炎）

同样可以急性发作，疼痛部位相似、性质相近，多由外力牵拉或维持单一姿势过久引起，病理变化属于无菌性炎症而非肌肉痉挛。

3.颈型颈椎病

疼痛部位相同，可以呈急性发作，但大多数呈慢性进行性加重，反复出现，以颈、肩部肌肉僵硬、酸胀、疼痛为主，同时伴有程度不同的颈部功能活动受限，患者主诉常为"反复发作的落枕或久治不愈的落枕"。

出现上肢神经放射痛时需要与神经根型颈椎病区别，注意颈椎病的基本特征。

### （六）治疗对策

治疗原则以消除肌肉的紧张、痉挛，促进炎性物质的吸收、消散为目的，伴有小关节错缝的，应同时纠正错位，解除嵌顿。

#### 1.宫廷理筋手法

（1）温经通络、解痉止痛

首先在颈肩部疼痛区域寻找紧张、痉挛的肌腹或压痛敏感点，找到后即"以痛为腧"行滚法、揉法，手法力度以患者感觉舒适或能耐受为度，既轻柔和缓又深透有力，至深层温热。

继以长按法、按推法、归挤拿法施术于阿是穴（痉挛的肌腹），强调"不痛用力""按而留之"，使紧张的肌肉放松、痉挛解除。

（2）主动运动法

1）局部选穴

以阿是穴为主，根据累及的不同肌肉，医者以指腹酌情点按肩井、肩中俞、肩外俞、缺盆、风池、风府、附分等腧穴，即紧张、痉挛的斜方肌、肩胛提肌、菱形肌、斜角肌、头颈夹肌等，嘱患者在力所能及的情况下，尽量反向牵拉紧张、痉挛的肌肉，使紧张、痉挛的肌肉放松，疼痛缓解。

2）远端选穴

医者取患者手背的"落枕穴"，施以点按法或按推法，患者反复主动运动颈部，反向牵拉紧张的肌肉使之放松。

（3）被动运动法

1）反向牵拉法

医者双手分别置于痉挛肌肉的两端，适力、适度地反向牵拉紧张、痉挛的肌肉并停留片刻，使肌肉舒展、痉挛解除。

2）颈椎扳法

扳法的主要目的是调整肌肉的紧张度，使持续紧张的肌纤维放松、相对松弛的肌纤维紧张，解除肌肉紧张、痉挛的状态，扳法的作用不仅仅是整复错缝。

若合并小关节错位，如棘突偏歪、压痛点固定，可以使用定位扳法；没有明确小关节错缝，不建议使用定位扳法。

从理论上而言，对于单纯的落枕，临床上可以使用的颈椎扳法很多，可以根据医者的个人治疗特点，选择前屈位扳法或后仰位扳法、定位扳法或不定位扳法、坐位或卧位扳法等等，以满足"安全、有效、省力"为标准。

但实际操作时，必须综合考虑患者的具体情况，如年龄、是否伴有其他基础病如严重的骨质疏松症、颈椎管狭窄症、心脏病、椎间盘突出症等等，选择最安全、最有效的方式。扳法一般先于患侧施术，后健侧，左右各施术1次。

①颈椎后仰不定位扳法

患者正坐，头微后仰。医者侧立其后，一手托下颌，另一手托扶枕后，两手同时适度向上提端牵引，在保持足够的提端牵引力下，先作颈部摇法6~7次，然后在患者颈部肌肉、韧带完全放松的状态下行颈椎扳法，以匀速运动，下颌逐渐上抬，可以听到连续的关节弹响，左右各施术1次。

②颈肩反向不定位扳法

患者正坐，医者立其后。医者右手从患者胸前绕过，五指张开固定患者左肩；医者左手固定患者右侧脸颊，先使患者尽量向左侧转头至极限，再双手同时短瞬反向牵拉用力，可以使颈部椎体产生错动，同时听到关节发出的弹响声。

③颈椎前屈定位扳法

患者正坐，头微屈曲。医者侧立其后，先以右手拇指置于痛点，偏歪棘突之左侧，左上肢屈肘，以手、肘托持并固定患者头部；先使头颈慢慢前屈，待颈部屈伸轴到达痛点时，固定患者头部之手沿脊柱纵轴适度牵引，再适度旋转头颈，即可使错位的椎体复位，偏歪的棘突回正，可同时听到关节弹响声。先于患侧施术，后于健侧施术，左右各施术1次。

（4）放松手法

颈肩部行拿法、拍法、推法、散法，散瘀止痛。以上手法治疗后，病程较短（1~2天）、病情较轻者可一次可愈，病程较长（3天以上）、症状较重者3~5次亦愈。

患者主诉中"经常反复出现的落枕""久治不愈的落枕"，要注意排除其他疾病，如颈肩部肌肉、韧带劳损，颈椎病等。

### 2.药物治疗

局部外敷膏药如氟比洛芬凝胶贴剂（热型）、双氯芬酸二乙胺乳胶剂或中药热敷（大青盐合剂）。

### 3.其他治疗

针灸、理疗、刮痧、拔罐、热敷等，均有疗效。

## 七、项背部肌肉、韧带劳损（筋膜炎）

### （一）定义

指单纯由于姿势不良导致项背部肌肉或韧带出现慢性疲劳性损伤，以局部组织（肌纤维、肌筋膜及韧带纤维之间）纤维化、粘连形成筋结为主要临床特征。肥厚及筋结的形成是肌肉、韧带反复损伤的积累，所以本病呈现出典型的慢性进行性加重。

形成这一结果的直接原因是组织间的渗出、出血没能及时、完全的吸收、消散，而继发组织纤维之间的纤维化、粘连。引起渗出、出血的原因主要是急性损伤失治误治及维持单一姿势过久，或椎体发育畸形，引起脊柱失稳，导致肌肉、韧带持久受力而出现疲劳性损伤。

由颈椎间盘突出引起脊柱失稳而诱发的肌肉劳损，归入颈型颈椎病的范畴。虽然都是肌肉、韧带劳损（筋膜炎），且病理改变相同，临床症状相似，治疗方法相似，但由于病因不同，愈后自然不同。前两者经过系统治疗配合功能锻炼、良好的生活习惯，基本可以达到解剖学痊愈；后者仅可以短期改善临床症状，因为先天生理畸形不可能通过保守治疗改变解剖结构，故脊柱失稳不可能从根本上得到纠正。

### （二）相关解剖

颈肩部分布着诸多肌肉、韧带。

### 1.肌肉

肌肉的运动受主观意识控制，主动收缩时肌纤维变短变粗、放松时恢复固有长度，受到牵拉时可以适度延展。肌纤维全部收缩时可使肌肉长度缩短，牵拉骨骼以关节为轴完成主动运动（显性运动）；肌纤维部分收缩时，不引起躯体显性运动，但可以维持躯体的静态姿势，故同样处于做功状态。

颈肩部肌肉依据主要功能的不同，可以分为前、后两组。位于脊柱前面的肌肉可以使颈椎前屈，以斜角肌、头长肌、颈长肌为主。位于脊柱后方的肌肉使颈椎后仰，以斜方肌、肩胛提肌、菱形肌、竖脊肌、头夹肌、颈夹肌、头半棘肌、颈半棘肌为主。由于人们在日常工作、生活中颈椎经常处于前屈姿势（低头、伏案），所以位于脊柱后侧的肌肉、韧带受到牵张的时间相对较长，损伤机会较多。位于脊柱运动轴心越远的肌肉，在完成同样动作时运动半径更长、做功更大，损伤的机会也就越多。

肌肉损伤的方式可以简单分为急性与慢性两种。肌肉急性损伤主要发生于两种情况，一是阻力过大，二是运动范围过大超出生理极限（如劈叉），导致肌肉两个附着点之间的距离过远，造成肌肉拉伤。

肌肉慢性损伤主要发生在维持固定姿势时间太长时，负重虽然没有超越极限、运动距离也没有超越极限，但持续的时间太长，蓄积的重力超越极限，类似用10kg的弹簧秤拉起1kg的重物，持续1年不放下，弹簧被拉直、拉断了。

### 2.韧带

韧带的特性是坚韧而缺乏弹性，既不会主动收缩变短，也不能无限延展变长。

韧带的损伤主要出现在受到的牵拉力过大，超越耐受极限，或受到的牵拉时间过长（蓄积力），超过耐受极限，属于典型的牵拉伤。颈部韧带包括前纵韧带、后纵韧带、黄韧带、棘间韧带、项韧带等。依据功能的不同，同样可以分为前、后两组。

位于脊柱前方的韧带（前纵韧带）可以限制脊柱的过度后仰；位于脊柱后方的韧带（以项韧带、棘间韧带为主），主要限制脊柱的过度前屈。

由于人们经常处于低头、伏案的脊柱前屈状态下，位于脊柱后方的韧带受到牵拉的时间相对较多，牵拉力相对较大，损伤的机会多，尤其是远离脊柱运动轴心、过度低头时受力较大的项韧带。

### （三）病因病理

肌肉、韧带劳损的主要病理表现是肌筋膜及肌（或韧带）纤维组织之间出现粘连、形成局部肥厚或筋结、条索。形成的原因主要包括以下几点。

#### 1.肌肉

（1）维持静态姿势时间过久

姿势不良，单一姿势过久，是导致肌肉出现粘连、筋结的因素之一。许多人认为平时从低头转为仰头时，颈后部肌肉是用力的，而在低头伏案姿势如使用电脑、看手机时，颈后部肌肉是放松的。这种观点是不完全正确的，在由低头转为仰头时，肌肉确实是在做功，肌纤维全部全力收缩、引起脊柱运动（显性运动）。在多数轻微低头状态时，为了维持颈部的固定姿势，颈后部肌肉同样处于做功状态，肌纤维部分用力，不引起显性运动，但维持静态姿势。

当肌肉受力时长超过耐受极限时，蓄积的力量可导致肌纤维出现疲劳性损伤，即急性牵拉伤，导致局部水肿、渗出，产生无菌性炎症。若失治误治或反复损伤，渗出物没能及时吸收、消散，迁延日久可继发纤维化、粘连，形成"筋结"。

（2）急性损伤失治

急性损伤失治、误治，是导致肌肉粘连、出现筋结的因素之二。急性肌肉损伤时肯定伴有不同程度的渗出、出血，由于各种因素失治误治，炎性渗出、出血没能完全吸收、消散，继发纤维化、粘连。

（3）先天生理性畸形

各种先天脊柱畸形，如半椎体、椎体融合等，导致脊柱内稳定作用下降而出现失稳，导致脊柱外稳定力量（肌肉）负荷加大并持续存在，造成肌肉疲劳性损伤并继发纤维化、粘连。

（4）受寒

受寒可以导致局部血液循环障碍，末梢神经反应迟钝，使肌肉、韧带易于损伤且伤后水肿、渗出不易完全吸收、消散而继发粘连。

## 2.韧带

韧带损伤仅发生在被过度牵拉（或顶挤）状态下，如过度屈伸或受到椎间盘的挤压。

例如当脊柱过度前屈，导致脊柱后侧肌肉收缩、重心位于脊柱前面时，韧带开始受力，时间过久或外力过大，或韧带受到退变椎间盘的持续性挤压，超过耐受极限时，韧带同样可出现疲劳性损伤，导致局部水肿、渗出。

失治误治或治疗不及时、彻底，或损伤反复发生，局部水肿、渗出没能完全吸收、消散，原本柔韧的韧带可继发纤维化（肥厚）或粘连，形成"筋结"，即韧带由薄变厚、由软变硬，可以增加自身的抗拉能力，防止重复损伤，属于机体的自我保护反应。

在筋结的基础上再次出现反复损伤，局部可继发骨化、钙化，即"由筋变骨"，增加自身强度，防止再次损伤，同样属于机体的自我保护措施。

由于颈椎间盘突出在先，引起脊柱失稳，导致椎旁肌肉、韧带受到持续性牵拉而出现疲劳性损伤，并继发的一系列病理改变和症状，可归纳在颈椎病的范围内，不属于单纯肌肉或韧带劳损（筋膜炎）的范畴。

## （四）临床特征

### 1.病史

呈典型的慢性病史，反复发作，进行性加重。

### 2.疼痛

（1）疼痛性质

患者自我感觉项背部肌肉僵硬、酸胀、疼痛不舒，并伴有沉重感、寒凉感，简称僵、酸、沉、凉、痛。不同地域的患者语言描述差异很大，比如轴、困、板、挺等。

（2）疼痛部位

初期疼痛、酸胀等症状可能仅表现在某一部位，如一条肌肉上，疼痛的程度相对较轻，时有时无，患者主述疼痛"有的时候有，有的时候没有"，持续的时间相对较短，一般1~2天，不做任何处理一段时间后也能自行消失。

随着病情的不断加重，病变累及的肌肉逐渐增多，疼痛范围越来越大，疼痛程度越来越重、持续时间越来越长，慢慢变为持续性存在，患者可主诉为"始终痛、只是时重时轻"。

（3）疼痛特点

1）喜动怕静

症状在晨起时明显，或久处一种姿势试图改变时明显，如低头久了抬头的瞬间。适当活动后症状明显减轻，患者常主诉为"活动开了"。

2）痛处喜暖怕寒

受寒着凉（如吹空调）可以诱发或加重病情。热敷患处时症状可明显减轻。

3）痛处喜按

患者自诉平时喜欢按摩患处，疼痛部位经过适度按压（捶捶打打）后，疼痛等不适症状可明显减轻，因局部血液循环加快后，可促进代谢产物的消散。

4）与天气变化有关

天气或节气变化之前，症状可能被诱发或明显加重，由湿度、温度、气压等变化引起。

**3. 压痛点**

在肌肉、韧带走行区域可以触摸到或多或少、大小不一、软硬不等的阳性反应物，如筋结、条索、骨化、钙化点等。痛点呈典型的"喜按"，得按痛减。

肌肉筋膜炎压痛点多数位于夹脊穴、膀胱经、小肠经等的循行线上，如风府、风池、颈夹脊、肩井、肩中俞、肩外俞、附分等；项韧带劳损压痛点位于督脉上，如大椎。不同的压痛点提示相应部位的肌肉或韧带劳损。

**4. 功能活动**

患者颈项功能活动基本正常，维持一个姿势时间过久（如长时间低头伏案）会有不适感，活动后舒服。

**5. 可能继发的症状**

项背部肌肉、韧带劳损后，肌肉力量下降，维持颈椎稳定的作用下降，除可以出现筋膜炎相关的症状外，还可以导致以下症状。

（1）椎基底动脉供血不足

由于颈部肌肉力量下降，维持颈曲的作用明显降低，可以导致颈曲变小、消失或反张，两侧肌肉力量失衡时，还可以造成脊柱颈段旋转，从而造成椎动脉血流动力学发生改变，诱发椎基底动脉供血不足而出现类似椎动脉型颈椎病的症状。

（2）脑神经核功能障碍

由于椎基底动脉供血不足，位于大脑后1/3及脑干周围依赖椎基底动脉供血的脑神经核（如迷走神经背核）可出现功能下降，从而导致副交感神经冲动传出变弱，引发交感神经功能亢进的一系列症状，与交感神经型颈椎病的症状相似。

（3）脊神经受到干性刺激

由于肌肉紧张、僵硬甚至出现筋结、条索，有可能刺激、挤压行走于其旁的臂丛神经干，诱发类似于神经根型颈椎病的一系列症状。

### 6.影像学检查

轻微的项背肌劳损（筋膜炎）引起的影像学变化不明显，严重时因肌肉力量（拉力）下降可出现颈曲变小、消失或反弓。

颈曲不是先天就有的，而是在婴儿时期学习爬行之后，颈部肌肉力量慢慢增加之后才逐渐形成的（图1-7-1），引发并维持正常颈曲的主要力量是颈部的肌肉，以后侧为主。当颈部（后方）肌肉力量由于劳损等原因逐渐下降后，维持颈曲的力量减小，可以引起颈曲变小或消失，甚至反弓。如果颈部两侧的肌肉力量不平衡，还可以引起椎体旋转。

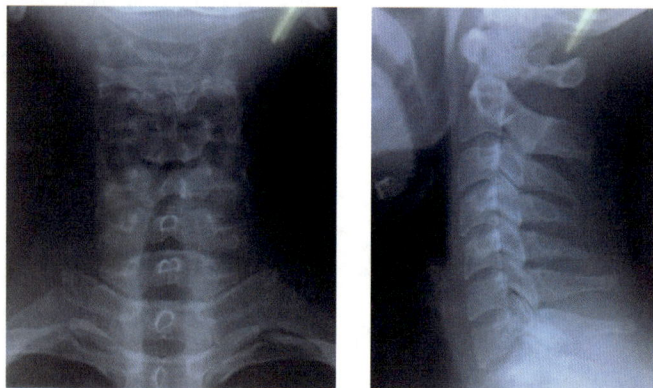

图1-7-1　颈椎中立位正、侧位平片

把第2~7颈椎椎体后缘连续在一起，可以得到一条弧线，弧顶在正常情况下应该位于第5颈椎椎体后上缘的位置。再从第2颈椎椎体后上缘至第7颈椎椎体后下缘做一条直线，这条直线距离第5颈椎椎体后上缘的距离应该是7~17mm。由此可以推导出颈曲是否正常、变小、消失或反弓（反张），从而判断出颈后肌肉力量是否改变（图1-7-2至图1-7-7）。

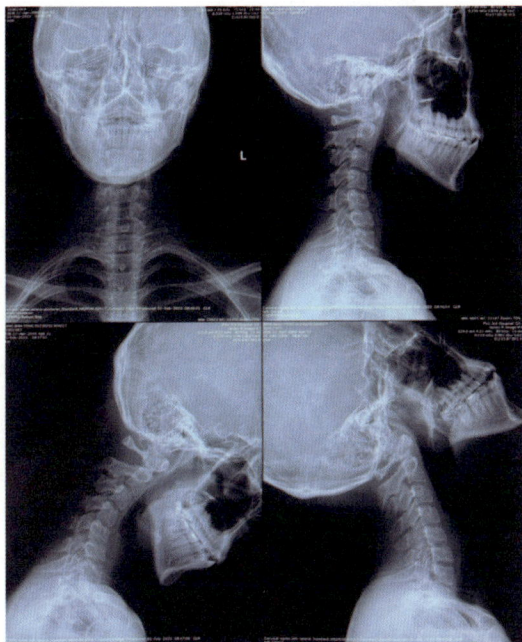

图1-7-2　正常颈曲测定

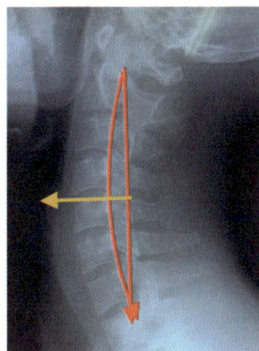

图1-7-3　近似正常颈曲

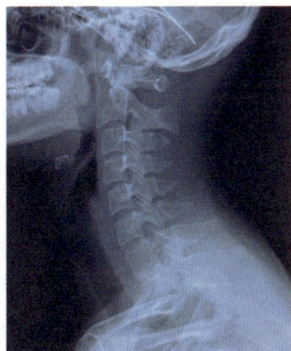

图1-7-4　颈曲变小或消失（第3~4颈椎轻微阶梯样错位）

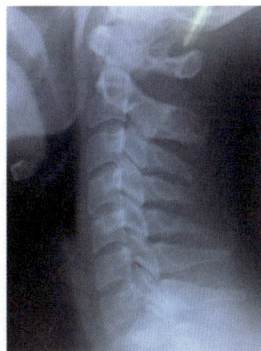

图1-7-5　颈曲消失，所有椎体双边征（旋转）

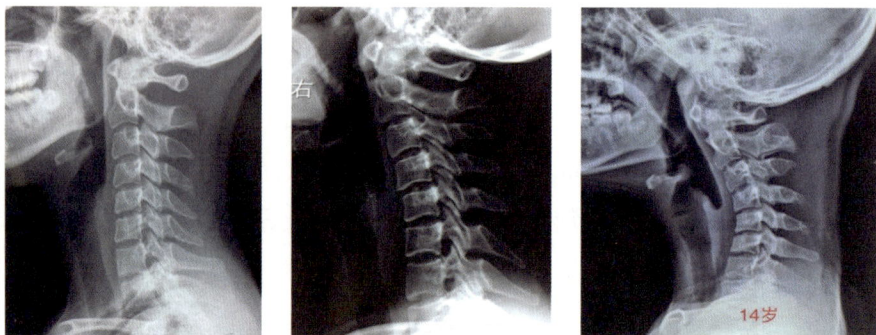

图1-7-6　颈曲反张（反弓）

颈椎两侧肌肉力量失衡，颈椎可以产生旋转，出现双边征（图1-7-8）。

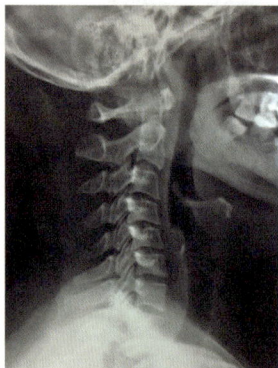

图1-7-7　颈曲反向成角

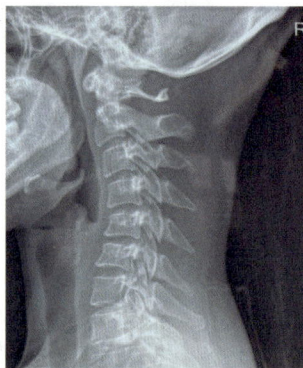

图1-7-8　颈曲反弓、成角，
伴双边征（旋转）

椎体两侧肌肉力量失衡时，可以导致颈椎出现旋转（双边征）（图1-7-9）。项韧带劳损可以见到相应的棘突间隙增大；项韧带钙化可以看到明显的钙化点（图1-7-10）。

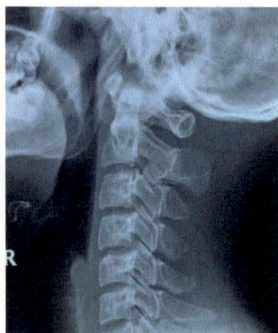

图1-7-9　颈椎旋转

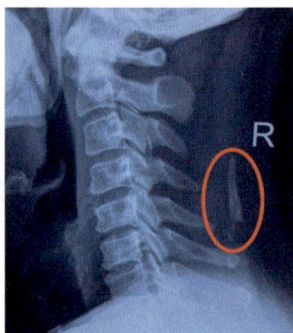

图1-7-10　项韧带钙化

## （五）鉴别诊断

项背肌（筋膜炎）劳损的诊断要点呈典型的反复发作、慢性进行性加重的疼痛；疼痛伴有明显的僵硬、寒凉、沉重感；疼痛的出现或加重与受寒、一个姿势时间过长，天气变化等因素有关；压痛点位于肌腹及附着处居多，痛处喜暖喜按，得暖得按痛减；颈项功能活动没有明显受限，反而感觉活动后症状减轻，患者常主诉为"越活动越舒服"。

项韧带劳损时，疼痛、压痛点或筋结位于后正中线（督脉）上，低头时疼痛明显，仰头时无障碍，炎症较重时或筋结较大时影响后仰，主动后仰动作虽然由肌肉完成，但韧带可以受到挤压。X线片可以发现棘突间隙增大或有钙化影。

X线片可以看到颈曲变小、消失、反弓、旋转（双边征），但没有椎间隙变窄、椎骨骨质增生、前后纵韧带钙化等改变。

### 1.落枕

疼痛的部位相似，但疼痛的性质有明显区别。落枕是偶尔为之，不会经常、反复的出现。并且呈典型的急性发作、痉挛性疼痛、颈部功能活动明显受限等特点，动则疼痛加重，常以转身代替扭头。

劳损是以典型的反复发作、慢性进行性加重为主，颈部功能活动多数情况下并不受限且活动后症状减轻。

### 2.颈椎病（颈型）

两者累及的肌肉、韧带可能完全相同，症状相似，只是病因不同而已，颈椎间盘突出在先，继而诱发肌肉、韧带损伤。

项背肌劳损属于单纯的肌肉功能性病变，没有椎间盘退变，肌肉变得紧张、僵硬，力量下降，维持颈曲的（外稳定）功能下降，一般只引起颈曲改变，如变小、消失、反弓或椎体旋转。颈椎病属于退行性病变，影像学检查可见颈椎间隙变窄（椎间盘突出）及椎骨骨质增生、韧带钙化等。

项背肌筋膜炎失治、误治，肌肉力量下降，肌肉对椎间盘的保护作用下降，椎间盘受力增加，椎间盘突出的发病概率上升，可以很快发展成颈椎病。

### （六）治疗对策

#### 1. 远离病因、避免加重

（1）养成良好的坐姿

尽量使椎旁肌肉受力平衡，避免个别肌肉因受力偏大而使损伤加重或出现新的损伤。

（2）避免低头伏案姿势过久，防止肌肉出现疲劳性损伤

肌肉力量与耐力虽然通过正确的功能锻炼可以得到加强，但毕竟具有耐受极限，避免超过极限至关重要。普通人肌肉力量维持单一固定姿势的耐受时长通常为2个小时，通过正确锻炼增加肌肉力量可以延长这一时间，超过这个极限理论上讲就会出现疲劳性损伤。因此，维持单一姿势不超过生理耐受极限，或者在到达这个极限之前就改变姿势，使受力、疲劳的肌肉得到缓解、放松的机会，就可以有效避免肌肉劳损。

（3）避寒保暖

寒凉刺激可以影响局部血液循环，影响局部代谢，诱发、加重病情，所以必须保暖避寒。

#### 2. 消除现有症状

通过综合治疗，松解紧张、挛缩的肌肉，减轻、消除肌肉劳损（筋膜炎）。

（1）宫廷理筋手法

慢性劳损（筋结）的手法治疗原则主要是分三步走，一是温经通络、二是软坚散结、三是散瘀止痛，目的在于把慢性粘连产生的较大筋结，转变成无数个小的、能够自行吸收、自愈的急性牵拉损伤点。

三步中，软坚散结是松解粘连的关键，主要通过按揉、弹拨、按推、摇、扳等具体手法，使肌纤维或筋膜之间的间距产生变化，从而达到撕裂粘连，恢复肌肉、韧带正常功能的目的，使筋结逐渐变小、变软、消失。

但在松解粘连的同时，必然会造成一定程度的渗出、出血，这些由于手法造成的医源性渗出，如果能够完全自行吸收、消散，就达到了软坚散结的目的。如果渗出量过多，不能完全吸收、消散，则有可能继发新的粘连而形成恶性循环。

若松解的粘连过少，会渗出少且疗效慢；松解的粘连过多，则渗出也多，容易复粘，反而会欲速不达。因此，松解粘连时渗出量的掌握至关重

要，既要松解足够多的粘连，又要不造成渗出盈余，这在理论上可归纳为"十取其一"。

具体操作时，施术部位强调"以痛为腧"，以在筋结上施术为主，手法力度强调"不痛用力"，患者可以感觉到疼痛，但程度可以耐受，因为松解粘连引起的医源性渗出的程度以"宁可不足、不可有余"为原则，即可以完全自行吸收。避免因手法力度太大，施术时间过长而诱发不能自行吸收的水肿而再次形成粘连，避免出现恶性循环。

而水肿、渗出的吸收、消散，依靠的是局部微循环，因此加快局部的血液循环，促进渗出物的完全吸收、消散，是软坚散结的基础和保障。

1）温经通络

首先寻找筋结或压痛敏感点，找到后即以此为腧行𢵧法、指揉法，至深层病位温热，即加快局部微循环，为后续手法引起的渗出物吸收打基础，简而言之是"滚热了、揉软了"。

2）软坚散结

继以弹拨法、按推法、颈部摇法、颈部扳法等松解粘连，有筋结时在筋结上操作，没有筋结时在压痛敏感点（阿是穴）上操作；没有阿是穴时则在相应经络、腧穴上操作。强调"不痛用力、十取其一"，宁可不足、不可有余。

3）散瘀止痛

最后以散法、推法、拍法结束，使病位温热感持续足够长的时间，以维持良好的微循环，使医源性渗出完全消散。具体操作时，可以根据患者主诉选择主要施术部位，逐一各个施术。因为肌肉劳损处筋结大小、软硬、多少的不同，各个患者耐受程度的不同，所以不同患者、不同肌肉，甚至相同患者同一肌肉在每次治疗时需要的力度、时长都会不一样，但只要遵循"以痛为腧、不痛用力、十取其一"的慢性筋伤治疗原则，都可以取得满意疗效。

临床上出现脑供血不足、交感神经功能亢进及臂丛神经刺激症状时，可参考椎动脉型颈椎病、交感神经型颈椎病、神经根型颈椎病治疗。以上手法隔日治疗一次。

（2）药物治疗

合理使用活血散瘀止痛类中药外敷，促进炎性水肿、渗出能尽快的完全吸收、消散，加快痊愈。推荐"骨科熥洗药"（东直门医院传统方）外敷，方剂组成如下。

伸筋草、透骨草、荆芥、防己、防风、千年健、威灵仙、桂枝、秦艽、独活、羌活、路路通、麻黄、红花、炒苍术、制草乌、当归、黑附子、川椒。

上药各5克，装布袋内蒸或煮20分钟，取出后稍晾片刻，待温度合适后热敷患处，每次20分钟，每天2~3次。

### 3.正确锻炼、防止复发

通过正确、持之以恒的肌肉功能锻炼，增加萎弱肌肉的肌力，使椎旁肌肉达到新的动态平衡，防止复发。常用动作如下。

（1）与项争力

头颈用力向后上方抗阻力抬举，如同游泳时头部抬出水面。或者用弹力带置于颈后并向前适力牵拉，头顶尽力抗阻仰面向后仰。

（2）"隔墙看戏"

踮起脚尖，下颌扬起，头尽力抗阻力向后仰，反复进行。每组10次。

（3）耸肩后旋

在如同双手负重的情况下，双肩尽力向上抗阻力提起至极限，再慢慢向后旋转，放松。反复进行。

通过以上系统治疗，一般10次左右可愈。许多患者认为肌肉、韧带劳损不能根治，其实是一种误解，只要经过系统治疗并听从医嘱进行正确的肌肉功能锻炼及避免病因，是完全可以康复的。

在实际生活中，许多人因为本病症状比较轻微，对工作、生活影响不大，常常不进行系统治疗，且更疏于肌肉的功能锻炼并且不重视规避病因；从而导致疗效不理想或再次患病。

## 八、颈椎病

在不同的疾病时期、从不同的临床学科角度出发，颈椎病的定义并不完全相同，而治疗颈椎病首先要确定本病的内涵。

有些长期从事临床推拿工作的医生认为，从传统中医的角度出发，应该"辨'症'论治"，"有这个症，就是这个病"，认为颈椎病的涵盖范围相对较大，认为只要是由于颈部肌肉劳损，导致脊柱生理曲度改变或由于椎间盘退变（膨出与突出）以及颈椎骨质增生，相邻椎旁韧带骨化、钙化，刺激、影响了与之相邻的血管、神经、脊髓、食道、气管等，并引起了相应的临床症状，就可归为颈椎病。

在这个定义的指导下，颈椎病涵盖的范围比较广，发病基础包括椎旁肌肉劳损、椎间盘退变（膨出、突出）、椎骨骨质增生、椎旁韧带钙化等等，患者年龄涉及范围大（从青年岁到老年均可发病），患者基数大。但从外科学及骨科学的角度出发，颈椎病的定义与此差异较大，《中华外科杂志》于2018年形成的颈椎病相关问题专家共识认为，颈椎病是指由于颈椎椎间盘的退行性改变，导致相邻结构发生病理改变，并累及周围组织结构，出现与影像学改变相应的临床表现的疾病。这一定义的理解包含了以下几个基本内容。

1.颈椎病的基础是椎间盘退变。是先有椎间盘突出，后有颈椎病。

2.椎间盘相邻结构的病理改变包括椎骨骨质增生，前、后纵韧带的骨化、钙化，黄韧带肥厚等。

3.累及的周围组织包括椎旁肌肉组织、脊神经、椎动脉、脊髓、食道、气管等。

4.出现相应的临床症状及体征。

5.有相应的影像学改变。

从这个定义出发，颈椎病的发病基础是椎间盘退变，不包括椎旁肌肉劳损，如此颈椎病患者的发病年龄就偏大，患者基数自然相应变少。

笔者认为，这些定义多是站在不同学科、基于不同治疗方法提出的，站在手术的角度，可能这个定义适合，而站在保守治疗的位置，可能另一个更恰当。有些肌肉问题不是手术可以完全解决的，有些椎管狭窄问题又不是保守治疗可以纠正的。故关于颈椎病的定义问题，大家可以"见仁见智"，能解决临床问题才是关键。在本章中，我们使用骨科学关于颈椎病的定义。

## （一）定义

颈椎病是指由于颈椎间盘退行性改变（膨出、突出）及其继发的相邻结构病变，如椎骨骨质增生以及前、后纵韧带钙化、黄韧带肥厚等，刺激、压迫、影响了与之相邻的周围组织结构，如椎动脉、脊神经、自主神经、脊髓、食道、气管等，引发的一系列与影像学相关的临床症状，亦称颈椎综合征。从定义上看，属于典型的退行性疾病。从病理上分析，该定义更接近颈椎间盘突出症，是由于椎间盘退变引发的一系列临床病理改变及临床症状。

### （二）相关解剖

#### 1. 椎间盘的位置及作用

椎间盘位于相邻的上下椎骨之间，共6块，因寰椎、枢椎之间为寰枢结构，没有椎间盘。

（1）连结作用

椎间盘是骨连结中的一种特殊连结方式，主要作用是使相邻椎骨形成一体，构成脊柱。

（2）减震作用

椎间盘的特殊结构（纤维环与髓核）使其既坚韧又有弹性，可以缓冲来自于脊柱上下两方的冲击力，对椎骨起保护作用，避免形成压缩性骨折，老年性椎骨压缩性骨折的高发病率即与椎间盘退变有关。

（3）运动轴心

椎间盘髓核在外力作用下的位移能力和可变性，使椎间盘成为一个外形可变的球状结构，使其成为脊柱能够前后左右运动的轴心，与椎间关节相互协作。

（4）维持颈曲

椎间盘正常厚度及前厚后薄的生理特点在维持颈曲正常方面起重要作用，如果椎间盘外形发生变化，颈曲必定随之改变。

（5）维持椎间孔高度

椎间盘厚度是维持椎间孔上下径的基础条件，椎间盘退变、变薄一定会导致椎间孔上下径变小，有可能导致行走于其中的脊神经受到刺激、压迫。

（6）维持身高

椎间盘厚度占脊柱长度的1/4，椎间盘厚度的下降必然会导致身高的下降，这也是老年人身高变矮的原因之一。

（7）维持脊柱稳定

椎间盘除参与脊柱连结，其完整的外形还参与维持脊柱的稳定，是脊柱内稳定的因素之一。椎体、椎间盘、椎间关节、椎旁韧带形成脊柱，它们共同使脊柱具备了能够运动的基础，但是不能使脊柱运动，肌肉是使脊柱产生运动的动力源。椎体、椎间盘的完整外形结构以及椎间关节、椎旁韧带共同形成脊柱的内在稳定，肌肉形成脊柱的外在稳定，外稳定是主动的，内稳定是被动的。

椎间盘外形的改变，肯定会引起脊柱内稳定的变化，进而引起脊柱稳定性下降，导致椎旁肌肉（外稳定）受力增加，继而出现劳损。

### 2.椎间盘的相邻结构

（1）上下方

椎间盘的上、下方分别是相邻椎骨的上、下缘，属海绵状骨，只有骨小梁构成的骨松质，没有坚硬的骨皮质。来自椎间盘的反复挤压，可以导致椎骨上下方的骨小梁发生细微骨折，形成终板炎（图1-8-1）。

髓核还可以经骨突出，在椎体骨松质内形成许莫氏（Schmorl）结节（图1-8-2）。终板炎及经骨突出，除引起局部疼痛外，一般不会直接刺激脊神经及脊髓，但可以导致脊柱失稳，引发椎体旋转，除影响椎动脉血运，还可能牵拉脊神经及椎旁窦椎神经（交感神经），引发一系列临床症状，形成颈型、椎动脉型、交感神经型、神经根型颈椎病等（图1-8-2）。

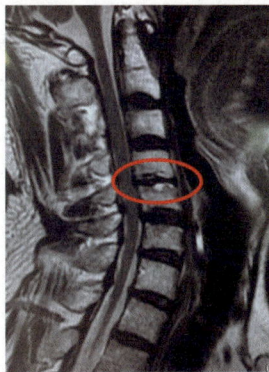

图1-8-1　第4~5颈椎椎体的经骨突出

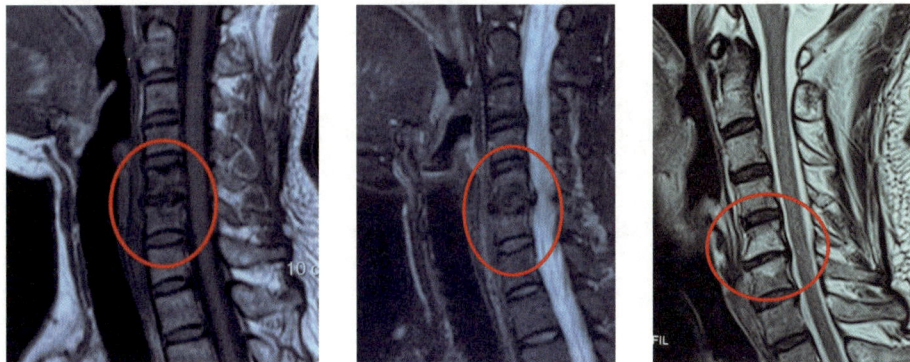

图1-8-2　经骨突出，许莫氏结节

（2）前方

椎间盘前方直接比邻前纵韧带，其更前方有食道与气管。椎间盘向前方突出、椎体前缘骨质增生或前纵韧带骨化、钙化，可能影响其前方的食道、气管以及喉返神经等，诱发食道及会厌型颈椎病（图1-8-3）。

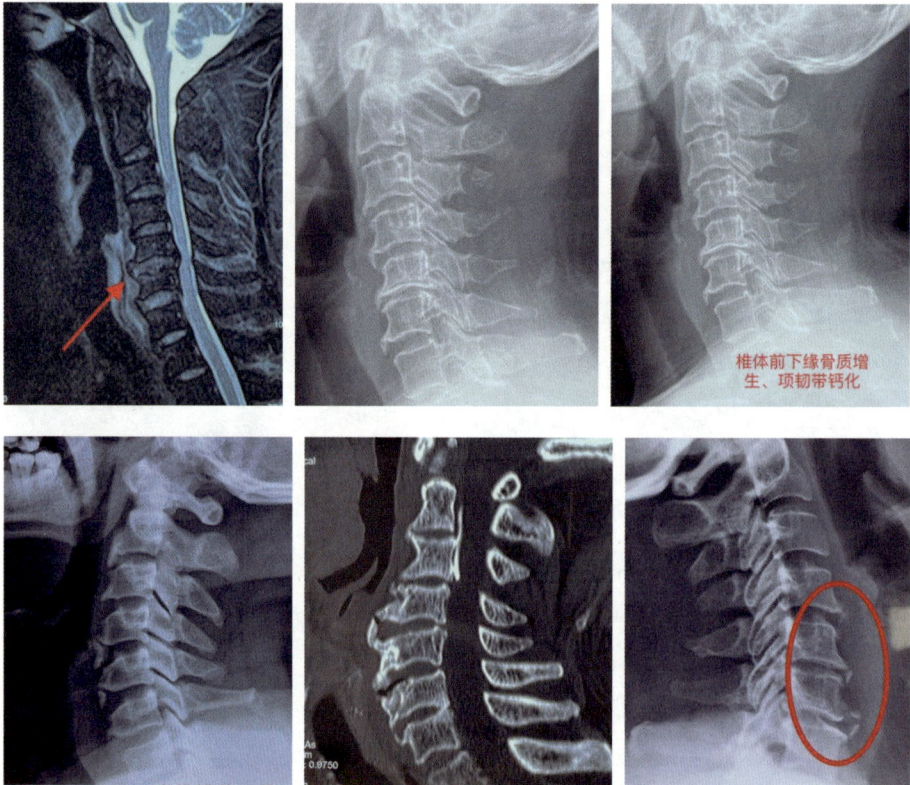

图1-8-3 椎体前缘骨质增生、项韧带钙化

（3）外侧

外侧有横突孔，上下横突孔内有椎动脉通过。

（4）侧后方

椎间盘侧后方是脊神经沟，有脊神经通过。所以，椎间盘向侧后方突出，可以直接刺激、挤压脊神经，引发脊神经症状，形成神经根型颈椎病（图1-8-4）。

（5）正后方

椎间盘正后方直接比邻后纵韧带，再后方是硬膜囊（脊髓）。所以，椎间盘正后方突出可以造成椎管狭窄，直接刺激、挤压脊髓，引发脊髓型颈椎病（图1-8-5）。

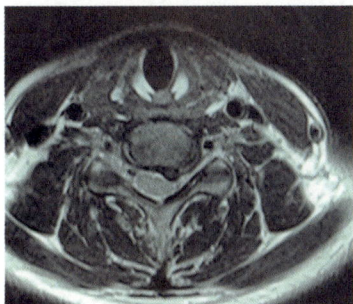

图1-8-4　椎间盘向侧后方突出

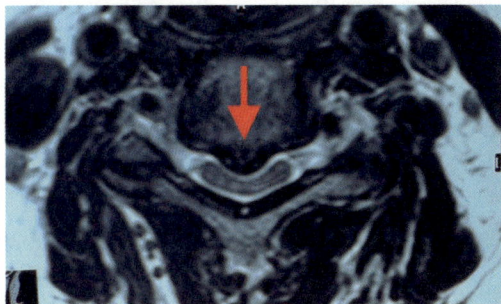

图1-8-5　椎间盘向正后方突出

### （三）病因

#### 1.年龄因素

随着年龄的不断增加，椎间盘会逐渐退变，主要表现在两个方面。

（1）髓核

髓核的成分主要是水，成年时水分约占椎间盘的70%左右，随着年龄的不断增加，髓核水分也在不断丢失，最终可以导致髓核脱水甚至干涸，X线片提示椎间盘真空。退变的椎间盘髓核体积在不断缩小，椎间盘高度不断下降、直径不断增加，纤维环可以超出椎体外缘，形成膨出。

椎间盘膨出后，除可以造成脊柱失稳、诱发椎旁肌肉韧带劳损外，凸出于椎体外缘的纤维环还有可能刺激相邻的脊神经，诱发相应的临床症状，形成椎间盘膨出症。

（2）纤维环

由于年龄的不断增加，纤维环逐渐退变，加之日常生活中的各种颈部运动，终使纤维环出现裂隙并不断加深，直至完全破裂，致使髓核溢出，形成突出。

椎间盘突出除可以导致椎间盘高度下降、脊柱失稳以外，突出于纤维环外部的髓核还可能直接刺激、压迫其邻近的周围组织，如脊神经、脊髓、前、后纵韧带，引发相应的临床症状，形成椎间盘突出症。

#### 2.肌肉因素

椎间盘的主要保护力量是椎旁肌肉与韧带。

（1）自然衰老

随着年龄的不断增加，如果平时不注重肌肉力量的锻炼，肌肉力量逐渐下降，对椎间盘的支撑、保护作用逐渐下降，会加速椎间盘的退变。

（2）急性损伤失治误治

生活中颈部肌肉、韧带的各种急性损伤在所难免，由于缺乏相关知识及其他各种原因，没能接受治疗或治疗不及时、彻底，导致肌肉、韧带功能未能完全恢复，致使肌肉、韧带功能受损、力量下降，降低对椎间盘的保护作用，加速椎间盘的退变。急性外伤还可以直接导致椎间盘损伤，甚至造成椎间盘突出。

（3）慢性肌肉劳损

长期的不良姿势如长时间低头伏案或不正确使用枕具，导致颈部肌肉、韧带出现疲劳性损伤，致使肌肉、韧带力量下降，对椎间盘的保护作用减弱。

### 3.姿势因素

在不同姿势下，椎间盘承受的压力明显不同。当颈椎处于中立位时，椎间盘受力最小且平衡，退变、突出的概率相对最小。低头姿势下椎间盘受力增加且不平衡，椎间盘原本靠前的髓核发生后移，可长时间压迫后方的纤维环，容易造成纤维环损伤甚至破裂，形成突出。

### 4.寒凉刺激

局部受寒可以导致肌肉紧张、痉挛，除可以直接刺激、压迫神经干以外，肌肉固有长度的缩短可以导致椎间隙变窄，诱发椎间盘膨出、突出或加重椎间盘膨出、突出的程度。

## （四）病理及临床分型

### 1.椎旁肌肉受牵连

由于椎间盘突出导致的椎间隙改变，以及继发的椎骨骨质增生导致的椎骨外形改变，可以直接导致颈段脊柱失稳，脊柱内稳定力下降，使维持脊柱稳定的外在力量（肌肉）受力增加，持续处于牵张状态，进而出现疲劳性损伤，引发一系列的肌肉劳损（筋膜炎）症状，形成颈型颈椎病，症状以肌肉劳损为主。

### 2.脊神经根受牵连

由于椎间盘向侧后方突出或椎骨关节突部位（上关节突为主）骨质增生，可以导致椎间孔狭小，直接刺激、压迫邻近的脊神经根，从而出现一系列脊神经受刺激与压迫的临床表现，形成神经根型颈椎病。

### 3.椎动脉受累

由椎间盘退变引起的椎间隙变窄，可以导致颈部相对缩短，致使椎动脉相对变长而出现扭曲，从而引起椎动脉血运障碍；此外，椎间盘退变导致的脊柱失稳、旋转及颈曲改变，如变小、消失、反弓或反向成角，也可以导致椎动脉血运出现动力学改变，从而诱发出现椎基底动脉供血不足的一系列临床症状，形成椎动脉型颈椎病。

### 4.脊髓受牵连

由椎间盘正后方突出及椎间盘退变继发的后纵韧带肥厚、钙化以及黄韧带肥厚，可以引发椎管狭窄，进而刺激、压迫脊髓，引发脊髓受压的一系列临床症状，形成脊髓型颈椎病。

### 5.交感神经受牵连

椎间盘退变继发的椎体旋转、椎旁肌肉紧张、椎骨边缘的骨质增生，可以刺激、影响位于椎旁的窦椎神经（交感神经），引发一系列交感神经功能亢进的临床症状，形成交感神经型颈椎病。

此外，椎基底动脉供血不足，可以导致位于脑干（椎基底动脉供血区）的迷走神经背核功能下降，传出的副交感神经冲动减少，不足以对抗正常的交感神经中枢发出的神经冲动，也可以相对的表现出交感神经功能亢进的临床症状。

### 6.食道或会厌受牵连

由于椎间盘向前方突出而继发的前纵韧带钙化或者椎体前缘骨质增生，体积过大时可能会影响位于其前方的喉返神经或者食道、会厌，诱发相应的临床症状，形成食道或会厌型颈椎病。弥漫性特发性骨肥厚、强直性脊柱炎也可以引发类似症状，需注意鉴别。

### （五）临床表现

颈椎病又叫颈椎综合征，临床表现错综复杂，常一起出现，不会只有肌肉症状或只有神经根症状而无其他症状。分型的标准某一类主导症状为依据，以便于在临床上对症处理。如神经根型颈椎病，症状以脊神经受到刺激、压迫为主，治疗时以减轻、消除椎间盘等对脊神经的刺激、压迫为主要方向。为了方便诊断，临床上可以将颈椎病划分为7型。

### 1.颈型颈椎病

又称局限性颈椎病、肌肉劳损型颈椎病，以颈椎失稳后引起的慢性肌肉损伤（筋膜炎）为主要临床表现，一般出现得最早，也可以被看作是其他各型颈椎病的基础。局限型颈椎病强调涉及的病变部位范围相对较小，以颈肩部为主；肌肉劳损型颈椎病提示该型颈椎病的主要临床症状以肌肉劳损（筋膜炎）为主。

该型颈椎病主要是因为颈椎间盘突出、颈椎椎体骨质增生在先，引发脊柱失稳，导致内稳定下降，造成维持脊柱稳定的肌肉（外稳定力量）受力增加而出现疲劳性损伤。与单纯姿势不良引起的肌肉劳损（筋膜炎）发病机制完全相同，所以临床症状也相同。

但是由于病因不同，预后自然不同。单纯姿势不良引起的肌肉劳损（筋膜炎）通过纠正不良姿势、系统治疗以及配合肌肉功能锻炼可以达到解剖学治愈，不但临床症状、体征可以消失，颈椎的生理曲度也可以基本恢复正常。而颈椎病经过治疗只可能达到临床痊愈，即临床症状可以缓解、消失，但已突出的椎间盘、增生的骨刺不会消失，甚至可能有发展，只是没有引发临床症状而已。

（1）症状特点

1）具有典型的慢性进行性加重病史

颈椎病以椎间盘退变、椎骨骨质增生、椎旁韧带钙化等退行性改变为病理基础，以上病理改变必然有一个发生、发展、加重的过程，所以颈椎病不同于单纯的肌肉筋膜炎或落枕等急性病症，是一个呈典型慢性进行性加重的疾病，但是也可以因为受寒、姿势不良等诱因导致急性发作。

2）自觉症状以肌肉劳损（肌筋膜炎、肌纤维炎）为主要表现

颈肩部肌肉紧张、痉挛或者出现筋结（粘连）、萎缩。通常表现为一侧或两侧颈肩部肌肉僵硬、痠胀、疼痛不适，并伴有沉重、寒凉感，即僵、酸、沉、凉、痛等感觉，常被误认为是筋膜炎或落枕。

症状初起时多表现在一条肌肉上，一般疼痛的程度较轻、持续的时间较短，即使不做任何干预，延续3~5天后也可以慢慢自行缓解，因此常被

误认为是落枕。患者常自述疼痛"偶尔发作，一两个月可能犯一次，每次持续三五天，疼痛程度不重，不管它也能自己慢慢好，总体评价是好受的时候（无症状期）多，难受的时候（有症状时）少"。随着病情的不断发展，病变区域慢慢累及多条肌肉，疼痛的范围越来越广、疼痛程度越来越重，持续的时间越来越长直至持续存在，患者多自述为"几乎时时刻刻都在痛，只是有的时候轻点，有的时候重点，没有不难受的时候"，在许多情况下被误认为是"反复落枕"或"久治不愈的落枕"。受累的肌肉可以包括斜角肌、斜方肌、肩胛提肌、菱形肌、头颈夹肌、头颈半棘肌、竖脊肌、枕下肌群等，损伤常常以肌腹或附着处首发或较重。

3）疼痛发作及加重与姿势有关

这些症状在低头（屈颈）、伏案（肩胛骨远离脊柱）姿势过久如长时间低头玩手机、操作电脑、长途驾车或睡觉时枕头位置、高度不合适时最易出现或加重。

4）疼痛发作及加重与受凉有关

颈肩部一旦受凉（如吹空调），疼痛马上被诱发或明显加重。

5）疼痛发作及加重与天气变化有关

阴天下雨等天气变化之前，或节气更替之时，疼痛可能被诱发或加重，患者常自诉有"天气预报功能"。

6）可以出现干性神经放射痛

由于肌肉僵硬、紧张、挛缩，有可能挤压相邻的神经干而出现干性神经放射痛，即疼痛从压痛点或筋结开始，沿神经走行方向放射至末梢，需与根性压迫症状相鉴别。

枕下肌群后组紧张、挛缩时，容易卡压枕下神经及枕大神经，出现相应的临床症状。枕下神经（$C_1$神经根后支）受到卡压时，疼痛主要出现在后枕部周围（以督脉循行处为主），患者常主诉为"后脑勺疼痛"，压痛点主要位于风府穴；枕大神经（$C_2$神经根后支）受到卡压时，疼痛常放射至同侧头皮毛发区（以膀胱经分布区为主），患者主诉为"偏头痛，头皮痛而不是脑仁痛"，压痛点主要位于风池穴。

斜方肌、肩胛提肌紧张时，可以卡压肩胛背神经，疼痛放射至肩胛缝，患者出现强迫体位，即患侧手臂上举，手掌扶在脑后时疼痛减轻，放下片刻则疼痛加重，需马上再抬起。斜角肌紧张时，可以挤压大部分臂丛神经，出现相应神经支配区域放射痛。

颈型颈椎病系由肌肉紧张、痉挛挤压神经干引起的神经放射痛，都可以找到明确的压痛点（应激点），并且这些压痛点都在肌肉上，局部肌肉产生紧张、痉挛甚至挛缩，或出现筋结、条索。这与神经根型颈椎病的根性压迫有本质区别（压痛点位于椎间孔）。

（2）压痛点

可以在颈部及肩背部触及明确的压痛点及筋结，常见于肌肉肌腹处如肩井、肩中俞、肩外俞或肌腱附着处如颈椎横突、风府、风池等。常见压痛点及筋结在"二横三纵"位置上最常见。

一横，指头颈连接处，主要以风池、天柱、风府等穴为主，涉及的肌肉以枕骨下肌群、斜方肌、头颈夹脊、头颈半棘肌、竖脊肌等为主。

二横，指颈胸连结处，以大椎、肩中俞、肩外俞、缺盆、巨骨等穴为主，主要涉及斜方肌上束、中束以及斜角肌。

一纵主要指督脉，以风府、大椎、至阳等穴为主，主要涉及项韧带及附着于其上的肌肉筋膜。

二纵以颈、胸夹脊穴为主，主要涉及竖脊肌、头半棘肌、颈半棘肌、头夹肌、颈夹肌等。

三纵以背部膀胱经循行线为主，主要涉及肩胛提肌、菱形肌、斜方肌、竖脊肌等。

除可以触及明显的压痛点外，还可以触摸到紧张、僵硬、肥厚的肌肉或大小不等、软硬不同的筋结。

（3）功能活动

自觉颈肩功能活动基本正常或轻度受限，有干性神经放射痛引起强迫体位时除外，患者只是在做某些动作时"感觉筋短"，有牵拉感。

（4）体格检查

1）望诊

由于脊柱两侧肌肉力量（拉力）失衡，脊柱颈段可以出现侧弯、前倾、旋转等各种变化。

正常情况下，在自然直立状态时，两肩在一个水平线上，与脊柱正中线垂直相交，颈肩夹角基本对称（图1-8-6）。

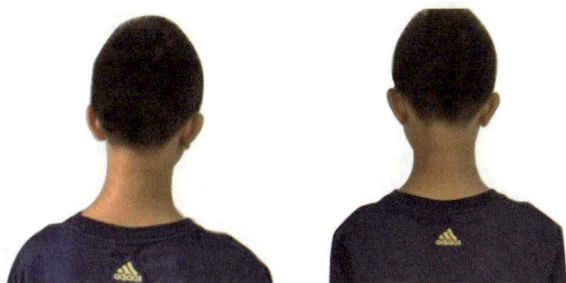

图1-8-6　治疗前颈椎侧屈、旋转（左图），
治疗后正常（右图）

　　由于肌肉损伤，脊柱两侧肌肉力量失衡，头颈向一侧偏歪，脊柱纵轴与两肩连线不对称，两肩不平（"高低肩"），不能形成正常的"十"字状，颈肩夹角一边大于90°，一边小于90°（图1-8-7、图1-8-8）。

　　由于颈部两侧肌肉力量不平衡，颈椎出现旋转，直立时出现沿垂直轴的旋转，即脖子拧着，两个耳朵一前一后，仰头时面部一边高一边低（图1-8-9至图1-8-11）。

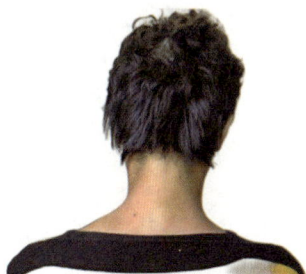

图1-8-7　颈椎右偏，颈肩
夹角，左大右小

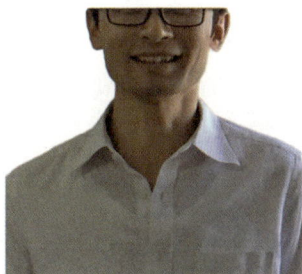

图1-8-8　颈椎左偏，双肩
左高右低，提示可能左侧
肌肉短（紧）或右侧
肌肉松弛（长）

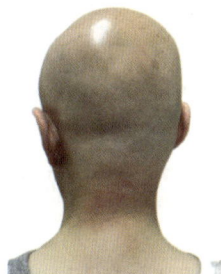

图1-8-9　颈椎旋转

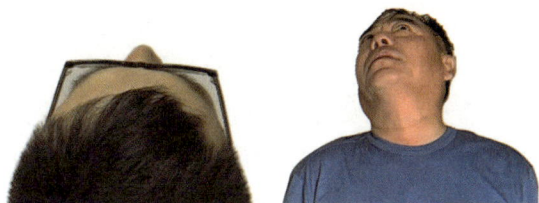

图1-8-10　仰头时颜面部不在同一水平面上，提
示右侧肌肉短（紧张、挛缩）或左侧肌肉松（长）

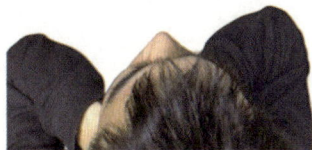

图1-8-11　颜面部旋转，
左低右高

当脊柱（颈胸段）后部肌肉力量减弱时，颈部出现前探（即"圆肩驼背"）。前探严重时，可以诱发颈后（大椎）脂肪堆积（俗称"富贵包"）（图1-8-12~图1-8-14）。

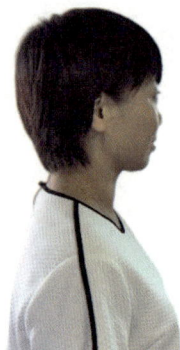

图1-8-12 基本正常项背 关系（平行）　　图1-8-13 颈部轻度前倾　　图1-8-14 颈椎前倾（圆肩）

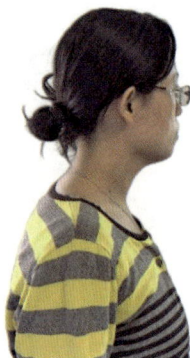

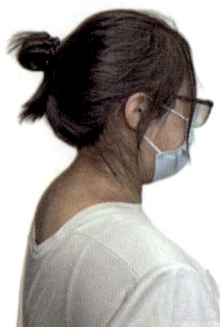

2）触诊

双侧对比，新病（病史较短）可发现受损的肌肉紧张、僵硬；久病（病史较长）可出现肌肉张力（弹性）下降，触之变软；或出现肌肉萎缩（触之变小），双侧对比，可发现病处肌肉力量下降。通过明确的压痛点及筋结，可推断出具体受损的肌肉。

3）椎间盘挤压试验

患者正坐，颈部保持功能位，即面部纵轴与身体平行，既不前屈、也不后仰。医者双手十字相扣，按压在患者头顶并逐渐加力，或以颈椎为轴配合前屈、后仰、左右侧屈或缓慢旋转，诱发或加重症状（臂丛神经受刺激症状、脊髓刺激症状、椎动脉刺激症状）者为阳性（图1-8-15）。颈型颈椎病时椎间盘挤压试验呈阴性，提示椎间盘突出的程度相对较轻。

4）臂丛牵拉试验

患者正坐，医者一手牵拉上肢远端（手腕），一手固定肩关节上部，双手反向用力牵拉，使臂丛神经被牵引，诱发臂丛神经与周围组织摩擦而出现放射痛（或放射痛加重）者为阳性。临床中也使用改良版臂丛神经牵拉试验，即患者正坐，医者一手牵拉上肢远端（手腕），一手按压在同侧颜面部，双手同时反向用力牵拉，使臂丛神经被牵引，诱发臂丛神经与周围组织摩擦出现放射痛（或放射痛加重）者为阳性（图1-8-16）。

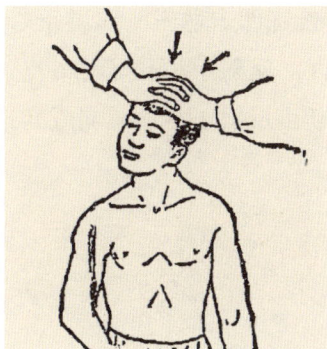

图1-8-15 椎间盘挤压试验　　　　　图1-8-16 臂丛牵拉试验

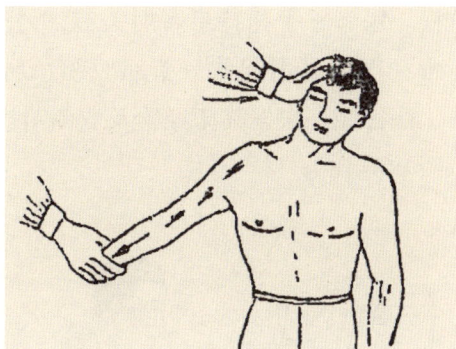

改良版臂丛神经检查方法对臂丛神经的牵拉力度更大，更容易诱发臂丛神经痛，灵敏度更高，该试验实际是把椎间盘挤压试验和臂丛神经牵拉试验结合在一起，并可借以排除神经根型颈椎病。颈椎病的臂丛神经牵拉试验阳性是疼痛从椎间孔开始沿神经走行放射至末梢，胸廓出口综合征也可以出现臂丛神经牵拉试验阳性，但其放射痛是从肌肉压迫处开始，沿神经走行放射至末梢，而不是从椎间孔开始。

5）颅脑经颅多普勒检查正常

椎动脉血流检查基本正常，没有血流加快、血流减慢及血流量减少，或虽有变化但没有任何相应临床症状。可借以排除椎动脉型颈椎病。

6）生理反射正常

生理反射主要包括肱二头肌反射、肱三头肌反射、膝反射、踝反射等。在正常情况下，双侧生理反射正常、对称。

如果出现单侧生理反射减弱，提示本神经反射弧（感觉器、传入神经、低级反射中枢、传出神经、效应器）受损；如果出现生理反射亢进，提示上位神经中枢（本节反射中枢以上）受损。

①肱二头肌反射：患者上肢自然放松，肘关节屈曲90°。医者一手以拇指按压在患者肱二头肌的肌腱上，余四指置于肘关节下方，托住肘关节，医者上臂托持患者前臂。另一手以叩诊锤叩击按压在肱二头肌肌腱上的拇指，正常情况下可引起肱二头肌收缩，肘关节屈曲，其反射中枢位于第5~6颈椎、肌皮神经。根据临床经验及双侧对比，可判断出反射正常、减弱或亢进（图1-8-17）。

②肱三头肌反射：患者肘关节半屈曲，前臂置于医者前臂之上，自然

放松。医者一手托持患者肘关节，另一手以叩诊锤叩击肱三头肌腱下端，正常情况下可引起肱三头肌收缩，肘关节伸直，反射中枢位于第6~7颈椎、桡神经。根据临床经验及双侧对比，可判断出反射正常、减弱或亢进（图1-8-18）。

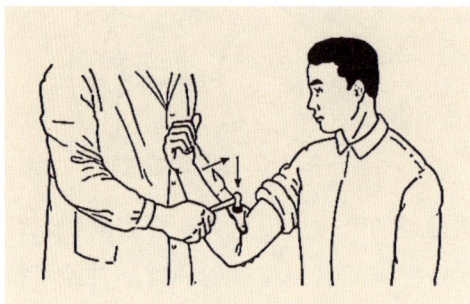

图1-8-17　肱二头肌反射

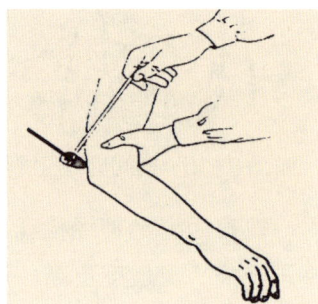

图1-8-18　肱三头肌反射

③膝（跳）反射：患者仰卧或坐位，一侧屈膝屈髋（膝关节呈90°）撑好；被检测下肢的腘窝置于支持好的另一侧膝关节上；或患者坐位，双下肢自然下垂于床边，使小腿下垂，足悬空。

医者以叩诊锤适力叩击髌韧带，正常情况下可引起股四头肌收缩，引发伸膝运动，反射中枢位于第2~4腰椎、股神经。根据临床经验及双侧对比，得出正常、减弱或亢进（图1-8-19）。

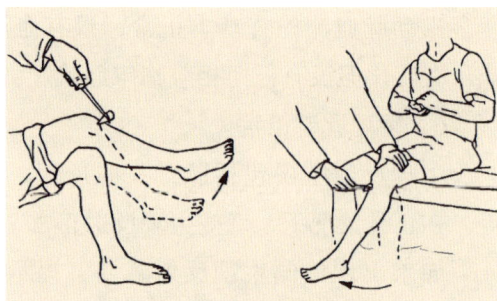

图1-8-19　膝跳反射

④踝反射：医者左手轻推患者足掌，使其微背屈；右手以叩诊锤以适度力量叩击跟腱，正常情况下可引起小腿三头肌收缩、足跖屈，反射中枢位于第1骶椎、坐骨神经。根据临床经验及双侧对比，可判断出反射正常、减弱或亢进。

7）病理反射阴性

病理反射也称脊髓刺激征或锥体束征，主要包括霍夫曼征及巴宾斯基征。在正常情况下，病理反射不能被引出（婴幼儿除外），借以排除脊髓型颈椎病。当脊髓受到刺激、压迫时，如受到来自于椎间盘、韧带、骨刺、肿瘤、囊肿等的压迫，可出现病理反射。

①巴宾斯基征：医者以叩诊锤尖端适度自足跟划按足底外缘至足掌，若引起足趾向足心屈（跖屈）为阴性。若引起踇趾背屈、其余四趾呈扇形分开，为阳性。如仅有踇指背屈而无四趾分开，为弱阳性。阳性时提示有椎体束损害（图1-8-20）。

②霍夫曼征：医者以左手托住患者手腕使腕关节轻度背屈，另一手以食指及中指夹住患者中指，以拇指急速适力弹抠患者中指指甲，正常时患者仅感觉中指指甲有不适或轻微疼痛，其余手指无任何反应，即阴性。

若在弹抠患者中指指甲时引起其余手指同时同步不自觉屈曲者为阳性，提示有椎体束损害（图1-8-21）。

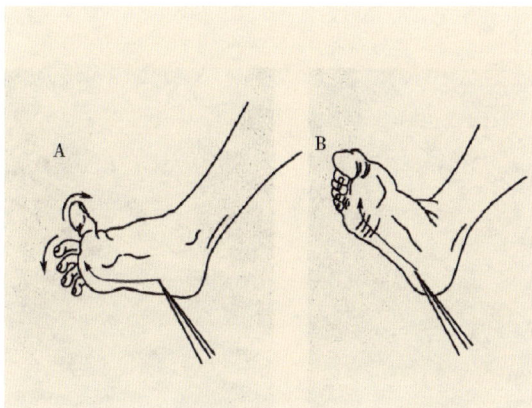

图1-8-20　巴宾斯基征阳性（A）、阴性（B）

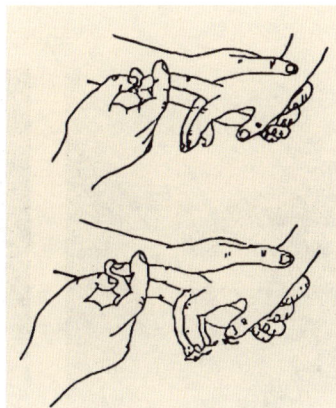

图1-8-21　霍夫曼征

（5）影像学检查

1）X线检查

X线是最基本的影像学检查，除可协助诊断颈椎病外，还可除外有无先天畸形、骨折或其他骨骼疾病等。包括正位、侧位、斜位及功能位片。

①正位片：正位片主要观察是否有颈椎偏歪，钩突增生、椎间隙变窄等。

首先观察颈椎是否出现侧弯。正常情况下，脊柱颈段正直，两肩水平，颈椎竖直，两侧颈肩之间的夹角基本对称，形成一个正十字状（图1-8-22）。如果出现脊柱颈段偏歪（高低肩、两侧颈肩夹角不对称）提示颈椎两侧肌肉力量不对称（图1-8-23、图1-8-24），肌肉出现紧张、挛缩

或劳损、无力；或椎间隙左右不等宽，此时椎间盘退变或源于肌肉牵拉或
钩突骨质增生。

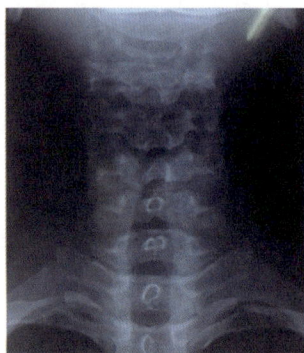

图1-8-22　颈椎X线片
（正位）

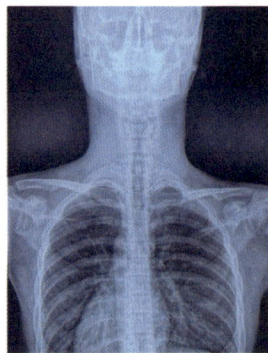

图1-8-23　高低肩

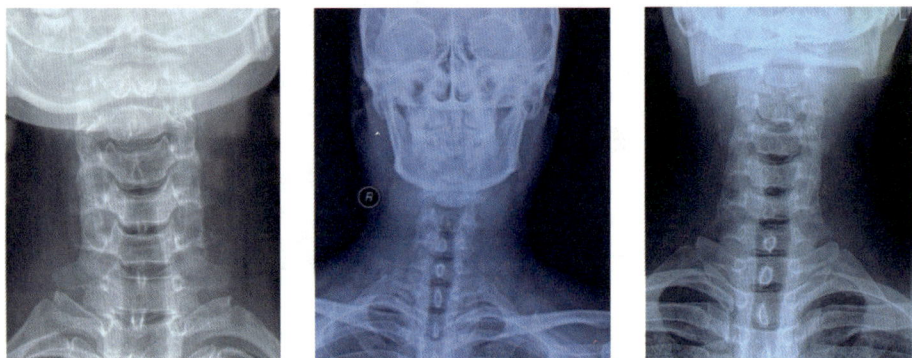

图1-8-24　颈椎侧屈

其次观察椎间隙是否变窄。椎间隙变窄，提示椎间盘可能存在退变，
如膨出或突出（图1-8-25）。

最后观察钩突是否增生（变尖）、关节是否失稳。正常钩突应该双侧
对称，正常情况下最高钩突出现在第5颈椎，基底部宽约5mm，高约5mm
（图1-8-26至图1-8-27）。若一侧钩突变尖，则颈椎失稳，可出现沿矢状
轴旋转（图1-8-28），即X线正位片出现脊柱颈段侧弯；也可出现沿垂直
轴旋转，X线侧位片出现双边征（图1-8-29）。

颈椎旋转有可能使脊神经及窦椎神经受到牵拉，有可能导致椎动脉扭
曲而出现相应症状。若双侧钩突均增生变尖，关节也失稳，出现沿冠状轴旋
转，X线侧位片出现棘突上翘，同样可以影响到脊神经及椎动脉而诱发症状。

②侧位片：侧位片即在中立位下，头颈纵轴与脊柱纵轴保持平行，下颌既不前屈、也不后仰，下颌平第4颈椎时拍摄（图1-8-30）。侧位片可以发现颈椎生理曲度是否变小、消失、反弓（张）或反向成角，可以发现椎体是否出现双边征、棘突间隙增大甚至（项韧带）钙化，以及是否出现椎间隙变窄、椎体阶梯样错位、椎体边缘骨质增生等。

观察颈椎生理曲度是否改变，是否存在变小、消失、反张（弓）或反向成角等。

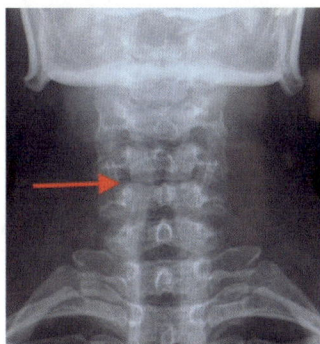

图1-8-25 椎间隙变窄

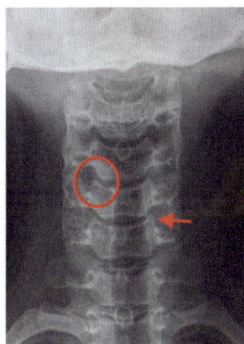

图1-8-26 钩椎关节（左侧）、钩突（右侧）

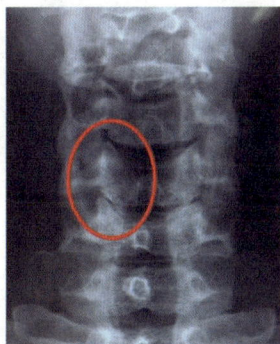

图1-8-27 钩突增生

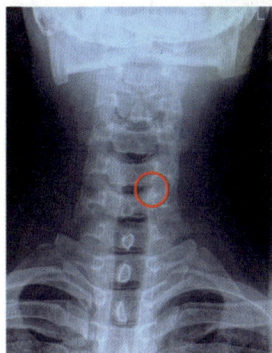

图1-8-28 颈椎偏歪、钩突变尖

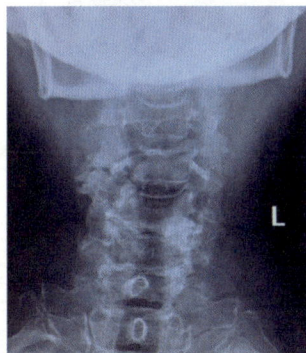

图1-8-29 高低肩，颈椎侧歪，椎间隙变窄，钩突增生

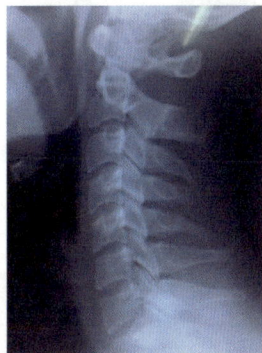

图1-8-30 颈椎侧位片

在正常中立位侧位片上，沿每节椎体的后上、下角作一连线，可得到7条短线，若把这7条短线连接起来，应该是一条连续的弧线，其弧顶应位于第5颈椎后上缘处（图1-8-31）。再将第2颈椎后上角与第7颈椎后下角之间引一条直线，这条直线到第5颈椎后上缘之间的垂直距离应在7~17mm之间（12±5mm），此即为正常的颈椎生理曲度。若这一距离小于7mm，

为颈椎生理曲度变小，依次可出现生理曲度消失（距离为0）或反弓（即弧线弯向另一侧）（图1-8-32至图1-8-35）。若在连接过程中弧线有角度出现，则为成角（图1-8-36至图1-8-38）。

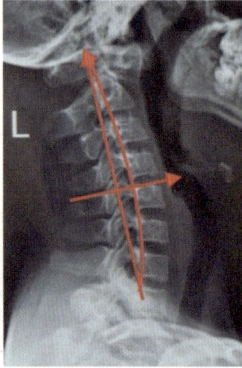

图1-8-31　正常颈椎生理曲度

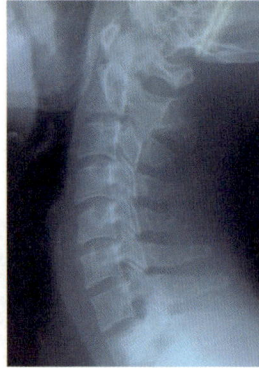

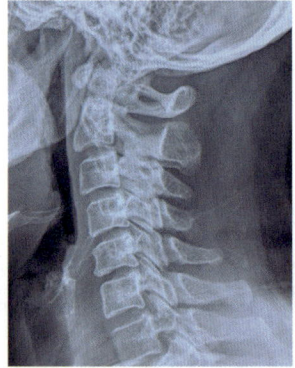

图1-8-32　颈曲变小，椎间隙变窄，第5~6颈椎增生、失稳，项韧带钙化

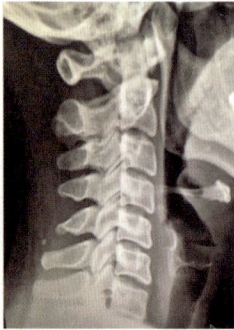

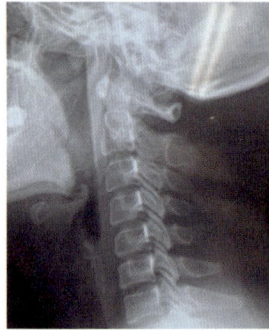

图1-8-33　颈曲消失

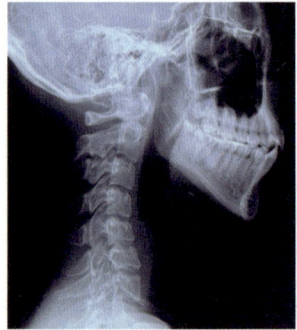

图1-8-34　颈曲反弓

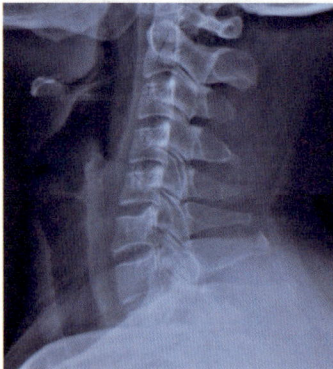

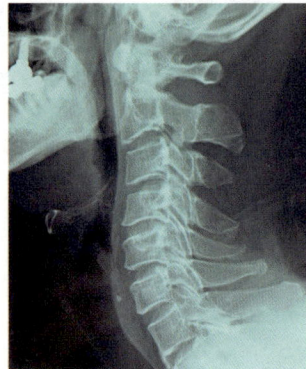

图1-8-35　颈曲下段存在，上段消失

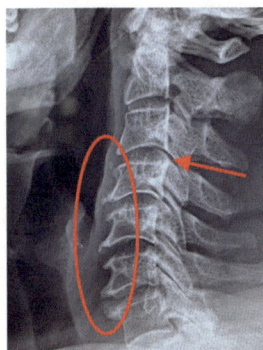

图1-8-36　第3~4颈椎反向成角，多椎骨骨质增生

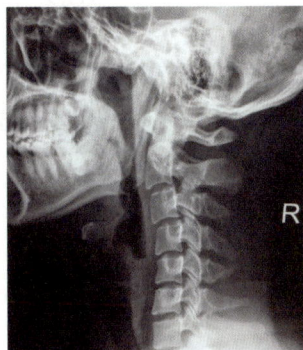

图1-8-37　第3~4颈椎反向成角，轻度阶梯样错位

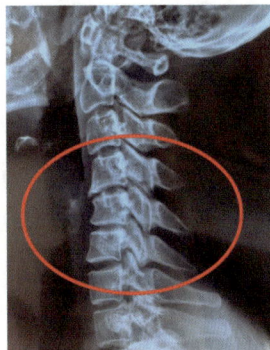

图1-8-38　颈曲反弓，第4~5颈椎成角

　　颈曲变小、消失、反弓或成角，可以来源于椎间盘退变，也可以来源于椎骨骨质增生。在排除颈椎间盘突出、椎体骨质增生的基础上，一方面提示颈肩后部肌肉、韧带力量下降，因肌肉是维持颈曲的主要力量；一方面提示椎动脉血运可能受到影响，椎基底动脉向脑部的供血量可能下降，但并不一定会出现脑供血不足的临床症状，供血能力可能依然在可代偿的范围内。由于维持颈椎正常生理曲度的外部力量（外稳定）是颈部肌肉，内部力量（内稳定）来自于椎体、椎间盘、椎间关节、钩突关节及椎旁韧带，所以当颈曲改变时，应首先考虑这些结构是否有病变。颈曲变小或消失，问题大多出现在肌肉（外稳定）方面；而颈曲反向成角则可以出现在外稳定方面，也可以出现在内稳定方面，如椎间盘退变、椎骨骨质增生。临床上颈曲反向成角若出现在第3~4颈椎之间，多是缘于椎间盘病变，此处来源于肌肉的外稳定力量相同。如果出现成角，多数来源于内稳定，即椎体、椎间盘、椎间关节及韧带。如果来源于椎体，不论是椎体变形还是骨质增生，在X线片上都能够被发现；如果来源于椎间盘，可以发现伴有椎间隙变窄；若来自椎间关节错缝，则属于急性病变，容易排除。此时仍处于功能位，韧带尚未受到牵拉。若成角出现在第4~5颈椎之间且椎间隙不窄（除外椎间盘因素），多提示肩胛提肌劳损，因肩胛提肌仅连接于第1~4颈椎横突，而其他颈后肌肉（除菱形肌外）均连于所有颈椎，所以当肩胛提肌力量下降时，第4颈椎以上的椎体集体前倾，容易在第4~5颈椎之间出现夹角。若成角出现在第5~6颈椎，则多考虑为椎间盘病变，因

为此处来源于肌肉的外稳定力量相同，只能多考虑内稳定失调。若问题出现在椎体，则其外形一定会有变化。由于第4颈椎以上有肩胛提肌附着，第6颈椎以下有菱形肌附着，第4~5颈椎椎间盘缺乏肌肉的支撑，最容易受到压迫而出现退变。当夹角出现在第6~7颈椎之间时，则多提示菱形肌已有损伤，菱形肌在颈部仅连结于第6~7颈椎棘突，只有菱形肌力量下降，此处才容易出现成角；或椎间盘已出现膨出或突出（伴椎间隙变窄）。

观察是否出现阶梯状错位。在连接七条短线时，若相邻的两条短线不能重合在一条弧线上而出现台阶状改变时，称之为阶梯状错位。正常人由于肌肉无力（尤其是儿童）亦可见到轻度阶梯状错位，但均小于1mm（图1-8-39）。若错位大于1mm，则提示椎间盘已有蜕变，导致椎间隙变窄，使椎旁韧带相对松弛而引起椎体前后滑动，并有可能因此影响到椎动脉血运，使脊神经受到牵拉而引发临床症状（图1-8-40）。

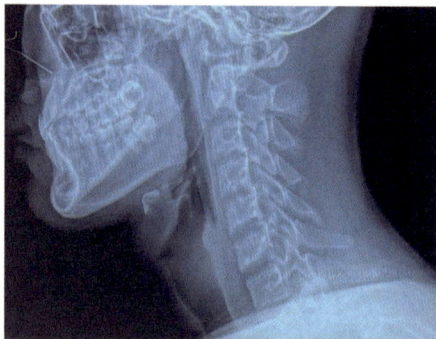
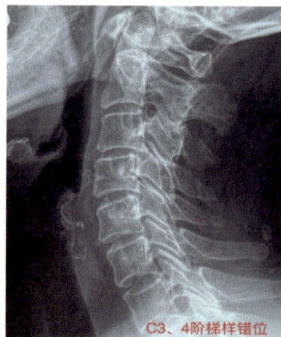

图1-8-39　正常范围的阶梯样　　　图1-8-40　第3~4颈椎
　　　　　错位（儿童期）　　　　　　　　阶梯样错位

若位移较大超过椎体直径的1/4时，多称之为椎体滑脱。在除外因椎弓根断裂引起的真性滑脱（骨性滑脱）后，更应考虑椎间盘膨出或突出引起的假性滑脱。此时椎动脉、脊神经、脊髓等均有可能因此受到影响。

观察是否出现双边征（即椎体旋转）。从解剖上而言，椎体后缘中间（椎管前壁）稍凹，两侧略高。正常情况下在侧位片上椎体后壁两侧的骨皮质影应该在一条线上（重合）。当椎体后壁出现双边征时，提示椎体出现沿垂直轴的旋转（图1-8-41至图1-8-43）。

　　椎体旋转可能缘于椎体钩突变尖、椎间盘退变（伴椎间隙变窄）、小关节错缝或两侧颈肌力量失衡（一侧紧张、痉挛或另一侧萎弱无力）等。若双边征仅见于一节椎体，或其他椎体都有双边征，仅一节没有，提示此节颈椎与其他椎体步调不一致，多见于小关节错位，X线正位片多见棘突偏歪。若以一节椎体为界限，出现上段双边征而下段正常或下段椎体双边征而上段正常，提示该旋转可能缘于此节的椎间盘退变（多伴有椎间隙变窄），或来源于椎体钩突变尖。若所有椎体均出现双边征，则提示该旋转来源于颈肌（如落枕）。不管是什么原因，只要椎体有旋转出现，则提示椎动脉、脊神经、脊髓等均有可能因旋转而受到影响。

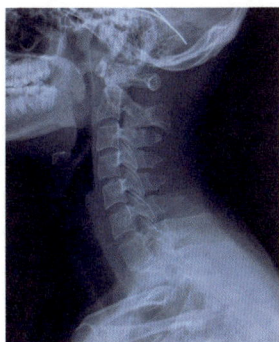

| | | |
|---|---|---|
| 图1-8-41　颈曲基本正常，下3位椎体双边征 | 图1-8-42　脊椎旋转，所有椎体均呈双边征，颈曲反弓 | 图1-8-43　颈曲反弓，第4~5颈椎成角，所有椎体呈双边征 |

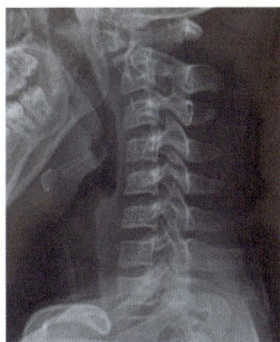

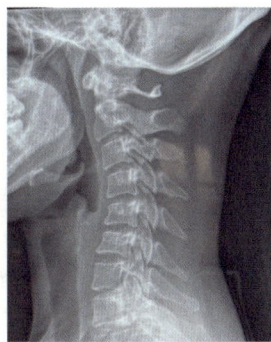

　　观察椎间隙是否变窄。正常情况下，椎体之间的椎间隙相差无几，如果某个椎间隙变窄，不管程度如何，均提示椎间盘已有退变，高度下降，提示该节椎间盘已经膨出或突出（图1-8-44至图1-8-46）。椎间隙变窄，提示椎间盘存在突出，突出的椎间盘有可能会直接刺激、压迫脊神经（侧后方突出），引起脊神经症状；或突入椎管引起椎管狭窄（正后方突出），但不代表一定会出现椎管狭窄症。椎间隙变窄，椎动脉有可能因相对过长而隆凸、扭曲，从而影响椎动脉血运。椎间隙明显变窄时，椎间盘有可能向前凸出挤压前纵韧带，造成其水肿、肥厚。此外，椎间隙变窄后，前厚后薄的基本结构被破坏，有可能引发椎体出现沿冠状轴的旋转（多伴有成

角）从而使椎动脉及脊神经受到影响而诱发症状，并使颈部肌肉、韧带受到慢性静力性持续牵拉，诱发（或加重）肌肉损伤。

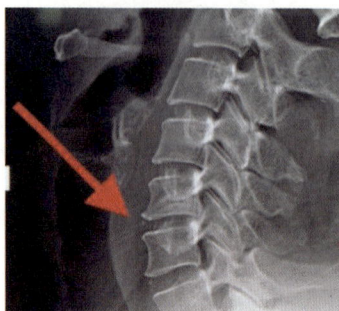

图1-8-44　椎间隙变窄

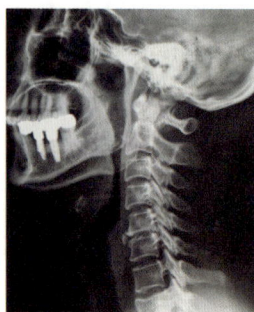

图1-8-45　前纵韧带钙化、椎间隙变窄、项韧带钙化，提示该段椎间盘突出

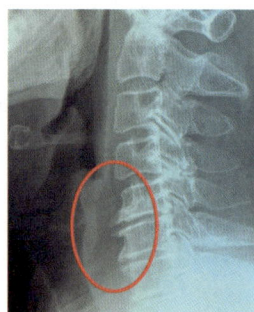

图1-8-46　椎间隙变窄，椎体唇样增生

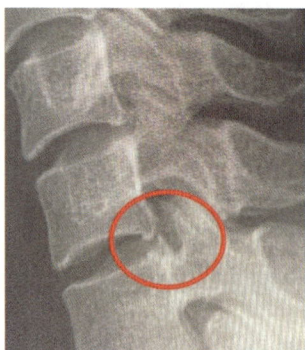

图1-8-47　椎体后上缘、下缘及关节的骨质增生

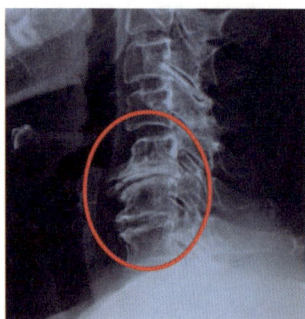

图1-8-48　第5~6颈椎椎间隙变窄，椎体边缘密度增加，前缘唇样增生，刺激咽后壁

观察椎体前缘、后上缘、下缘是否出现增生。椎体边缘骨质增生多是继发于椎间盘突出的病理改变，若出现则提示椎间盘存在退变（图1-8-47至图1-8-48）。

椎体后缘及关节突增生可造成椎间孔变小，可能刺激、压迫到脊神经。椎体后缘增生可能引起椎管狭窄，脊髓可能受到刺激；同时提示椎体已出现沿冠状轴的旋转，脊神经及椎动脉均可能受到影响而出现症状。椎体前缘增生有可能刺激食道、气管或迷走神经，引发相应的临床症状。

观察前、后纵韧带，环枕横韧带、项韧带是否出现骨化、钙化，是否有骨桥形成。

前、后纵韧带一旦出现骨化、钙化，均提示椎间盘已向外膨出，因为前、后纵韧带的骨化、钙化除来源于各种急性损伤外（较少），只可能来自于因椎间盘纤维环的慢性持续性挤压而引起的水肿、渗出及其继发的机化、粘连、肥厚等（图1-8-49）。

第3~4颈椎前纵韧带骨化、钙化后形成的骨赘及骨桥，有可能刺激到喉返神经，影响会厌功能而诱发会厌型颈椎病。第5~7颈椎前纵韧带钙化后形成的骨赘及骨桥，则有可能影响到食管的正常生理功能而诱发食管受压型颈椎病（图1-8-50、图1-8-51）。后纵韧带钙化后引起的骨赘，必然会造成椎管狭窄，有可能会刺激到脊髓而引发脊髓型颈椎病。寰枕韧带骨化、钙化后，可能会影响椎动脉血运及刺激脊神经后支而引发椎动脉型或颈型颈椎病。项韧带钙化则提示项韧带曾受到持续性慢性牵拉，并引发损伤，其损伤除可来自于不良姿势（低头）外，还可能来自于椎间盘突出及椎体骨质增生后引发的脊柱失稳（沿冠状轴旋转）（图1-8-52、图1-8-53）。

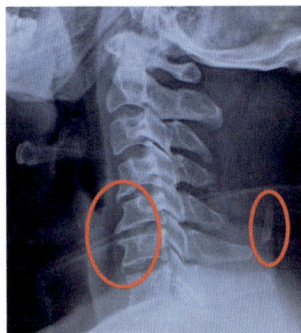

图1-8-49 前纵韧带钙化（左侧）、项韧带钙化（右侧）

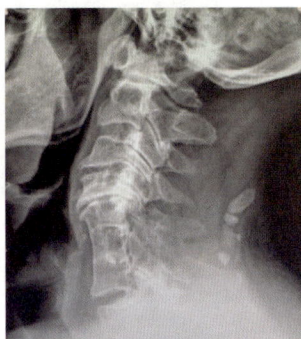

图1-8-50 前纵韧带骨赘及骨桥

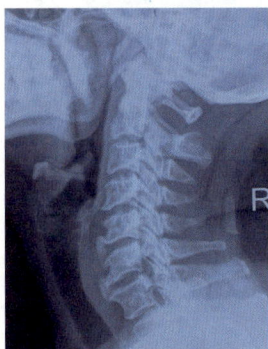

图1-8-51 颈椎第4~7节段边缘骨质增生，第5~6颈椎及第6~7颈椎前纵韧带钙化，第4~5及第5~6椎体节段项韧带钙化

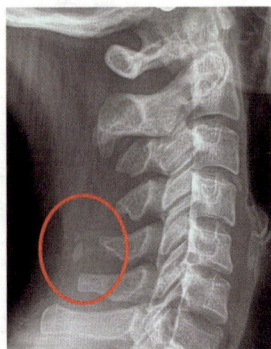

图1-8-52 项韧带钙化

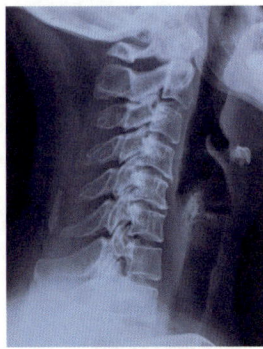

图1-8-53 颈曲反弓，第4颈椎前下缘增生，颈椎第4~5节段及第5~6节段椎间隙变窄，项韧带钙化，提示此节段椎间盘突出

观察棘突间隙是否增宽。正常情况下，椎体之间的棘突间隙相似，如果相邻椎体之间棘突间隙过大，提示该节段项韧带松弛，该节段椎间盘、肌肉可能出现病变（椎间盘突出、肌肉乏力）（图1-8-54、图1-8-55）。肌肉、韧带、椎间盘、椎体维持着正常的棘突间隙，当肌肉、韧带（尤其是项韧带）力量下降、椎间盘突出、椎体后缘骨质增生时，颈椎都可以出现沿冠状轴的旋转，相对应的棘突间隙增宽（图1-8-56、图1-8-57）。

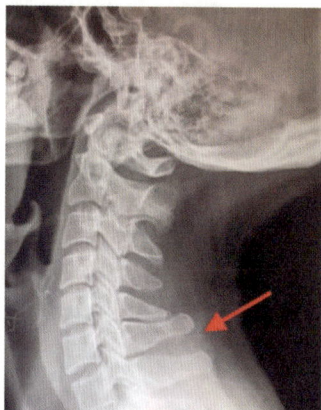

图1-8-54　棘突间隙增大

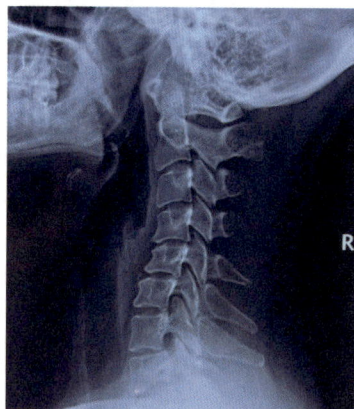

图1-8-55　上4节颈椎颈曲消失，第4~5颈椎成角，椎间隙变窄，棘突间隙增大，第5~6颈椎节段前纵韧带钙化，椎间隙变窄，棘突间隙变大，提示第4~6颈椎节段椎间盘变窄

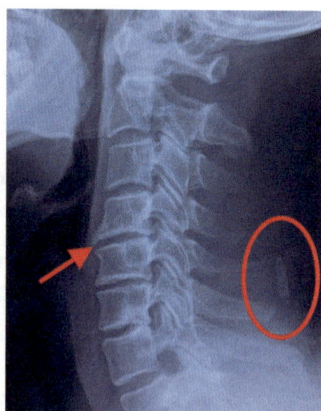

图1-8-56　椎间隙变窄、椎体边缘增生（左侧），项韧带钙化、棘突间隙变大（右侧）

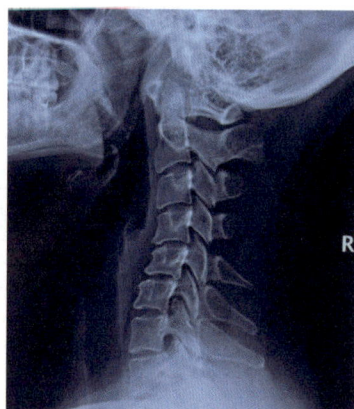

图1-8-57　椎间隙变窄，椎体边缘骨质增生，棘突间隙增大，提示椎间盘突出

③双斜位片：主要观察椎间孔是否变小，内壁是否光滑，椎体后上、下缘及上关节突有无骨质增生等（图1-8-58至图1-8-61）。若存在，则提示脊神经有可能受到刺激，并可根据其具体位置，推断出可能受到影响的脊神经，椎间孔变小可以来自于椎间盘向侧后方突出，也可以来自于椎体后上、下缘及关节突骨质增生。

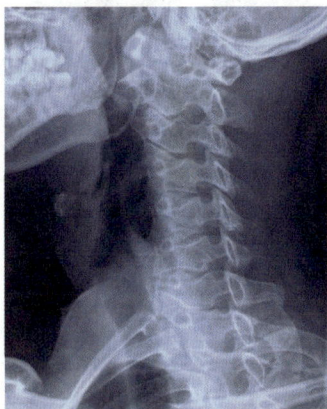

图1-8-58　正常椎间孔

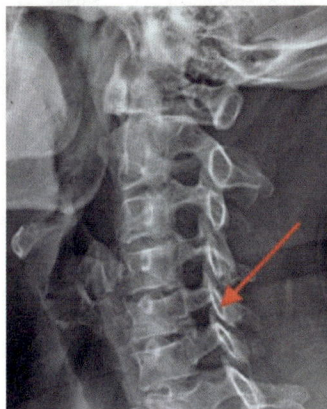

图1-8-59　椎间孔变小

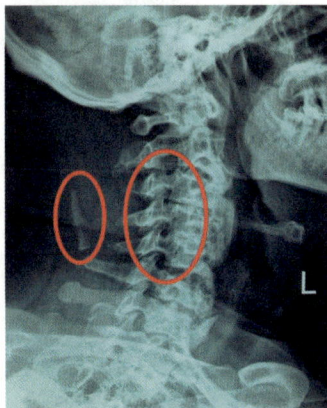

图1-8-60　椎间孔变小，项韧带钙化

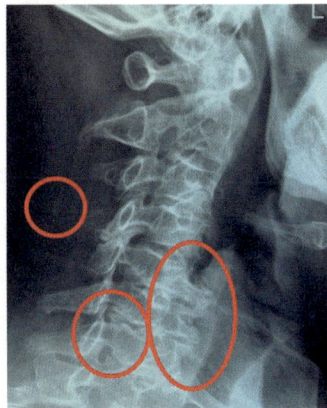

图1-8-61　椎体后上下缘增生，椎间孔变小，项韧带钙化

④功能位片：包括前屈位与后仰位X线片，可以帮助分析颈椎失稳的程度，判断愈后。如侧位片见有颈椎生理曲度变直，而后仰位生理曲度尚可，提示其曲度改变可能因肌肉劳损、无力引起，经积极治疗及主动锻炼（肌肉力量增强）后可基本康复；若侧位片即见有成角或移位，后仰位仍

见有成角或移位，提示此成角或移位非颈肌乏力而致，多因椎间盘退变等引起，相对难治（图1-8-62、图1-8-63）。

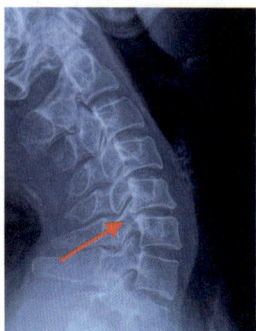

图1-8-62　后仰位颈椎成角

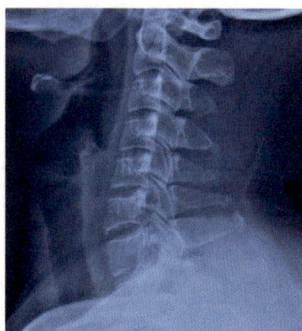

图1-8-63　后仰位X线片，上段颈曲未恢复正常

如果X线侧位片棘突间隙正常，而前屈位片棘突间隙异常增宽，提示相应节段韧带受损。前屈位时脊柱的稳定力量主要来自于椎间盘及韧带，此时肌肉收缩的重心已经位于脊柱运动轴前侧，稳定脊柱的力量下降，此时棘突间隙的增宽极有可能来自于韧带损伤或椎间盘退变（图1-8-64）。

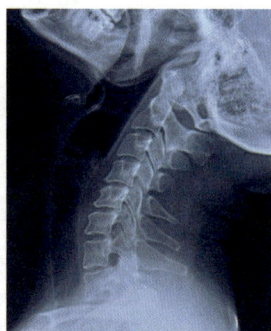

图1-8-64　多椎体边缘骨质增生，前纵韧带钙化

以上诊断必须综合考虑，不能单独以某一种症状轻易下结论。且必须在临床症状学的基础上加以分析，根据这些影像学改变分析出可能会影响到哪些结构（椎动脉、脊神经或脊髓），提示其功能可能会受到哪些影响，但不能断定其影响的程度是否会超过生理代偿能力范围而引起临床症状。

影像学资料是临床诊断的一个重要依据，但并不是唯一依据。影像学诊断通常不能完全代表会引发某些临床症状，典型时例外。

例如颈椎生理曲度变小、消失、反张或成角必然会影响椎动脉的血运，有可能会导致椎基底动脉供血不足而引起头晕，但并不一定会引起头晕，因为人体的代偿能力有时很强，患者的头晕有时是因此而起，有时又有可能是因为其他原因引起，故生理曲度的改变并不一定会出现头晕症状。同理，见到椎间孔变小时也不能就此断定患者有上肢麻木的情况，仅是有一定的可能性。

2）CT与核磁检查

CT以水平位断面成像为主，还可以三维成像，可准确提示出椎间盘突出的方位、大小，以及与硬膜囊、脊髓及脊神经的关系，并可观察到横突孔、骨间嵴、后纵韧带、黄韧带及椎管的情况，为临床提供佐证。

MRI可从水平面、矢状面、冠状面观察和了解椎间盘是否突出，以及突出的方向、程度，与脊神经、硬膜囊的相对位置关系（图1-8-65至图1-8-79），可以了解脊神经是否收到挤压，但同样不能代表一定会出现临床症状（典型病例除外）。

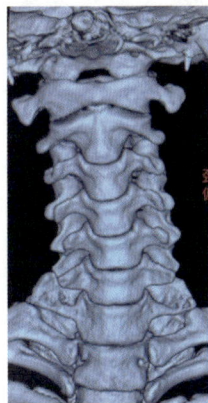

图1-8-65　颈偏

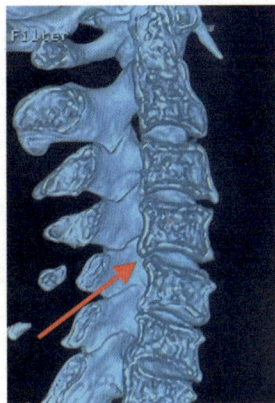

图1-8-66　颈椎阶梯样错位

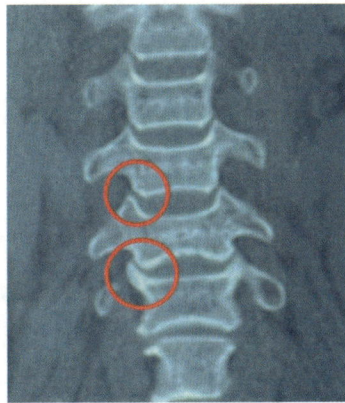

图1-8-67　正常钩突（上）、钩突变尖（下）

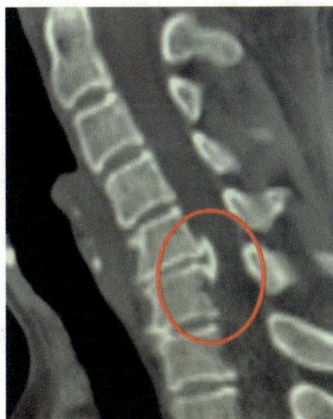

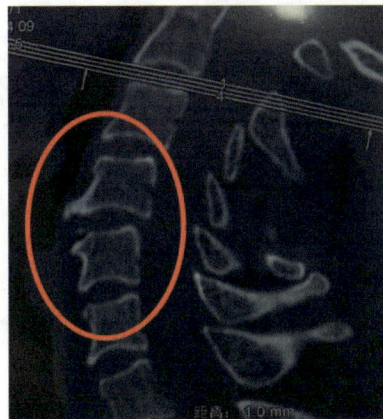

图1-8-68　后纵韧带钙化，椎管狭窄

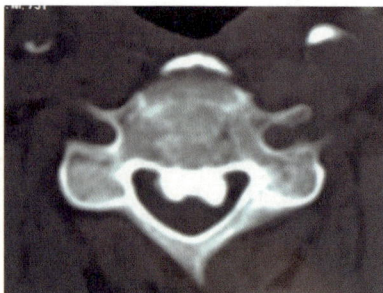

图1-8-69　前纵韧带、后纵
韧带钙化

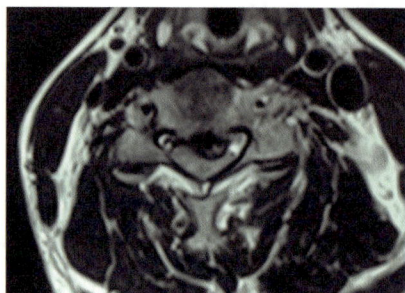

图1-8-70　椎间盘后方突出

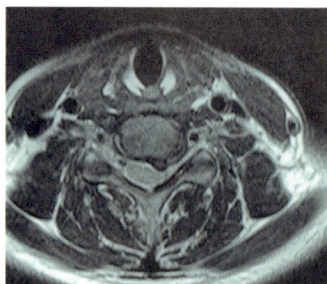

图1-8-71　椎间盘侧
后方突出

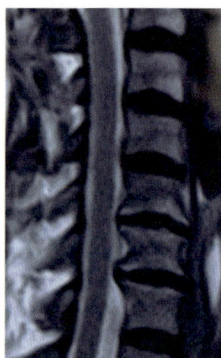

图1-8-72　椎间隙
变窄、椎间盘突出，
椎骨边缘骨质增生，
椎管狭窄

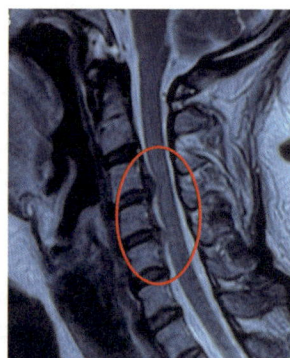

图1-8-73　椎间盘突出、
硬膜囊受压、椎管狭窄

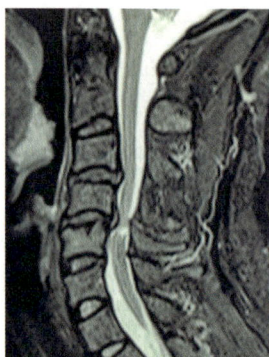

图1-8-74　椎间盘突
出，脊髓受压变性

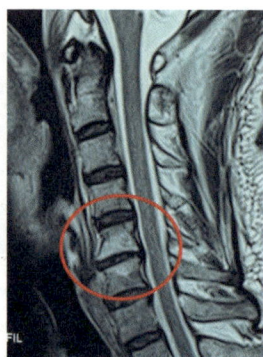

图1-8-75　第5~6颈
椎椎间隙变窄，终板炎

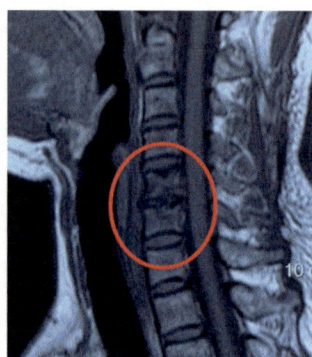

图1-8-76　椎间盘经骨突
出，许莫氏结节

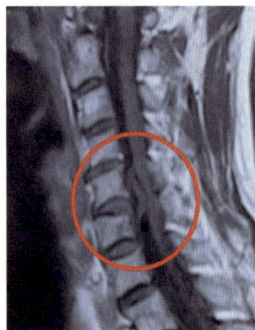

图1-8-77 后纵韧带
突入椎管

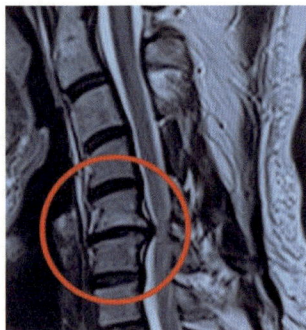

图1-8-78 椎间隙变窄，
第5颈椎椎体内髓核侵入，
椎骨边缘增生，椎间盘突出，
椎管狭窄

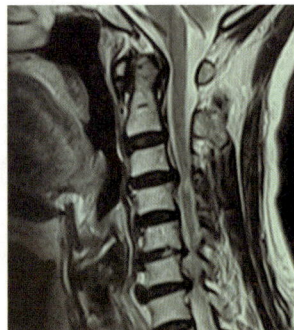

图1-8-79 3节椎间盘突
出，黄韧带肥厚，脊髓受
压，第3~4颈椎节段脊髓变
性。X线片、CT与MRI可以
为解释临床症状提供有力的
佐证，协助诊断

　　许多患者在体检时CT及MRI报告上提示有椎管狭窄、硬膜囊与脊髓受压，但在临床上却没有任何相应的症状。影像学检查仅能提示解剖学上相互位置关系的改变，并不报告生理学上的变化。例如椎管内壁与硬膜囊之间存在有间隙，充满脂肪；硬脊膜与脊髓之间同样存在有硬膜下腔、蛛网膜、蛛网膜下腔、软脊膜，各层之间存在有空隙及脑脊液，具有一定的缓冲能力。这就像用一锐器按压穿在身上的羽绒服，表面上看起来羽绒服已凹陷，但人体并不一定能感受到痛感。

　　因此应重视影像学的检查及结果，它可以明确提示是否存在椎间盘退变，是否符合颈椎病的诊断标准，虽不能明确告之已出现哪些症状，但会提示已经存在哪些倾向，应该如何提早干预。

　　颈型颈椎病起病时症状多较轻微，痛点少，经过休息及自我调整后多能自行缓解，症状期一般不超过一周，常被误认为是正常的疲劳，因正常疲劳也因同样的原因引起，但经过足够的休息、睡眠及自我调整后即可自行完全消失，一般不超过三天，且没有任何后遗症状。此时若不及时采取适当措施，则症状会逐渐加剧，表现为痛点增多，程度加重，症状期延长，缓解期（无症状期）变短，常被误认为是经常反复发作的"落枕"或久治不愈的"落枕"。

　　此时颈椎生理曲度已有变化但较轻，尚未影响椎基底动脉向脑部供血，或虽有影响但仍在可代偿范围内，暂时未出现椎基底动脉供血不足的症状。

颈型是颈椎病中最轻的一型，也是其他各型颈椎病的基础。此时若给予足够的重视并及时、系统的治疗，配合正确的肌肉功能活动锻炼等，本病可迅速达到临床痊愈，部分患者还可以达到解剖学痊愈。

但在临床上多数患者常以症状较轻、未影响正常工作与生活为由，或以工作太忙没时间为由不予及时治疗，以致延误最佳治疗时机，致使其向其他型颈椎病发展、转变。

（6）相关疾病

1）单纯肌肉、韧带劳损（筋膜炎）

临床症状完全相同，都表现为肌肉劳损（筋膜炎）的症状，完全由肌肉损伤引起，只是两者病因不同。

影像学检查可以表现出颈椎生理曲度改变，此由肌肉力量下降引起，但没有椎间隙变窄、椎间盘突出、椎骨骨质增生、韧带钙化等退行性病理改变。

2）落枕

呈典型的急性发作，且为偶发，疼痛来自于肌肉痉挛，功能活动明显受限。虽然在影像学上可以发现患者存在椎间盘退变、骨质增生、韧带钙化等退行性改变，但与症状的出现没有直接因果关系。

（7）治疗思路

消除肌肉劳损。

## 2.椎动脉型颈椎病

即在颈型肌肉劳损的基础之上，出现了一系列椎基底动脉供血不足的症状。

（1）症状特点

1）大脑供血不足症状

轻者多表现为头昏、头沉，缺乏睡眠或嗜睡，用手搓揉一下脸部或活动一下颜面部肌肉，或洗洗脸、打个哈欠即可缓解。

中度可见以下症状。头晕，患者常主诉为"不是天旋地转，而是迷迷糊糊、昏昏沉沉"；头痛，属颅内痛，患者常主诉为"是脑仁儿痛，类似缺氧、醉酒的感觉，痛的地方摸不到、抠不着"；失眠，为入睡难、多梦、易醒，与人交流时注意力不集中、反应迟钝、记忆力下降；部分患者还可以出现视物模糊不清（非视力下降）、耳鸣。

重度可见卒然昏仆（晕倒）、不省人事但移时即醒，即短暂性脑缺血发作，发作多与颈部运动有关，如低头、仰头、旋转等。

2）椎基底动脉供血不足的特有症状

椎基底动脉系占脑部供血总量的11%~15%，占心输出量的1/6，主要支配脊髓（颈髓）、脑干及大脑后1/3部分，椎基底动脉主要分支如下。

①脊髓前、后动脉：供给占脊髓（延髓）、脊神经及其周围支持组织血流量的90%，人体呕吐中枢位于颈髓，延髓供血不足时可以出现恶心，严重时伴随呕吐。

②小脑下后动脉、小脑下前动脉、小脑上动脉：主要分布于小脑。小脑有维持人体平衡的作用，供血不足时可以出现平衡失调、走路不稳。

③脑干部分：脑干主要分布有后四对脑神经（舌咽神经核、迷走神经核、副神经核、舌下神经核）以及内耳神经核、枕叶的视觉皮层等。在椎基底动脉供血不足时可以出现以上神经核的功能异常，可称为"延髓型颈椎病"。内耳神经核供血不足时可出现眩晕；视觉皮层供血不足、功能低下可出现视物模糊；副神经核供血不足、功能低下时可引起斜方肌、胸锁乳突肌瘫痪；舌下神经供血不足、功能低下时可引起舌肌瘫痪；迷走神经功能障碍时可引起喉头感觉障碍、声带和软腭麻痹。

除此之外，由于迷走神经分布在乙状结肠以上的所有内脏，具有副交感神经的性质，与发于脊柱两侧的交感神经相互拮抗，对内脏的功能活动起调节作用，所以当迷走神经背核供血不足、出现功能下降时，发出的副交感神经冲动减少，不能对抗交感神经冲动，可以出现交感神经功能相对亢进的表现，如心跳加快（心慌）、血压升高（血压不稳，时高时低，但不是持续性升高）、咽干口渴（腺体分泌减少）、憋气（气管平滑肌运动减弱）、胃肠胀满、食欲下降、便秘（胃肠腺体分泌减少、平滑肌蠕动变慢）等。

颈动脉系统与椎基底动脉系统对脑部的供血区域虽有分工，但有一定的互补、代偿功能。例如当椎基底动脉系统供血下降时，颈内动脉系统可以适当予以补充、代偿，弥补其不足，避免大脑动脉环因供血不足而出现脑缺血缺氧症状，反之亦如此。但这种代偿的程度是有限的，一旦超出代偿能力，自然会出现相应的临床症状。

依据脑部供血的这个特点，当椎基底动脉系统供血不足时，我们除可以努力改善、恢复椎基底动脉血运（治本）外，还可以同时增加颈动脉系统的血运以缓解椎基底动脉的供血不足，改善、消除脑缺血缺氧的临床症状（治标）。

（2）体格检查

1）椎间盘挤压试验阳性或阴性

此试验可以缩小椎间隙，可以使颈部变短而加重椎动脉的扭曲程度，使供血不足加重而出现阳性。因此，由椎间盘突出引起者可以表现为阳性，但由于颈椎旋转引起者可表现为阴性。

2）颈椎牵引试验阳性

患者正坐，医者双手配合，固定患者头部并沿脊柱纵轴缓慢向远端提拉，症状减轻者为阳性。

此检查可以扩大椎间隙，可以改善椎间隙变窄导致椎动脉相对变长，出现扭曲，从而影响血运。

3）臂丛神经牵拉试验阴性

由于没有影响到臂丛神经，所以（标准）臂丛神经牵拉试验阴性。而改良版的臂丛神经牵拉试验推按的是头部，实际包含了椎间盘挤压试验，所以可以出现阳性表现。

（3）颅脑经颅多普勒检查

可以出现一侧或两侧椎动脉血液流速加快（或减慢），流量减少。

（4）影像学检查

可以见到颈椎病的所有特征，如颈曲反弓、椎体旋转、椎间隙变窄、椎间盘突出、椎体双边征、阶梯样错位、先天畸形等，都可能会影响椎动脉的血运，引发椎基底动脉供血不足的症状（图1-8-80、图1-8-81）。

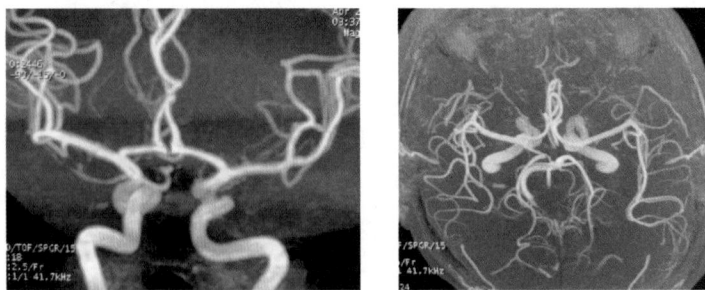

图1-8-80　正常椎基底动脉及脑血管

宫廷理筋术（脊柱）

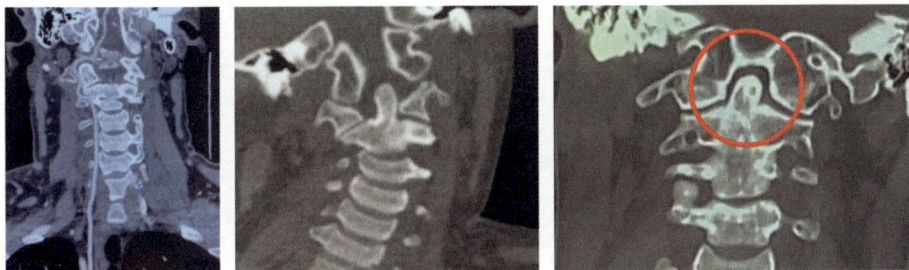

图1-8-81 颈椎侧弯伴寰枢失稳，椎动脉血运可能受影响

此外，还可以发现先天发育畸形（图1-8-82）。

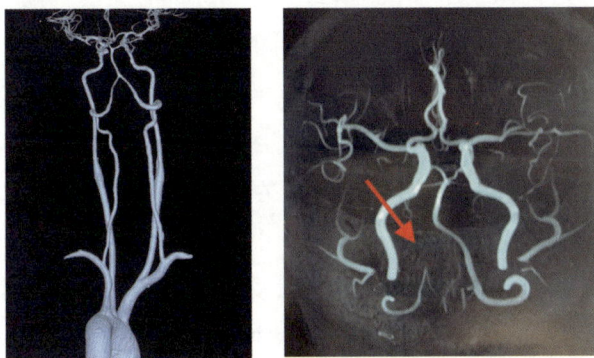

图1-8-82 椎基底动脉及脑血管发育畸形（标示部分）

（5）相关疾病

1）高血压

症状相似，特点是血压持续超出正常范围，交感神经型颈椎病的特征是血压不稳、时高时低而不会持续性升高。

2）颈动脉斑块

症状相似，经颅多普勒检查可以发现颈动脉有明显斑块且较大，管壁狭窄明显（狭窄≥75%）。

3）高脂血症、糖尿病

症状相似，化验检查可发现血脂、血糖明显超出正常范围，有助于鉴别。

（6）治疗思路

在纠正颈椎失稳（治本）的基础上，尽可能增加针对椎基底动脉及颈动脉供血（治标）的治疗，缓解、消除因为脑供血不足引发的一系列临床症状。

### 3.神经根型颈椎病

在颈型肌肉劳损的基础之上，又出现了一系列脊神经受刺激、压迫的症状。

脊神经由脊髓的前、后根在椎管内椎间孔内口处汇合而成。前根主要包含来自于前角运动神经元（躯体神经）的运动神经纤维，颈段还包含来自于脊髓侧角的内脏传出神经（交感神经）节前纤维。后根主要包含终止于脊髓后角细胞的感觉纤维。

所以，脊神经既有感觉纤维又有运动纤维，还包含内脏（交感神经）神经纤维。脊神经穿过椎间孔到达脊柱外后立即分叉变为前支、后支、返回支、交感支，转变为神经干，位于椎间孔脊神经沟内的一段称神经根。

椎间孔的前壁自上而下分别是上位椎骨后外下缘、椎间盘纤维环后外侧部、下位椎体后外上缘；上下壁分别是相邻椎骨椎弓根的椎上切迹与椎下切迹；后面是构成椎间关节的上、下关节突。

支持椎间孔高度的力量主要来自于椎间盘的自身厚度及跨越此节椎间隙椎间肌肉的支撑力。椎间盘退变变薄及肌肉力量下降是造成椎间孔高度缩小的直接原因，肌肉力量的大小还是决定椎间盘退变出现早晚及退变程度轻重的主要因素。

由此可以分析出，能够直接刺激、压迫神经根的只能是向侧后方突出的椎间盘以及椎体后缘、钩突，以及上下关节突增生的骨刺或肥厚的韧带如后纵韧带、黄韧带等。也有可能是颈肌劳损后继发机化、粘连形成的筋结导致肌肉张力改变、力量下降，致使椎间隙变小，加重了椎间盘突出的程度，使之刺激、压迫神经根引起症状；或者由于肌肉乏力，降低了椎间孔高度、缩小了骨刺与脊神经根的间距，从而刺激、压迫相应的脊神经根产生症状。

椎间孔多数呈卵圆形，具有一定的高度与内径，椎间孔内径是脊神经外径的两倍左右，二者之间有脂肪等组织填充，轻度的椎间盘突出及骨质增生虽然可以造成椎间孔变小，但并不一定会刺激、压迫到脊神经根，况且神经根具有一定的游弋、逃逸能力，可以躲避一定程度的刺激、压迫，只有比较严重的椎间盘突出及骨质增生，才可能引起脊神经的刺激、压迫症状。

由于椎间盘突出及骨质增生、韧带钙化属于退行性改变，通常都是缓慢、渐进的（急性椎间盘突出除外），所以神经症状的出现一般呈急性，因刺激、压迫引起神经根的急性水肿呈进行性加重，开始可能是偶尔有症

宫廷理筋术（脊柱）

状，改变一下体位就会消失，以后逐渐发展成持续性存在。

（1）症状特点

在颈型颈椎病的基础之上，又出现脊神经根受刺激、压迫的症状。神经症状包括躯体神经及内脏神经症状。因为脊神经的性质是混合性的，既有躯体神经，也有内脏神经；既有感觉纤维，也有运动纤维。所以脊神经受到刺激、压迫，既可以有躯体神经（皮肤、肌肉）症状，也可以有内脏神经症状，只是孰轻孰重的区别。以躯体神经症状为主时，多归纳为神经根型；以内脏症状为主时，多归入交感神经型。

躯体部分脊神经主要由感觉纤维及运动纤维组成。感觉纤维主要司理皮肤感觉，功能障碍后主要表现为自觉麻木、疼痛、放射痛；触觉减弱、消失（迟钝或完全感觉不到）或过度敏感（患者主诉为"一碰一激灵"），自觉肤温增高或有寒凉感。

运动纤维主要维持肌肉张力并支配肌肉运动，功能障碍时主要表现为肌肉弹性下降（萎软）、肌肉萎缩、力量（肌力）下降，甚至功能丧失。脊神经受到刺激、压迫时，感觉与运动症状基本同时存在，只是个人感觉有差异，有人对感觉变化（麻木、疼痛）比较敏感，有人对肌力变化（手无力）比较敏感，所以主诉可能不同。

综上所述，神经根型颈椎病主要表现为受到刺激的神经支配区出现感觉支症状如麻木、疼痛、串痛，多数伴有感觉减退、消失或感觉过敏；同时出现支配区内运动支症状如肌肉紧张、痉挛或出现肌肉张力（弹性）下降，触之萎软，或出现肌肉力量下降，严重者可以出现肌肉萎缩。

由于脊神经出椎间孔后分为四支，所以神经根受到刺激时四个神经分支的支配区都会出现症状，可能有轻重程度的区别，但不可能出现仅有前支症状而没有其他支症状的情况，临床上有这种情况出现时，提示是神经干受到刺激而引起，而不可能是神经根受到刺激引起。

返回支支配区以相应节段的椎间盘纤维环、椎骨骨膜、黄韧带、硬膜囊为主，患者可以感觉到这个区域的不适感，但自己及旁人均触摸不到，不能通过直接按、揉（挠）等物理刺激缓解、改善。

后支支配区以相应节段的棘上韧带、棘间韧带、竖脊肌、棘肌等为主，可以在相应部位找到明确的筋结或压痛敏感点，选择适度的揉、按、拨等物理方法在此进行刺激，可以减轻或加重症状。

交感支分布到不同的内脏如气管、食道、肺、心脏等，可以引起这些内脏的功能活动障碍，以交感神经功能亢进为主。

前支首先形成颈丛和臂丛，即第1~4颈神经根前支主要形成颈丛，第5颈椎~第1胸椎前支主要形成臂丛，根据椎间盘突出及骨质增生的位置不同、受刺激的神经根不同，会在相应神经支配区出现麻木、疼痛、放射痛、感觉减退或感觉过敏等皮支症状，以及出现肌肉弹性（张力）下降、触之萎软或肌肉力量下降、病久时出现肌肉萎缩等的肌支症状。在临床上可表现为摸物（如水杯）易碰倒、持物易滑落，甚至上肢部分功能丧失，如不能主动外展等。

由于脊神经前支的分支较多，支配区各不相同，所以其出现症状的区域亦不同。当颈丛受到刺激时，感觉症状多出现在枕部、耳周、颈侧、锁骨上窝等区域，即枕小神经、耳大神经、颈横神经、锁骨上神经支配区。运动症状主要表现在斜角肌、斜方肌、膈肌等；有时可以因为膈神经受到影响而出现呼吸不畅、呃逆等膈肌受累症状。

当臂丛神经受到刺激与压迫时，感觉症状与运动症状主要表现在肩背、胸胁部及上肢部。简而言之，当肩胛背神经受刺激时，症状多出现在脊柱两侧及肩胛缝（即肩胛提肌及菱形肌）；当肩胛上神经受刺激时，症状多出现在肩上部（冈上肌及冈下肌）；当肩胛下神经受刺激时，症状多出现在肩下部（肩胛下肌、大圆肌）；胸前神经受刺激时，症状多出现在胸前（胸大肌及胸小肌）；胸长神经受刺激时，症状多表现在胸侧壁（前锯肌）；胸背神经受刺激时，症状多表现在肩胛下（背阔肌）；腋神经受刺激时，症状多出现在肩外部（三角肌、小圆肌）；肌皮神经受刺激时，症状多出现在上臂前侧（肱二头肌、喙肱肌、肱肌）；尺神经受刺激为主时，麻木、疼痛、串痛等感觉障碍多出现在手部第4、5指，运动无力多表现在尺侧屈腕肌及腕伸肌尺侧半、小鱼际肌群；桡神经受损时，感觉症状多出现在手背桡侧2/3区及桡侧2个半手指近节背面的皮肤，肌肉无力多出现在肱三头肌、肱桡肌、桡侧腕长伸肌；正中神经受损时，感觉症状多出现在手掌桡侧2/3区、桡侧3个半手指掌面的皮肤及手指背侧远端两节的皮肤，运动无力多出现在大鱼际。临床应仔细检查，以防误诊、漏诊。

这些症状在夜间睡眠时（枕头位置、高低不合适）、低头姿势过久或骑自行车（颈椎前探，两手前伸）时最易出现，咳嗽、打喷嚏或在坐车遭遇颠簸震荡时最易被诱发出来或加重。

症状较轻时，疼痛、麻木及放射痛多为短暂性，在改变体位或主动活动颈部及上肢时可暂时减轻或消失；病情严重时，上述症状多为持续性，主动活动颈部时症状不减轻，有时反而会加剧，并多数能找到引起症状加重的角度（比如头后仰），有些患者甚至因此出现强迫体位。

值得注意的是，颈椎病引起的脊神经症状以单侧出现者居多，虽可双侧同见，但程度多不对称，出现的时间亦多一早一晚，否则应考虑其他神经科疾患及内科疾患，如脊髓炎、神经炎等。

（2）压痛点

在颈部夹脊穴及横突前后结节部位可以找到明确的压痛点或筋结，按压此点时可以诱发或加重放射痛（压串痛阳性）。

（3）功能活动

颈部功能活动明显受限，某些特殊角度可以诱发、加重神经放射痛，某些角度可以明显减轻、缓解放射痛，因此患者常出现颈椎强迫体位。

（4）体格检查

1）受累肌肉张力下降、力量下降、肌肉萎软或萎缩。

以手触摸（按）、对比双侧，可以感觉到受累肌肉萎软，肌肉弹性（张力）明显下降，甚至可以出现肌肉萎缩，肌肉力量下降。

2）受累神经节段生理反射减弱

由于神经根受到压迫，神经反射弧受损，相应病变节段的生理反射减弱。病变位于第5~6颈椎时，肱二头肌反射减弱；病变位于第6~7颈椎时，肱三头肌反射减弱。

3）下肢生理反射正常

由于没有脊髓压迫，下肢生理反射正常。

4）病理反射阴性

由于脊髓没有受压，病理反射阴性。

5）椎间盘挤压试验阳性

椎间盘挤压试验可以降低椎间隙、缩小椎间孔、加重椎间盘突出程度，加重对神经根的刺激、压迫，所以出现阳性。

6）叩顶试验阳性

患者正坐，医者一手以掌心置于患者头顶，另一手握拳适力叩击按压在患者头顶的手掌，诱发或加剧症状者为阳性。

此检查机理与椎间孔挤压试验相同，但动作相对急骤，容易诱发椎间盘膨出或突出（临床上时有发生），应慎重使用。椎间孔挤压试验用力相对均匀，检查机理相同，且安全系数高。

7）颈椎牵引试验阳性

患者正坐，医者一手托持患者枕后，另一侧前臂弯曲，以肘部托持患者下颌，两侧同时缓慢用力向上提端患者头部并不断改变方向，神经放射症状减轻或消失者为阳性。

阳性时提示神经放射痛症状系颈部受压引起，且提示牵引对改善患者症状有效，并可提示适宜的牵引角度。

其检查机理与叩顶试验及椎间盘挤压试验正好相反，可以扩大椎间隙、扩大椎间孔、使骨刺远离神经根，使椎间盘直径缩小，减轻、消除对神经根的刺激和压迫。若牵引后症状反而加剧，则提示症状系神经受到牵拉后与周围组织相互摩擦引起，暂时不适宜做牵引治疗。

8）臂丛神经牵拉试验阳性

此检查可以绷紧神经根，加重突出物对神经的刺激、压迫。

（5）影像学检查

X线片可以发现椎间隙变窄、椎间孔变小、椎骨边缘骨质增生，或前后纵韧带钙化、椎体双边征、椎体滑脱等，MRI检查可以发现椎间盘向侧后方突出、神经根受压（图1-8-83、图1-8-84）。

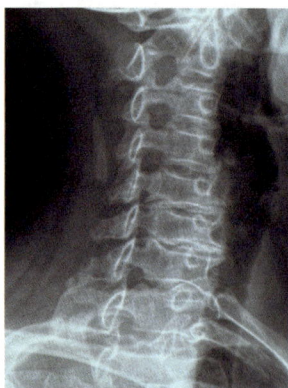

图1-8-83　椎间隙变窄、
椎间孔变小

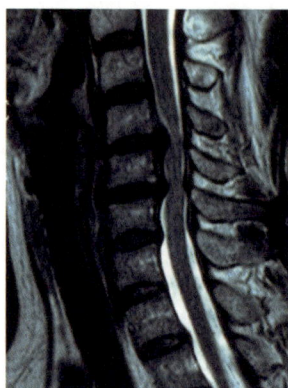

图1-8-84　椎间盘向后
方突出

（6）相关疾病

本病特征是疼痛从颈部开始并沿神经走行向神经末梢放射，活动颈部时可减轻或加重症状；颈根部可以找到明确的压痛点、压串痛阳性；椎间盘挤压试验阳性。

1）落枕

部分落枕患者可因为肌肉紧张、痉挛而压迫神经干，引发干性神经放射痛，疼痛性质与神经根型颈椎病无异。

其特点多为急性发病，颈根部没有明确压痛点，疼痛及压痛点位于肌腹（以斜方肌、斜角肌、肩胛提肌为主），放射痛不是从颈部开始而是从肌肉痉挛处开始。椎间盘挤压试验阴性。

2）斜角肌综合症

斜角肌紧张、痉挛，可以挤压行走于斜角肌间隙内的臂丛神经，引起干性神经放射痛，症状与神经根型颈椎病完全相同。

只是压痛点位于斜角肌上（缺盆穴），颈旁没有明确压痛点，椎间盘挤压试验阴性，斜角肌压迫试验阳性。患者多数伴有血管（锁骨下动、静脉）受压症状。

3）胸小肌综合症

由胸小肌损伤导致的紧张及痉挛，刺激、挤压位于其深层的臂丛神经引起，性质与斜角肌损伤综合症类似，压痛点位于胸小肌，放射痛自胸小肌处开始。椎间盘挤压试验阴性，超外展试验阳性。

4）心绞痛

部分不典型心绞痛可以放射至上肢、头颈，必须仔细询问病史，必要时需要配合心电图检查或请心内科医生会诊。

5）神经系统病变

许多神经系统病变都可以出现神经放射痛，如神经炎、脊髓炎、带状疱疹等，发现症状与颈椎病体征不完全符合时，必须请神经内科或其他相应科室会诊。

（7）治疗思路

纠正颈椎失稳，扩大椎间隙及椎间孔，减轻或消除椎间盘、骨刺、韧带对脊神经根的刺激和压迫。

### 4. 交感神经型颈椎病

交感神经型颈椎病即在颈型颈椎病的基础上出现的一系列交感神经功能亢进的症状。在脊神经上分布有交感神经纤维，这些交感神经的节后纤维随前、后支走行，分别分布到头颈、躯干及四肢的血管、汗腺、立毛肌，以及瞳孔的开大肌、泪腺、唾液腺、肠道平滑肌，肝、胆、胰、脾、肾、肾上腺等。其中由颈上、颈中、颈下神经节发出的节后纤维参与组成颈心神经，分布于心脏。

当由于颈椎椎间盘突出、椎间孔周围骨质增生等原因导致椎间孔变小，刺激到脊神经，或颈旁肌肉紧张、痉挛、挛缩，或颈椎旋转刺激交感支时，均可以出现交感神经功能亢进的症状。颈部的不适感，同样可以导致患者心绪烦乱，诱发交感神经功能亢进。

此外，位于延髓的迷走神经背核发出的迷走神经（属于副交感神经）亦分布于上述各脏器，每一个脏器均受到交感神经和副交感神经的双重支配，当交感神经兴奋性较强时，可以出现心率加快、腺体分泌减少、平滑肌蠕动减慢；而副交感神经兴奋性较强时，则出现心率减慢、腺体分泌增多、平滑肌蠕动加快。交感神经与副交感神经相互配合，相互协调，调整着心率、平滑肌蠕动速度及腺体的分泌水平。

当颈肌劳损、颈椎间盘膨出或突出、颈椎骨质增生等原因引起颈椎生理曲度改变、椎体旋转时，既可以直接影响交感神经导致其功能亢进，也可以影响椎基底动脉导致其供血不足，直接（或间接）影响到迷走神经背核，使其功能减弱、副交感神经冲动传出减少，不能对抗交感神经功能而出现交感神经兴奋性相对较强的功能紊乱症状。

（1）症状特点

在颈肩部肌肉劳损的基础之上，又出现内脏自主神经功能紊乱的症状，临床常见症状如下。

1）情绪变化

以紧张、焦虑为主，常见多疑、烦躁、易怒。

2）血压不稳

血压不稳，有时正常，有时突然升高或降低（降低的时候较少），但没有持续性的血压升高，不符合高血压的诊断，血压升高时多伴有心率加快。

3）内脏反应

常见有咽干咽痒、说话嘶哑；或胸闷、气短；或心慌（心率忽快忽慢）；或食欲不振、消化不良、恶心呕吐；或腹胀、便秘。

4）血管反应

常见烘热、多汗、面红、失眠多梦等。

以上各组症状既可单独出现，也可同时显现。症状严重时患者可因胸闷、心慌厉害（有濒死感）而急诊就医，经心电图等系统检查无器质性病变。

（2）体格检查

椎旁可以触及明显的肌肉僵硬及压痛点，椎间盘挤压试验可呈阳性。

（3）影像学检查

可以见到颈椎病的所有征象如颈椎生理曲度改变、椎间隙变窄、椎间盘突出、骨质增生等，没有特异性指标。

（4）颅脑经颅多普勒检查

没有特异性改变，可以发现椎动脉血液流速加快或减慢、血流量减少。

（5）相关疾病

在临床上，具有这些症状的患者大多先就诊于心血管、内分泌、消化、耳鼻喉等科室，当系统检查后未发现能解释其上述症状的病变，且具有颈型颈椎病的基本症状时，应考虑颈椎病。

1）甲状腺疾病

甲状腺功能障碍常见自主神经功能紊乱的症状，需注意排除。

2）围绝经期综合征

围绝经期的相关症状也以自主神经功能紊乱为主。

3）焦虑与抑郁症

注意排除焦虑与抑郁症。

（6）治疗思路

在纠正颈椎失稳（治本）的基础上，通过兴奋副交感神经、抑制交感神经以"治标"，缓解、消除临床症状。

5.脊髓型颈椎病

在颈型颈椎病的基础上，出现脊髓刺激、压迫的症状，是颈椎病中最为严重的一种。多因颈椎间盘正后方突出、颈椎骨间嵴骨质增生，后纵韧带及黄韧带肥厚、骨化、钙化等原因引起的椎管狭窄，刺激、挤压脊髓而致。

（1）症状特点

在颈型颈椎病的基础之上，又出现脊髓受到刺激、压迫的症状。

1）可分别或同时伴有颈型、神经根型、椎动脉型、自主神经型颈椎病的症状。

2）胸、腰部或下肢出现束带样感，患者常主诉为"感觉像袜子比较紧或衣服湿了粘在身上的感觉"，部位出现得越高症状越重。

3）单侧或双侧下肢乏力，患者常主诉为"走路没劲儿，脚落地时有踩棉花感""脚下没跟儿"，甚至出现跛行，不能走直线，走路时偏向一侧。

（2）体格检查

除具有颈椎病的基础体征之外，还可出现以下症状。

1）患侧下肢生理反射亢进

由于颈髓受到压迫，上位中枢对下位低级中枢的抑制作用减弱，导致神经中枢位于腰髓的膝反射及骶髓的踝反射亢进。

2）患肢出现病理反射

由于脊髓受到刺激、压迫，患侧出现病理反射，即巴宾斯基征阳性、霍夫曼征阳性。

（3）影像学检查

X线片可见椎间隙变窄。CT及MRI检查提示有椎间盘膨出或突出，或有骨间嵴骨质增生，或有后纵韧带、黄韧带肥厚，及骨化、钙化后引发的椎管狭窄，硬膜囊受压或脊髓受压（图1-8-85、图1-8-86）。

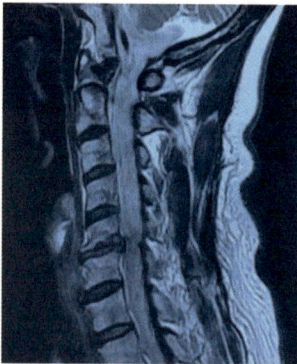

图1-8-85　第5~6颈椎椎间盘向椎体内及后方突出为主，前方为辅。第6~7颈椎椎间盘向前方突出为主

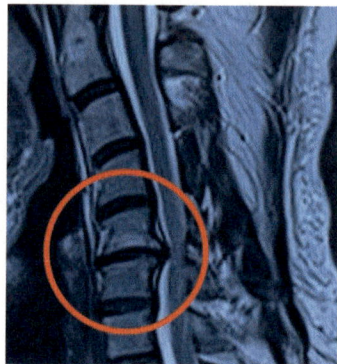

图1-8-86　椎间隙变窄，第5颈椎椎体内髓核侵入，椎骨边缘增生，椎间盘突出，椎管狭窄

（4）相关疾病

以上临床特征均具备时，应首先考虑其症状是否因颅内或脊髓内其他病变引起，如其他原因引起的椎管狭窄、颅内肿瘤、脑卒中等。影像学检查及系统的神经系统检查有助于鉴别诊断。

1）椎管内占位（肿瘤）

椎管内占位，可以压迫脊髓，产生相似临床症状（图1-8-87）。

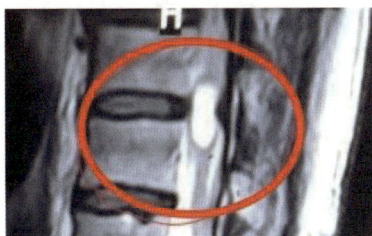

图1-8-87　椎管内占位

2）脊髓外伤后脊髓变性

脊髓损伤后引起脊髓变性，可以引起类似症状（图1-8-88、图1-8-89）。

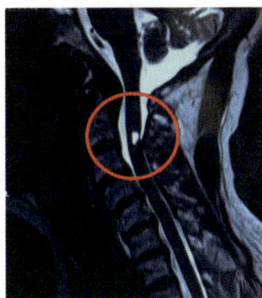

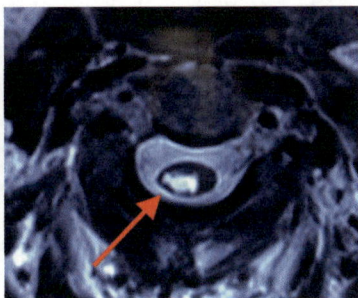

图1-8-88　外伤后脊髓变性

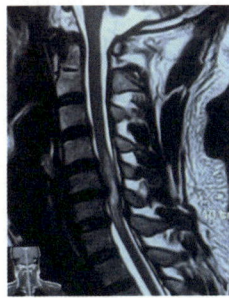

图1-8-89　脊髓水肿（或变性）

3）脊髓空洞症

可以出现下肢走路不稳，多数伴有双下肢感觉分离（图1-8-90）。

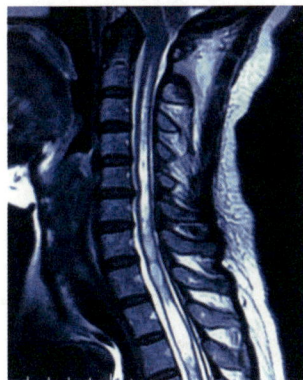

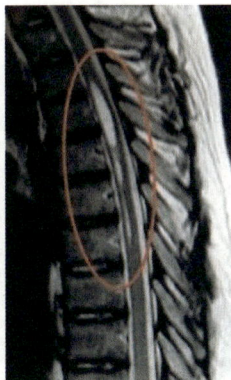

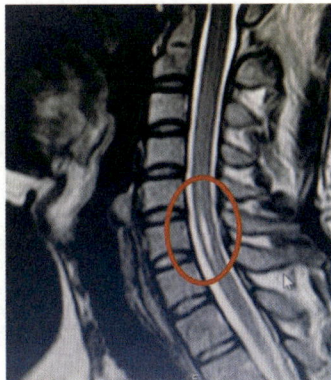

图1-8-90　脊髓空洞

4）颅内病变

如小脑病变、颅内出血、栓塞等病变，可以引起相似症状。

（5）治疗思路

解除脊髓受到的刺激、压迫。

### 6.会厌及食管受压型颈椎病

多因椎间盘向前突出，导致前纵韧带骨化、钙化，或引起椎体前上、下缘骨质增生而引起骨赘（骨刺）占位，刺激、影响喉返神经，导致其功能障碍。

（1）症状特点

在颈型颈椎病的症状基础上又出现会厌或食管受刺激症状。会厌受压型颈椎病多表现为咽痒、咽干，说话有不适感或声音改变。由于只是神经受累，不会造成神经功能的完全丧失，所以不会出现完全失音。食管受压型颈椎病多表现为吞咽时有异物感或不适感，但没有真正的吞咽困难。因为该刺激不是直接对食道造成的机械性压迫，所以不会出现占位性的吞咽障碍。不管是流食还是正常饮食，都能顺利咽下，没有实质性的影响，只是感觉吞咽时有不适感。有些患者主诉为"不吃饭时也有别扭感、异样感，不自觉总要咽唾沫"。

（2）体格检查

没有特异性体征。

（3）影像学检查

X线侧位片可见椎体前上、下缘有唇样或鸟喙样增生，或骨桥形成，或前纵韧带钙化，均属于特征性标志（图1-8-91、图1-8-92）。

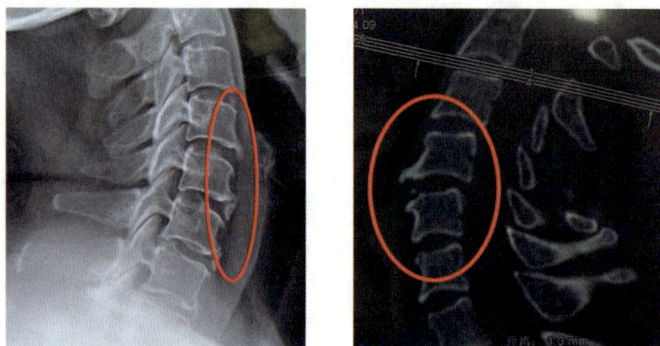

图1-8-91　椎体前上、下缘唇样或鸟喙样增生

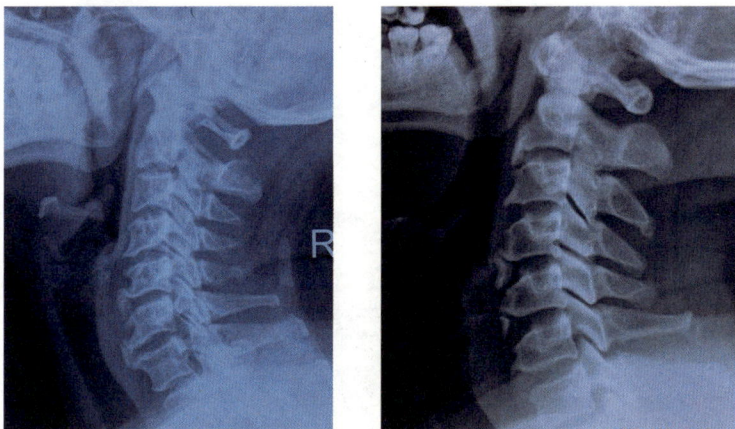

图1-8-92 第4~7颈椎椎体边缘骨质增生，颈椎第5、6、7椎体前纵韧带钙化，颈椎第4~5及第5~6节段项韧带钙化

（4）相似疾病

1）交感神经型颈椎病

单纯从临床症状上看，与交感神经型颈椎病引起的症状完全相同，不易区分，必须借助影像学检查。

2）梅核气

局部自觉症状相似，但梅核气没有颈椎病的症状，没有影像学改变。

3）食道癌

可以出现真正意义上的吞咽困难，食道造影及胃镜检查有助于鉴别。

4）强直性脊柱炎

强直性脊柱炎以软骨的不断增生为特征，不是由椎间盘突出引起，可以造成椎体边缘（前缘）骨赘形成甚至形成骨桥，刺激会厌及食道，可伴有强直性脊柱炎的其他特征如血沉加快、类风湿因子阳性、人白细胞抗原B27（HLA-B27）阳性等。

5）弥漫性特发性骨肥厚

X线片可见多椎体前缘骨质增生（图1-8-93、图1-8-94）。

（5）治疗思路

治疗的出发点是解除迷走神经受到的刺激与压迫。由于保守治疗不可能从根本上消除骨质增生与韧带钙化，所以只能起到治标（缓解症状）的作用。

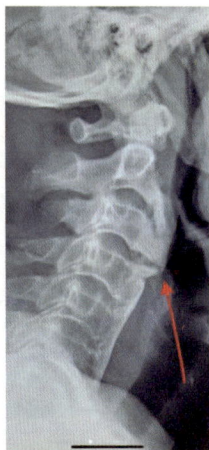

图 1-8-93　多椎
体前缘骨质增生

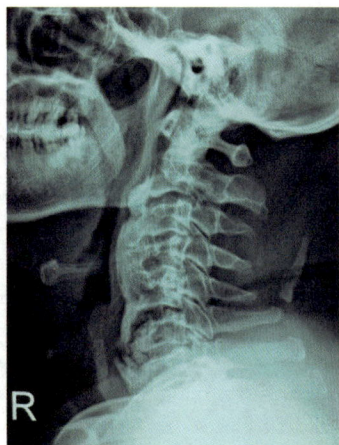

图 1-8-94　椎体前缘增生、钙
化，刺激影响食道、气管

### 7.混合型颈椎病

以上各型颈椎病的症状混合在一起，难以区分。在实际临床中，每一型颈椎病患者都可以具有两种以上的表现，只是轻重不同而已，一般以主诉、体征、影像学检查为依据分型。临床上以神经根型及椎动脉型混合、神经根型与自主神经型混合较多见。治疗时辨证施术，治本为主、治标为辅。

## （六）诊断依据

应具有颈椎病的基本症状，有相应的临床检查支持，例如压痛点、生理反射、病理反射等。

### 1.影像学支持

X线片或CT、MRI明确提示有椎间盘退变（膨出、突出、脱出），有椎体骨质增生（椎体边缘或椎间关节），有韧带钙化（前纵韧带、后纵韧带、项韧带）等。

### 2.必要的鉴别诊断

排除能够引起相似症状的相关疾病。

## （七）治疗对策

### 1.手术治疗

一般来说，手术治疗的前提是在保守治疗（至少1个疗程）无效的情况下。

大多数颈型、椎动脉型、交感神经型、神经根型颈椎病都可以通过保守治疗达到临床痊愈（即患者自觉症状消失），但影像学检查可能变化不大，有些甚至还会进一步发展，例如椎间盘突出增大。

一些突出程度较重的神经根型、脊髓型、会厌型颈椎病（占颈椎病发病类型的15%左右）在系统保守治疗无效的情况下可考虑手术。

### 2.保守治疗

颈椎病保守治疗的方法很多，例如牵引治疗、药物治疗、针灸治疗、推拿治疗、器械理疗等，当然综合治疗的效果最佳。此节主要介绍牵引、药物、推拿治疗。

（1）牵引治疗

牵引治疗主要包括机械牵引及自身重力牵引两大类。

1）自身重力牵引

即依靠头颅的自身重量进行牵引。通过头颅的自身重力，牵拉紧张、痉挛的肌肉使之慢慢放松，可以扩大椎间隙、降低椎间盘内的压力、有利于椎间盘髓核回纳，有助于颈椎生理曲度的恢复。具体操作如下。

患者仰卧于床上，足、背、臀部协同用力，慢慢往床边蹭，使头颅完全悬于床边，床沿首先对准第1颈椎，停留片刻，再慢慢向外蹭，使床沿对准第2颈椎；依次下移，直到第1胸椎。在最低位（$C_7$~$T_1$）停留片刻后，再依次（$C_7$~$T_1$）慢慢回撤，直到完全仰卧于床上。

牵引的金标准是患者症状减轻、感觉舒适而不是引起症状加重、不舒服，牵引的角度、时间，完全以患者感觉舒适为度。

如果患者在某一角度感觉症状（如手麻、头晕）明显减轻，可以在这个角度上多做停留，牵引的时间长一些或者就停留在该牵引角度，即不再移动。如果在移动时感觉症状加重，可以适当调整避开该角度，只在舒适位下牵引（不移动）。

牵引结束起床时，首先需要左右转侧、活动颈部数次，然后再侧身、起床，使被牵引放松的肌肉逐渐恢复弹性、张力，避免由于动作过于突然导致过度松弛的肌肉出现牵拉伤或颈椎失稳，引起症状突然加重。

注意避免在牵引状态下突然坐起来，容易造成肌肉急性损伤或脑供血不足。如果时间充裕，每次牵引可以重复2~3遍。每日牵引的次数不限，每一次的牵引，都可以起到放松肌肉、为椎间盘减压的作用。休息、睡觉时使用合适的枕头，就是一种轻重量、长时间的自身重力牵引。

2）机械牵引

即使用牵引器材进行牵引，比如牵引架、牵引床等。不论是哪种器械，作用原理基本相似，效果相近。机械牵引的重量、时间、方式比较容易掌握。牵引的方式主要分为持续性牵引及间歇性牵引两种。

①持续性牵引：指牵引过程中牵引重量一直恒定无变化，普通的机械牵引器材，如坐式牵引架多属于这一类。

②间歇性牵引：指牵引过程中重量由轻至重，至最大重量时停留片刻再慢慢放松，然后再开始重复，反复进行，电脑牵引多属于这一类。

两种牵引的效果相差无几。牵引的要素是重量和时间，牵引重量一般从患者体重的25%开始试起，逐渐增加（每次增加1千克），寻找最理想的牵引重量，即牵引时症状明显减轻或消失，找到后即以此为标准进行牵引。牵引5~6次后可以适度增加重量，但总以牵引后患者感觉症状减轻或舒适为标准。

牵引时间以每次不超过20分钟为宜，这是肌肉需要改变单一状态的生理需求时间，持续性牵引时更要注意，避免由于牵引时间过长超过肌肉生理耐受极限而造成肌肉牵拉伤。

（2）推拿

推拿治疗的目的在于解除肌肉紧张、痉挛，消除肌肉粘连（筋结、条索），调整肌肉紧张度。调整椎间隙、降低椎间盘内的压力，促进椎间盘回纳，解除椎间盘、骨刺等对神经根的刺激压迫。改善、恢复颈椎生理曲度、纠正椎体旋转，增加脑部供血，调整自主神经功能。

1）颈型颈椎病

颈型颈椎病的治疗手法是推拿治疗颈椎病的基础手法，其他型颈椎病的治疗都是在此基础上加减、演变而来的。

①肩背部手法

多选取𢱟法、一指禅推法、弹拨法、指揉法、点按法等。目的在于加快局部血液循环，促进已有炎性反应物的吸收、消散；解除肌肉的紧张、痉挛，消除筋结，消除由于肌肉挛缩变短导致的椎间隙变窄，纠正脊柱失稳，减轻椎间盘突出对脊神经根造成的根性刺激和压迫。

操作一般多由滚法开始，在颈肩部疼痛区施术，多选取斜方肌上束与中束、肩胛提肌、菱形肌、头颈夹肌、竖脊肌颈段、项韧带等，以痛点为中心，覆盖整个肌肉。力度由轻渐重，以得气或患者能耐受（痛而能忍）为度，施术十分钟左右，至局部温热、血液循环加快，达到温经散寒、行气活血的目的。

继以一指禅推法或弹拨法、指揉法、点按法，在筋结或痛点施术，每次可选取症状最剧烈、最具代表性、对病症影响最大的2~3个点施术。常用腧穴多选取阿是穴、风府、天柱、风池、肩井、肩中俞、肩外俞、附分、缺盆等穴。至筋结适度柔软，疼痛明显减轻或消失。

治疗过程中始终牢记"治筋十取其一""治筋喜柔不喜刚"的理念，解除肌肉的紧张、痉挛、挛缩，尽量扩大椎间隙，减小椎间盘突出的程度，避免椎间盘对脊神经、椎动脉、脊髓的影响，即达到解痉止痛的目的。

②颈部椎旁病位筋结、压痛点、夹脊穴手法

顺序选取颈旁筋结、压痛点、夹脊穴施以弹拨法，手法轻重以患者能耐受为度，施术3~5分钟至筋结适度散开，治疗中同样应注意体现"治筋喜柔不喜刚""治筋十取其一"等原则。松解肌肉粘连、消除筋结（软坚散结），解除肌肉紧张、痉挛，尽力扩大椎间隙，减小椎间盘的突出程度。

③颈椎主动运动法

在患者伴有颈部功能活动障碍时，医者以指揉法或点按法施术于患者活动颈部时感觉疼痛的肌肉压痛敏感点（或腧穴），嘱患者在能忍受疼痛的程度下，尽量活动颈部，牵拉、放松紧张的肌肉。

④颈椎被动运动法

A.反向牵拉法：医者一手固定肩部、一手推按头颈部，反向适度牵拉紧张、挛缩的肌肉。

B.颈部摇法：医者一手按揉肩、颈部的筋结或痛点，另一手推摇头颈，以颈部病位为轴，做颈部摇法，放松连结于病位上下方紧张的颈部肌肉。

C.肩胛胸壁关节摇法：医者以肘或前臂按压斜方肌或肩胛提肌、菱形肌，另一前臂固定肩胛骨，以肩胛胸壁关节为轴做摇法，放松连结于肩胛骨上的肌肉。

D.不定位扳法：在没有明显的由椎间盘突出引起的棘突偏歪、椎体旋转时，可以采用颈椎不定位扳法，左右各施术一次，主要目的是放松连结于颈、肩部的紧张肌肉。

E.定位扳法：在有椎间盘突出引起棘突偏歪、椎体旋转时，多采用颈椎定位扳法，可采用坐位或仰卧位，酌情选取前屈或后仰定位扳法，左右各施术一次。目的在于防止、解除肌肉粘连，调整肌肉、韧带的紧张度，调整颈椎的相对位置，促进椎间盘的回纳。

临床常用的定位方式有两种，其一是颈旁阳性反应物或痛点的平移定位法；其二是X线辅助定位法。颈旁阳性反应物或痛点平移定位法即先用手指在颈旁找到阳性反应物或压痛敏感点，然后再将手指平移至相应的棘突上或棘突间定位，确定棘突是否偏歪。

X线辅助定位法即参照影像学提示的成角位置或椎间盘突出的部位直接定位。

具体施用扳法时，应先定位；然后在保持足够牵引力的情况下，先使颈椎慢慢前屈或后仰，当颈椎屈伸轴到达定位点时，再适力适度地施以旋转；确保手法施用的准确性及安全性。操作时定位准确，牵、摇、扳一气呵成，疗效最佳。在手法施用的过程中，按在定位点上的手指可感到椎体移动，同时常可听到关节弹响声，属正常现象。操作时定位处手指感到椎体已有错动即达到目的，不可过分追求弹响声，以防他变。当患者不接受、不配合时不应使用扳法，以免造成伤害。患者肌肉不放松时若强行使用扳法，最易造成颈肌损伤；颈肌损伤后阻力骤减，最易引起旋转角度过大而损伤脊神经或脊髓，造成意外。

关于颈椎病应该使用前屈扳法还是后仰扳法，临床上存在诸多见解。笔者个人认为，前屈位时虽然可有效的增大椎管，便于减轻或消除凸出物对脊髓的刺激与压迫，但此时脊神经、脊髓亦受到牵拉，一旦施加扳动、旋转，如果操作不当，则可能造成椎间盘后移，加重椎间盘向后突出的程度，并容易造成脊神经、脊髓牵拉伤。因为在此条件下，椎间盘前部压力较大，可以推挤髓核后移，并且脊神经、脊髓处于牵张状态（许多临床失误、意外均源于此）。后仰位扳法则可有效避免这一弊端，因后仰时椎间隙前宽后窄，脊髓相对松弛，有利于椎间盘回纳。

⑤放松手法

配合使用颈肩部劈法、拍法、拿法（拿颈项、拿肩胛）、推法、散法等，以行气活血、散瘀止痛。

2）椎动脉型颈椎病

以解痉止痛、醒脑明目为治则，在颈型颈椎病治疗手法的基础上，增加颈部及头面部手法，旨在增加颈动脉及椎动脉向脑部的供血，纠正脑缺血、缺氧。侧重解除头皮毛发区血管、神经的紧张、痉挛；调节颜面部肌肉的紧张度；增加颈内动脉及椎动脉向脑部的供血；缓解脑缺血。

①颈部桥弓穴手法

揉、推两侧桥弓穴，手法深透有力，以温热得气为度。目的在于刺激、调节颈动、静脉并调节迷走神经功能，调节颈内动脉向脑部的血供。

②头皮毛发区手法

首先在头皮毛发区施以扫散法，既放松肌肉，又可探寻有无紧张、痉挛的肌肉、神经或血管。如果有，即以此为阿是穴行指揉法、点按法，直到疼痛缓解或消失。并需反复扫散、探寻、点按3~5遍。如果痛点始终如一，则总在此施术；如果痛点转移，则在新的痛点上施术，始终"以痛为腧"。手法轻重以患者能耐受为度，即"不痛用力"。如果没有明显的压痛点，则主要选取百会、四神聪、头维、角孙、风府、风池等穴施术。配以头皮毛发区指拿法、指叩法、五指循五经自前而后捋顺法、分推两鬓胆经法（各3~5遍）等。通过改善颈外动脉供血，达到影响颈内动脉供血的作用，并同时减轻或消除头部肌肉、血管、末梢神经的紧张，改善、消除头痛等症状。

③颜面部手法

首先以鱼际揉法施术于颜面部肌肉，以额肌、眼轮匝肌、颞肌、颧肌、咬肌、口轮匝肌为主，手法要求轻柔和缓，不疾不徐，轻而不浮、重而不滞，施术10分钟。以此调节颜面部肌肉的紧张度，增加脑部血液的灌流量，改善脑缺氧。继以指揉法、点按法分别施术于颜面部的腧穴如精明、攒竹、鱼腰、阳白、瞳子髎、四白、迎香、巨髎、颧髎、地仓、人中、承浆、太阳、颊车等穴，每穴施术3次，以得气为度；最后以颜面部抹法结束。有研究认为，颜面部肌肉的紧张度可影响脑部的血液灌注量，当颜面部肌肉紧张时，脑部血流量减少，反之则增加。例如当人们刚刚睡醒时，面部肌肉相对僵硬，思维、反应相对迟缓，并有头昏、头沉等脑缺血的症状；搓揉颜面部肌肉至柔软时，这些情况可得到明显的改善。

抹法一：首先以拇指指腹作着力点，开天门、推坎宫、运太阳，上至头维、揉头维，沿手太阳三焦经循前发际推至耳前下关穴，再换以中指指腹作着力点，循发际绕至耳后风池穴，揉风池、点安眠。反复施术3~5遍。

抹法二：再以拇指指腹作着力点，开天门、反推天门，环眼周诸穴、夹鼻旁诸穴、绕唇周诸穴至地仓，再点按地仓穴。反复施术3~5遍。

抹法三：再以拇指指腹作着力点，开天门，反推天门，经巨髎、颧髎抹至太阳，换大鱼际作着力点，循足阳明胃经直抹至颔下；再以四指指腹作着力点，自颔下反抹至太阳。反复施术3~5遍。

3）交感神经型颈椎病

在颈型、椎动脉型颈椎病治疗的基础上，增加能够调节自主神经功能的手法，缓解、消除自主神经功能紊乱的症状。

在椎动脉型的基础手法之上，见有咽干咽痒、说话有不适感或声音嘶哑（咽支症状）时，可一指禅推夹喉穴并点震天突、膻中穴；见有胸闷、心悸、气短（心支症状）时可指揉、点按心俞、神门、内关；见有食欲不振、腹胀、恶心、呕吐（胃支症状）时可取内关、脾俞、胃俞、足三里；烦躁、易怒、烘热、多汗者可分推胸胁，点按章门、太冲；便秘或腹泻者可一指禅推天枢、摩腹、掌颤神阙；月经不调、性功能障碍者可擦八髎，揉肾俞、曲骨、掌颤关元等。

4）神经根型颈椎病

在颈型颈椎病的治疗基础上，在侧重解除脊神经根性刺激、压迫的同时，注意解除肌肉紧张对脊神经的干性刺激、压迫，缓解、消除神经症状。

首先在疼痛敏感区施以拿揉法，放松肌肉（如三角肌，肱二头肌、肱三头肌等）；继在神经循行的相应经络、腧穴上施以弹拨法、点按法，行气活血通络；腧穴以缺盆、极泉为主，再根据具体的神经放射痛线路，选取不同的经络与腧穴。症状以桡神经支配区为主时，多选取手太阴肺经及手阳明大肠经腧穴如肩髃、臂臑、肘髎、曲池、手三里、温溜、列缺、合谷、少商、商阳等；症状以尺神经支配区为主时，则多选取手少阴心经及手太阳小肠经腧穴如小海、少海、神门、少泽、少冲；症状以正中神经支配区为主时，则多选取手厥阴心包经及手少阳三焦经之曲泽、内关、外关、阳池、劳宫、中冲等。最后以五指捋顺法、牵指法及上肢循经捋顺法、提抖法、搓散法结束。

5）脊髓型颈椎病

手法治疗仅适用于椎间盘向后方突出所引起的脊髓型颈椎病，对于椎骨后缘骨质增生，后纵韧带骨化、钙化及黄韧带肥厚等引起的脊髓型颈椎病，效果不理想。

在颈型颈椎病治疗的基础上，通过扳法促进向后突出的椎间盘回纳、扩大椎管，使其远离脊髓，减轻、消除其对脊髓的刺激、压迫。主要治疗特点在于选取颈椎后仰定位扳法，左右各施术一次，采取仰卧位时施术更安全。

6）会厌型颈椎病

由前纵韧带钙化或椎体前缘骨质增生引起，由于手法不能消除韧带钙化及骨质增生，推拿治疗效果不理想。

7）混合型颈椎病

参考以上各型治疗。

以上手法隔日治疗1次，每次20~30分钟，3~5次后症状即有改善，5~10次后当有明显疗效，症状可减轻40%~50%，20次后可基本达到临床痊愈，即症状减轻80%~90%。

（3）药物治疗

根据不同的症型，选择相对应的药物。

1）消炎止痛类药物

颈型、神经根型颈椎病患者遇疼痛较重、影响正常生活、影响睡眠质量时，可以酌情服用消炎止痛类药物，常用的非甾体类药物如布洛芬、洛索洛芬等；若疼痛剧烈、严重影响生活质量时，可配合使用强力镇痛药如洛芬待因、曲马多等，或采用静脉输液治疗，如采用激素类药物地塞米松和利尿剂甘露醇等。

2）增加脑供血的药物

椎动脉型、交感神经型颈椎病等以脑供血不足为主要表现者，可以加服增加脑部血液循环的药物，如金纳多滴剂、愈风宁心滴丸等，可以配合吸氧或高压氧治疗。

3）调整自主神经功能的药物

自主神经功能紊乱者，可以加服调解自主神经功能的药物，如维生素、矿物质、镇静剂等。

## （七）自我养护

疾病的系统治疗包含治与养，患者的自我调养对于加快病情痊愈、防止疾病复发有极其重要的作用。

筋伤病的"养"，并非指卧床休息以及饮食调适，而是指适时做正确的肌肉功能活动锻炼，增加肌肉力量，要严格遵从医嘱，适度锻炼。

### 1.远离病因

（1）养成正确坐姿

正确坐姿是指头正（目视前方）、身直（颈部纵轴与胸部脊柱纵轴一致）、肩平（平齐且放松）。

正确的坐姿可以使椎旁肌肉受力协调、自然，使椎间盘受力平均，不容易退变。而有些姿势如低头，可以导致椎旁肌肉受力失衡，后方肌肉受到的牵拉相对较大，使椎间盘受力不平衡而导致髓核后移，长期挤压纤维环后壁，容易造成椎间盘向后突出。

（2）避免单一姿势过久

即使是正确的姿势，也是靠肌肉、椎间盘等脊柱的内、外稳定力量维持的，都有耐受极限。一旦维持单一姿势过久，超过肌肉、韧带、椎间盘的生理耐受极限，必然会出现损伤，因此不超过该极限是养护重点。

一般而言，普通人维持单一姿势的生理极限是两个小时。经常锻炼、肌肉力量相对较强的人（如仪仗队）可能会长些，体质较差、肌肉力量较弱的人会短些。根据个人体质的不同，维持单一姿势尽量不超过这个极限，在1个小时左右或在身体感觉到疲劳时就应改变姿势，不超越这个极限，以减少损伤。对于普通人来说，维持单一姿势20分钟左右就应该改变，这是生理需求，最长不能超过2个小时，这是生理极限。

（3）学会正确使用枕头

不会正确使用枕头是引起颈椎病的最常见病因之一。工作时处于低头、伏案姿势，颈肩后部肌肉在持续静态做功，休息时就应该适度后仰，使其完全放松，避免造成劳损。因此，睡觉时枕头的位置很重要，枕对了，可以消除肌肉、韧带、椎间盘疲劳，治病；枕错了，可以造成或加重肌肉、韧带、椎间盘劳损，致病。

正确使用枕头主要包括枕头应该放置的位置、高度、软硬度等3个方面。睡觉（休息）时枕头放置的位置不正确、枕头的高度不合理、枕头的形状不合适以及不枕枕头等均可引发颈椎病。

①枕头应该放置的正确位置

人们在日常工作与生活中，头颈部经常处于前屈姿势，颈肩后部肌肉、韧带始终处于牵张（静力性收缩）状态，很容易引起疲劳。因此在休息及睡眠时，应该尽量使颈椎处于功能位或轻度后仰位，这样才能使颈后部肌肉、韧带完全放松，消除疲劳。

以仰卧为例，这就要求枕头必须放置于颈后而不是脑后（后脑勺），只有如此才能支撑颈曲，保持颈椎处于功能位（颈椎纵轴与躯干纵轴一致）或轻度后仰位。才能真正使颈肩后部肌肉、韧带得到完全放松，消除疲劳（图1-8-95、图1-8-96）。

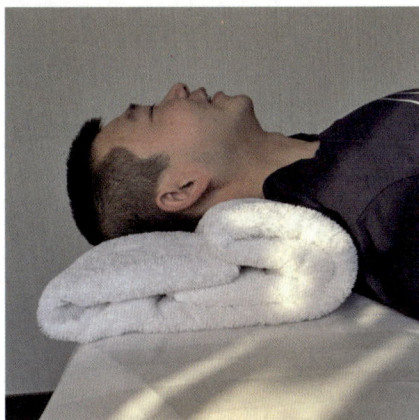

图1-8-95　正确的枕头使用姿势

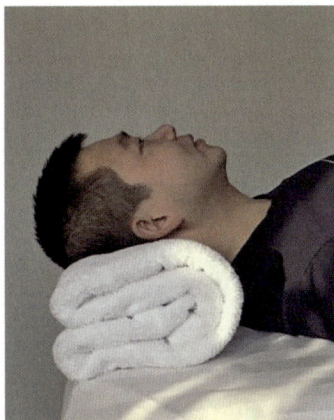

图1-8-96　不正确的枕头使用姿势

否则（如把枕头置于枕骨位置）不但不能有效消除肌肉疲劳，反而有可能延续肌肉牵张、加剧肌肉疲劳，一旦当这种肌肉疲劳超过肌肉、韧带的耐受程度，就会出现轻微损伤（即慢性牵拉损伤），导致局部水肿、渗出，产生无菌性炎症，从而表现出局部肌肉僵硬、酸胀、疼痛不舒等不适感。此时若合理调整并及时治疗，水肿、渗出会完全吸收、消散，不造成其他损害。

但在多数情况下，人们常因症状轻微，未引起足够重视或误认为是正常的疲劳而未予理睬，致使水肿、渗出未能完全吸收、消散，反而继发纤维化、粘连，从而引起颈后部肌肉的张力及弹性下降，导致功能受损。继而导致颈椎生理曲度变小、消失或反张甚至反向成角，直接影响椎动脉向脑部供血，诱发椎基底动脉供血不足而导致功能性颈椎病。

②枕头的高度

枕头的高度在仰卧位与侧卧位是不同的。仰卧位时，枕头位于颈曲后侧，以能保证颈椎纵轴与躯体纵轴一致为准。可立正贴墙而立，保持面部平面与地面垂直（与墙平行），后背贴于墙上，墙面与头颈后面皮肤之间的距离，就是枕头的理论高度。由于枕头的填充物通常比较柔软，可比实际高度再高3mm为佳。侧卧位时，同样要保持脊柱平直，不能弯曲。可立正站好，身体侧面（三角肌）贴墙，耳朵与墙面的距离，就是侧卧时枕头的正确高度。所以，合理的枕头外形应该如下所示（图1-8-97）。

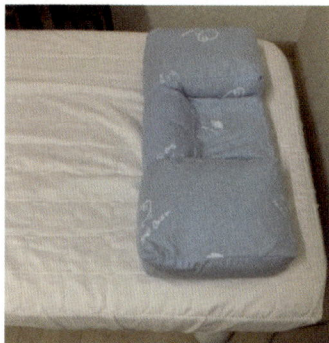

图1-8-97　合理枕头的外形

③枕头的填充物

枕头的填充物应该既能起到足够的支撑作用，即受力时不塌陷，保证纵向轴线平行，又要不影响局部微循环，生活中常见的荞麦皮是不错的选择。

一般来说，羽绒类物品作为填充物相对偏软、受力时容易塌陷，支撑力不足；而颗粒类种子（如绿豆、蚕沙等）又偏硬，枕起来颗粒感较重且影响微循环。木头、瓷器、玉石类枕头，同样存在硬度太大的问题。

颈肌功能受损后，对椎间盘的支撑与保护作用下降，可诱发椎间盘膨出或突出、椎体骨质增生及前、后纵韧带钙化，导致器质性颈椎病。

（4）避免颈肩部受寒

颈肩部受寒是诱发颈椎病的外部条件之一。局部受寒后血液循环相对缓慢，神经敏感性下降，肌肉容易出现不协调性收缩，容易出现轻微损伤而出现水肿、渗出。而受寒后的微循环障碍，可以导致水肿、渗出不易排

宫廷理筋术（脊柱）

出，反而易于继发机化、粘连，引发颈椎病。

（5）尽量减少外力刺激

经常用头部负重（头顶重物、拿大顶等），对椎间盘施加的压力增加，在肌肉无力的情况下，可以加速椎间盘退变。

（6）加强颈肩部肌肉力量锻炼

多数颈椎病患者是以颈肩后部肌肉乏力为主要表现，因此会出现颈部前探（颈曲变小、反弓）、圆肩、驼背，所以初期锻炼应以加强脊柱后侧肌肉力量为主要目标，使其能与颈前肌肉对抗，达到相对平衡，恢复脊柱正常状态，维持脊柱稳定。

①"与项争力"

首先将阻力合适的弹力带置于枕骨与第1颈椎之间（风府穴），手向前牵、头向后仰，反向用力使脊柱后侧肌肉主动做功，坚持片刻，再慢慢放松。可根据个人耐力确定时间长短，不应超过耐力极限，反复进行3次，即可达到缓解肌肉疲劳、增加肌肉力量，防止肌肉因持续性受到牵拉而出现疲劳性损伤。然后将弹力带移至第1~2颈椎之间，重复以上动作，逐个椎体下移，直到弹力带移至第7颈椎到第1胸椎之间（大椎穴）。以上动作可以锻炼颈肩后侧肌肉如枕骨后下肌群、头颈夹肌、肩胛提肌、竖脊肌等。

每次低头1小时左右就重复上述动作3~5遍，可以有效防止颈后肌肉出现劳损，上述锻炼可以有效增加颈椎后侧肌肉的力量，预防、治疗肌肉劳损。可以用手指代替弹力带，注意只能用手指（单指或两指）相对按压在督脉（棘上韧带）上。不能双手交叉置于颈后，这样颈部会同步运动，不能逐一锻炼椎间肌肉。

②耸肩后旋

首先将双肩尽力上耸至极限（想象有合适的重量压在肩上），然后再用力（不泄劲）后旋，使肩胛骨尽量靠近脊柱并尽力坚持片刻，或者尽力提拉肩胛骨向后上方并坚持片刻。以上动作可以锻炼斜方肌、菱形肌。伏案1小时左右即做上述动作3~5次，可以有效缓解斜方肌、菱形肌的疲劳，防止肌肉劳损。经常做上述动作，可以加强斜方肌、菱形肌的力量，预防圆肩。

③燕飞式

俯卧床上，尽量将头颈后仰并使胸部抬离床面，坚持片刻，反复练习。

可以使脊柱后侧肌肉如竖脊肌、头颈夹肌、肩胛提肌、菱形肌等做功，缓解因低头伏案姿势过久引起的肌肉疲劳、预防肌肉劳损并增强肌肉力量，能有效预防、改善驼背。放风筝、游蛙泳等，也可以起到一定的锻炼作用。

通常而言，缓解肌肉疲劳，练习1~2次便会有效，但如果要增加肌肉力量，必须持之以恒。

## 九、颈椎管狭窄症

### （一）定义

指因颈部椎管狭窄引发的一系列因脊髓受刺激、压迫而出现的临床症状。

### （二）相关解剖

椎管可以细分为骨性椎管和软组织椎管两部分。骨性椎管由椎骨后方的骨间嵴和两侧的椎弓组成。软组织椎管主要由后纵韧带、椎间盘纤维环后壁、黄韧带组成（图1-9-1）。椎间盘向后方突出，后纵韧带肥厚或骨化、钙化及黄韧带肥厚，均可以突入椎管，造成椎管狭窄。

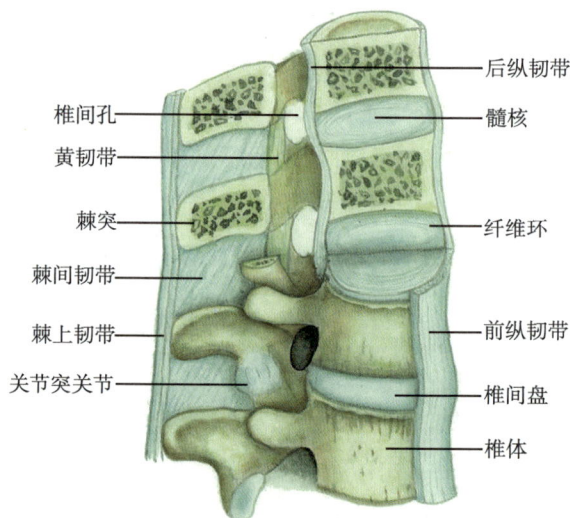

图1-9-1　椎管周围组织结构

### （三）常见病因

1.椎体后缘骨质增生凸入椎管，如图所示（图1-9-2）。

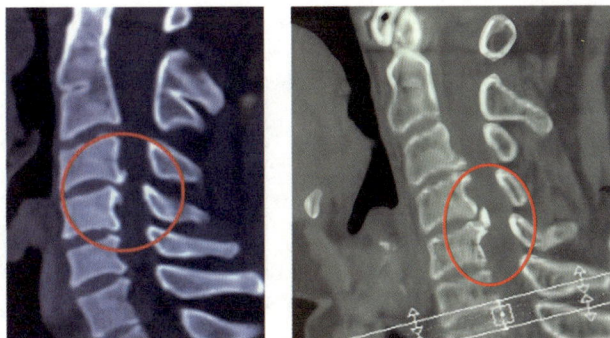

图 1-9-2　椎体后缘骨质增生

2.后纵韧带骨化、钙化凸入椎管，如图所示（图1-9-3）。

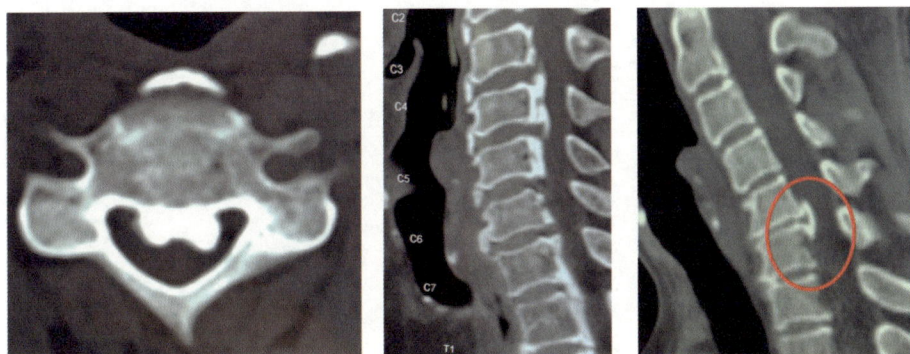

图 1-9-3　后纵韧带骨化、钙化

3.黄韧带肥厚凸入椎管，如图所示（图1-9-4）。

4.椎间盘突出凸入椎管，如图所示（图1-9-5）。

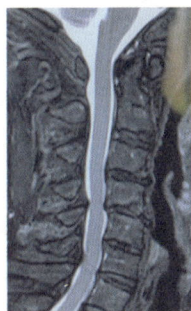

图1-9-4　黄韧
　　带肥厚

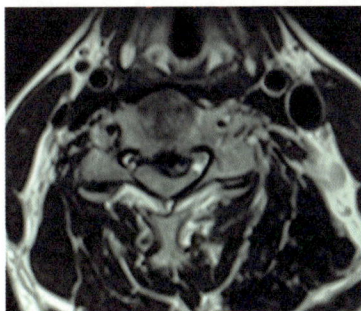

图 1-9-5　椎间盘突入椎管

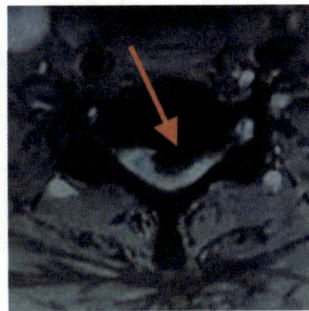

5.椎管内占位病变，如图所示（图1-9-6）。

### （四）临床症状

症状与脊髓型颈椎病相似。

### （五）治疗对策

主要分为保守治疗与手术治疗，保守治疗仅适用于相对较轻的由椎间盘后方突出引起的椎管狭窄

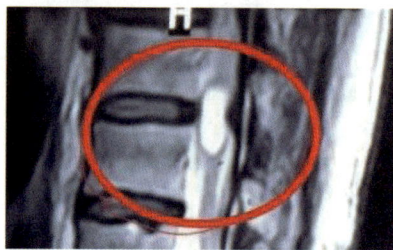

图1-9-6　椎管内占位

症。由于保守治疗不能消除增生的骨刺，不能恢复肥厚、钙化的韧带，不能消除椎管内的占位，所以其他病因引发的椎管狭窄症推荐手术治疗。

# 第二章 胸部筋伤

## 一、相关解剖学知识

胸廓主要由12节胸椎、12对肋骨（肋软骨）及1块胸骨组成基本框架，由椎间盘、椎间关节、韧带连结在一起（图2-1-1）。

胸廓表面及骨间隙内有肌肉、筋膜覆盖或连结，骨与肌肉、韧带之间的缝隙内有血管、神经、淋巴管等通过。

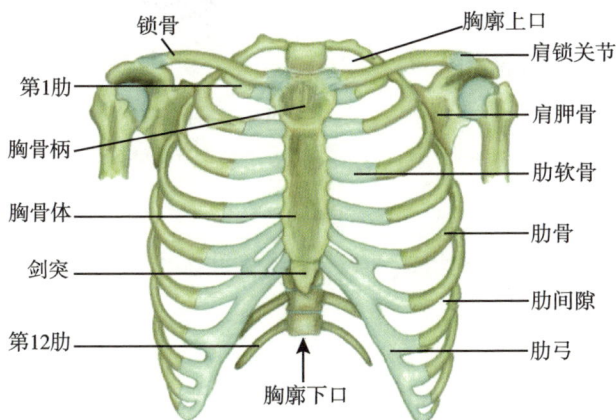

图2-1-1 胸廓

### （一）骨与骨连结

#### 1.胸椎

胸椎有12节，部分人群可有11节或13节，即胸椎腰化或腰椎胸化。胸椎具有区别于其他椎体的特征。

（1）肋凹

胸椎椎体侧面及横突前面各有一个凹陷，称肋凹，与肋骨后端（肋骨小头及肋结节）形成肋椎关节，该关节是肋骨与脊柱的连结，包含肋头关节和肋横突关节（图2-1-2、图2-1-3）。

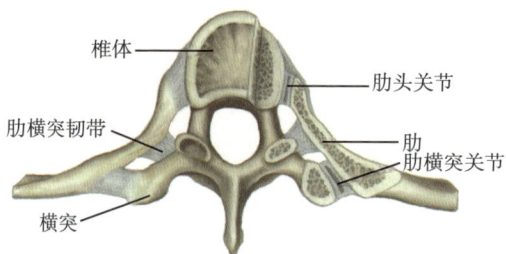

图2-1-2　肋椎关节

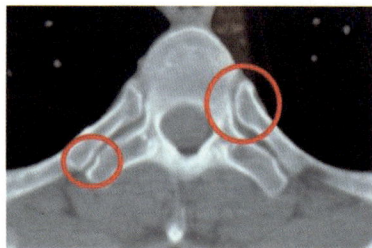

图2-1-3　肋横突关节（左侧）、肋骨小头关节（右侧）

（2）关节突

胸椎的关节突关节面近似额状位，上椎的下关节突在后、关节面向前，下椎的上关节突在前、关节面向后（图2-1-4）。这种结构决定了胸椎不能前后移动，只能完成脊柱侧屈运动。

（3）棘突

胸椎棘突斜向后下，尤其以上4节

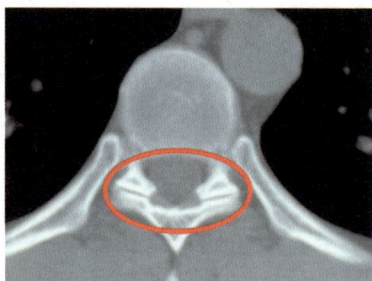

图2-1-4　胸椎间关节

椎体最为明显，覆盖下位椎体棘突的2/3，呈叠瓦状。这种结构决定了胸椎不能前后运动（不会出现滑脱），只能在椎间关节间轻微上下运动，即屈伸脊柱。

### 2.肋骨

肋骨共24根，12对。每根肋骨分两端与肋骨体三部分，即后端、体、尖。

后端又叫脊柱端，由肋骨小头、肋骨颈、肋结节、肋骨角组成。肋角是骨折的易发部位。其中肋骨小头与肋结节上有关节面，分别与胸椎椎体上的肋凹和横突前面的肋凹形成肋椎关节。肋骨前面称肋尖，借助肋软骨（纤维软骨）与胸骨相连。

第1肋借助肋软骨（纤维软骨）与胸骨柄的肋骨切迹形成直接连结，属于微动关节（可以动，但活动范围很小）。

第2~7肋借助肋软骨（透明软骨）直接附着于胸骨（称真肋），与胸骨之间形成胸肋关节，该型关节有关节腔存在，关节表面是透明软骨，属于间接连结，活动度相对较大。

第8~10肋借助肋软骨（透明软骨）依次连于上位肋骨（称假肋），形成肋弓。相互之间联为一体，相互牵制，活动度较第2~7肋小。

第11、12肋呈游离状态，称浮肋。第11肋又称季肋，第12肋有时缺失。

### 3.胸骨

胸骨由胸骨柄、胸骨体及剑
突3部分组成。胸骨柄与胸骨体
之间的连结类似于一个半关节或
椎间盘（与耻骨联合相似），骨端
表面覆盖着一层透明软骨，透明
软骨之间由纤维软骨连结，纤维
软骨之间有关节缝（类似关节构
造），这种结构有利于完成呼吸运
动（图2-1-5）。

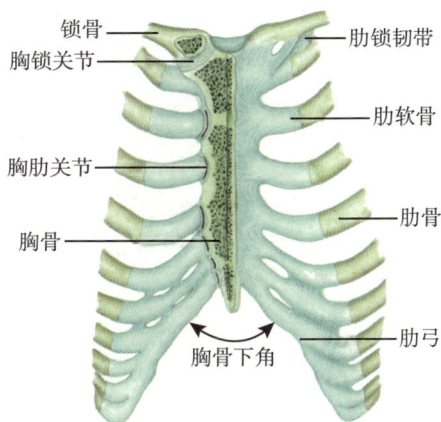

图2-1-5　胸肋关节

胸骨体与剑突之间完全由纤维软骨连结，属于直接连结。胸骨体两侧
覆盖有透明软骨，与肋软骨之间形成胸肋关节。

### （二）胸背部肌肉

胸背部肌肉主要包括斜方肌、肩胛提肌、菱形肌、上后锯肌、竖脊
肌、胸大肌、胸小肌等（图2-1-6、图2-1-7）。

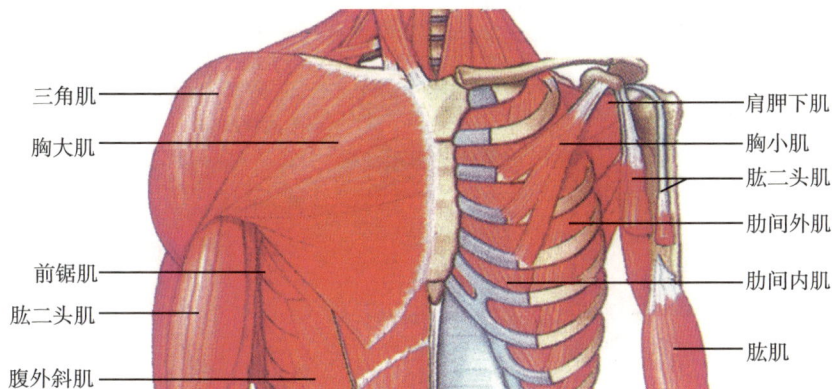

图2-1-6　胸部肌肉

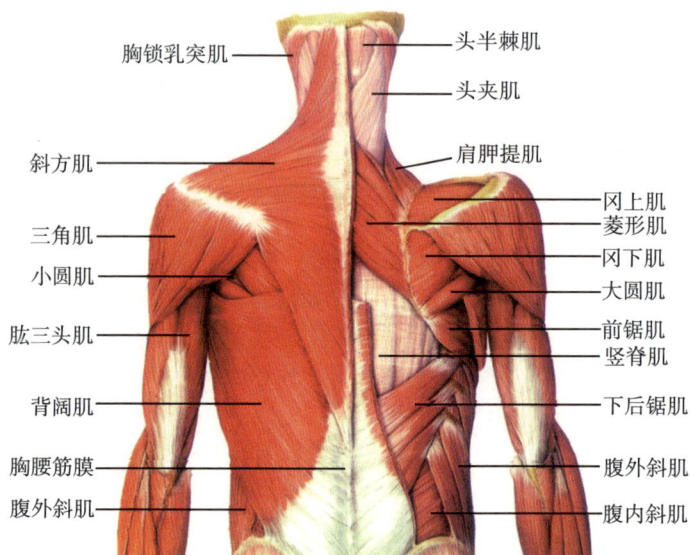

图2-1-7 背部肌肉

胸锁乳突肌
头半棘肌
头夹肌
肩胛提肌
斜方肌
三角肌
冈上肌
菱形肌
小圆肌
冈下肌
肱三头肌
大圆肌
背阔肌
前锯肌
竖脊肌
胸腰筋膜
下后锯肌
腹外斜肌
腹外斜肌
腹内斜肌

## （三）胸部神经

胸神经有12对。第1~11对胸神经前支分别位于相应的肋间隙中，称肋间神经，第12对胸神经前支称肋下神经。其中第1对胸神经前支的大部分参与臂丛的组成，第2~11对胸神经前支支配肋间肌。胸神经后支支配椎旁肌肉、韧带，如竖脊肌、多裂肌、回旋肌、横突间肌、棘突间肌、棘上韧带、棘间韧带等（图2-1-8、图2-1-9）。

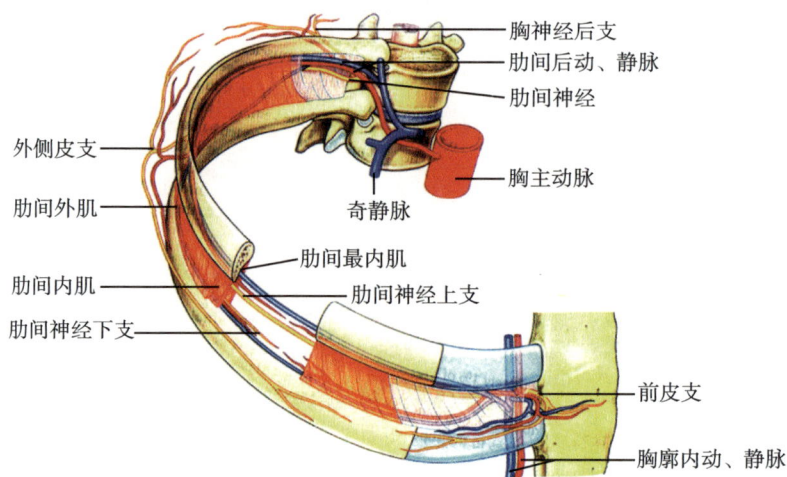

胸神经后支
肋间后动、静脉
肋间神经
外侧皮支
胸主动脉
肋间外肌
奇静脉
肋间最内肌
肋间内肌
肋间神经上支
肋间神经下支
前皮支
胸廓内动、静脉

图2-1-8 肋间神经的走行及分支

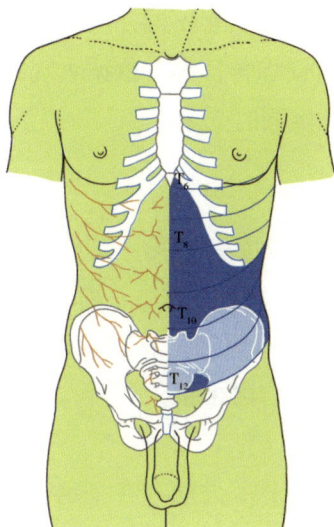

图2-1-9　胸神经前支在胸、腹壁的节段性分布

### （四）胸部常见筋伤

胸部筋伤主要以局部疼痛、胸部功能活动受限、呼吸运动受累为主要临床症状。但是临床上能引起这些临床症状的疾病有很多，需要详细鉴别，以免漏诊、误诊。

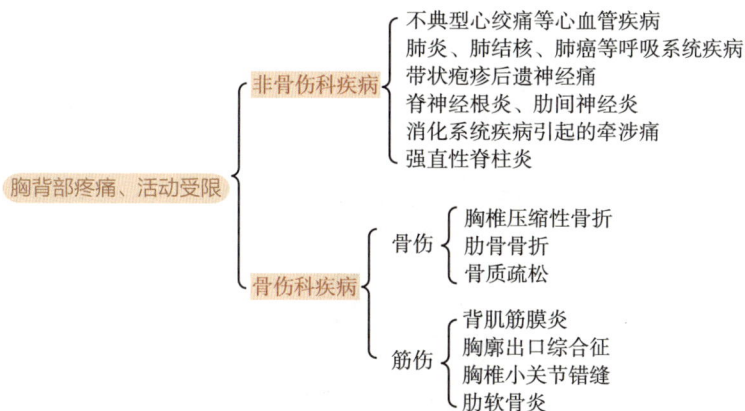

胸背部疼痛、活动受限

- 非骨伤科疾病
  - 不典型心绞痛等心血管疾病
  - 肺炎、肺结核、肺癌等呼吸系统疾病
  - 带状疱疹后遗神经痛
  - 脊神经根炎、肋间神经炎
  - 消化系统疾病引起的牵涉痛
  - 强直性脊柱炎
- 骨伤科疾病
  - 骨伤
    - 胸椎压缩性骨折
    - 肋骨骨折
    - 骨质疏松
  - 筋伤
    - 背肌筋膜炎
    - 胸廓出口综合征
    - 胸椎小关节错缝
    - 肋软骨炎

## 二、胸廓出口综合征

### （一）定义

指锁骨下动、静脉及臂丛神经在胸廓出口处受到刺激、压迫所引发

的一系列临床症状。由于致病因素不同，可以分为颈肋综合征、斜角肌综合征、胸小肌综合征、肋锁综合征等。依据表现的症状，可以分为单纯神经、血管受累或血管、神经同时受累。

### （二）相关部位解剖

胸廓出口又称胸廓上口，后界是第一胸椎椎体，前界是胸骨上缘，两侧是第一肋骨。胸廓上口横径10cm左右，前后径约5cm；呈后高前低，高度相差4cm左右。在胸廓出口周围，有锁骨、斜角肌、斜方肌、胸小肌、臂丛神经、锁骨下动静脉等结构相邻。

#### 1.肋锁间隙

在锁骨与胸廓前壁（肋骨）之间存在一定间隙，称肋锁间隙。间隙内有臂丛神经通过。

当各种原因导致颈肩部肌肉无力时，肩部的重量（重力）可牵拉锁骨下垂，导致锁骨过度靠近肋骨，导致肋锁间隙减小，有可能刺激、压迫臂丛神经，引发相应症状，形成肩锁下垂综合征。

#### 2.斜角肌与斜角肌间隙

斜角肌可以分为前、中、后斜角肌。其中，前斜角肌起于第3~6颈椎横突前结节，止于第一肋骨上缘；中斜角肌起于第2~7颈椎横突后结节，也止于第一肋骨上缘（前斜角肌外侧）；后斜角肌起于第5~7颈椎横突后结节，止于第二肋骨上缘（图2-2-1）。

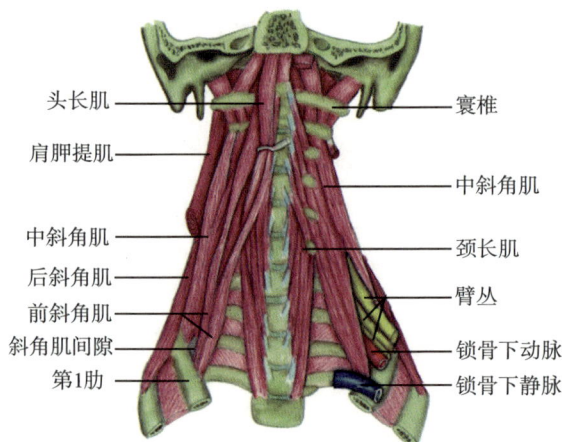

图2-2-1 胸廓上口及颈深肌群

在前、中斜角肌与第一肋骨上缘之间，有一处三角形的缝隙，称斜角肌间隙。间隙内有臂丛神经及锁骨下动脉通过。

当各种原因导致前、中斜角肌肿胀、痉挛，斜角肌间隙变窄时，有可能挤压、刺激臂丛神经或锁骨下动脉，引发相应的神经与血管症状，导致出现斜角肌综合征。

在前斜角肌内侧，尚有锁骨下静脉通过，当斜角肌肿胀、痉挛较重时，还有可能刺激、压迫锁骨下静脉，引发上肢静脉回流受阻症状。

### 3.胸小肌与胸小肌间隙

胸小肌起于第3~5肋骨前面，肌纤维斜向外上方，止于肩胛骨喙突。受胸内侧（胸前）神经支配，主动收缩时以提肋吸气运动为主，或使肩峰内收，肩胛骨靠近胸骨，即含胸动作。

在胸小肌与胸壁（肋骨外面）之间，存在一定间隙，称胸小肌间隙，间隙内有臂丛神经通过。各种原因导致胸小肌损伤进而导致此间隙变小时，可使臂丛神经受压，出现相应的临床症状，称胸小肌损伤综合征。

### 4.臂丛神经

主要由第5~8颈椎及第1胸椎神经根的前支组成，主要分为3束（图2-2-2），穿过斜角肌间隙、锁骨与肋骨（胸廓）间隙、胸小肌间隙之后，各分支支配同侧胸廓周围及上肢肌肉与皮肤（图2-2-3）。

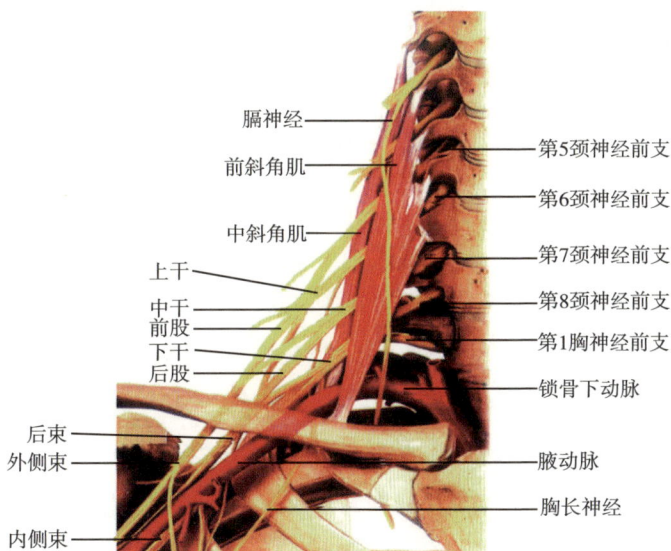

图2-2-2　臂丛的组成

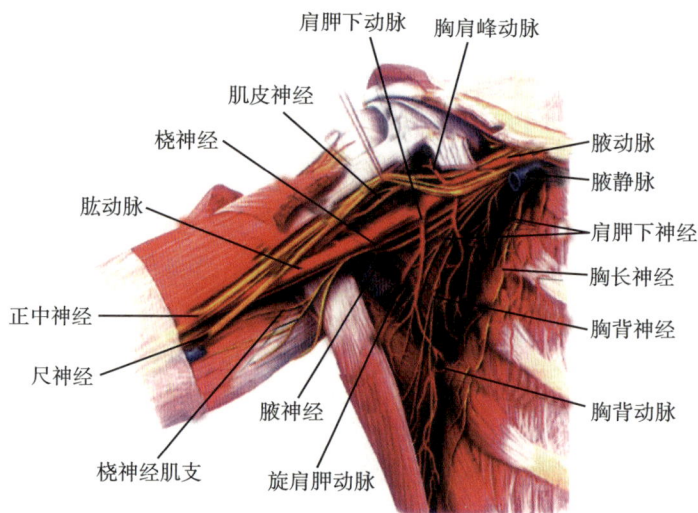

图2-2-3 臂丛及其分支

主要分支包括腋神经、肌皮神经、尺神经、桡神经、正中神经等。

腋神经主要支配三角肌、小圆肌，肌皮神经主要支配上臂前内侧肌肉（肱二头肌、喙肱肌、肱肌）的运动与此区域的皮肤感觉。

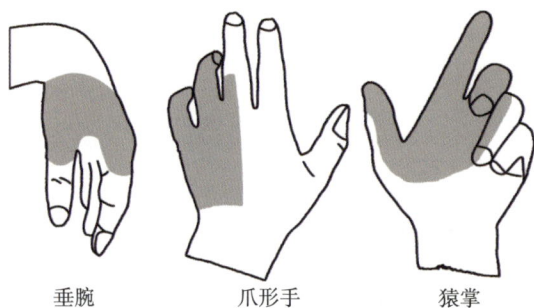

图2-2-4 上肢神经损伤的手形

尺神经主要发自臂丛内侧束，主要包含第7~8颈神经、第1胸神经的神经纤维，肌支主要支配尺侧腕伸肌、指深屈肌尺侧半、小鱼际。感觉支主要分布在小鱼际、小指、无名指尺侧半皮肤，损伤时可出现"爪形手"（图2-2-4）。

桡神经主要包含第5~8颈神经的神经纤维，肌支主要支配肱三头肌、肱桡肌、桡侧腕长伸肌。皮支主要分布在手背桡侧3个半手指皮肤，损伤时可出现"垂腕"畸形（图2-2-4）。

正中神经发自臂丛内侧束与外侧束，主要包含第5~8颈神经与第1胸神经的神经纤维，支配大部分的前臂屈肌。在手部主要支配手掌桡侧3个半手指的皮肤与肌肉，损伤时可出现"猿掌"畸形（图2-2-4）。

### 5.锁骨下动静脉

（1）锁骨下动脉

主要为同侧上肢供血，受压迫时可以出现支配区域肤色苍白，肤温下降，感觉发凉。

（2）锁骨下静脉

主要负责上肢静脉血回流，受压迫时主要表现为患肢坠积性肿胀，肤色紫暗。

## （三）病因病理

### 1.颈椎先天畸形

颈椎先天发育异常，如第7颈椎横突过长、颈椎下段存在颈肋及斜角肌畸形等（图2-2-5），会刺激臂丛神经或锁骨下动静脉，引发相应的临床症状。由于颈肋引起者，称为颈肋综合征。由先天畸形引起的胸廓出口综合征临床上相对少见，因为先天畸形在发育过程中，与相邻结构之间也在不断慢慢适应，一般不会引发临床症状，故临床见到胸廓出口综合征时，应更多考虑后天因素。

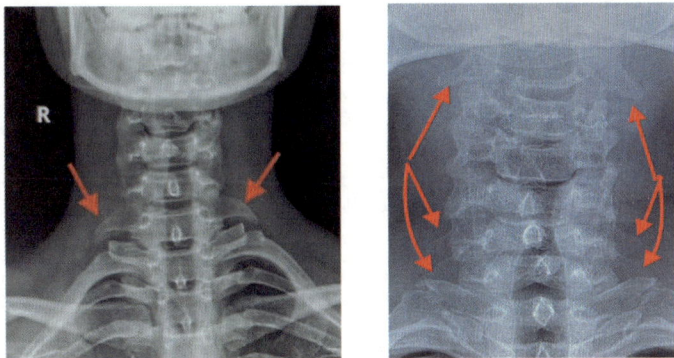

图2-2-5　颈椎先天发育异常

### 2.骨折畸形愈合

锁骨及第1、2肋骨骨折后畸形愈合，如对位不齐或骨痂肥厚等，导致锁骨与肋骨之间的间隙变小，可能刺激、挤压行于其间的臂丛神经及锁骨下动脉，引发相应临床症状。

### 3.外伤

各种急性外伤直接造成斜角肌或胸小肌水肿、渗出或继发血肿机化、粘连，导致斜角肌间隙及胸小肌间隙变窄，刺激、压迫臂丛神经或锁骨下动静脉，引发临床症状。

### 4.劳损引起

长期持续的单一姿势，造成斜角肌、胸小肌慢性静力性损伤，导致肌肉僵硬、肥厚或出现粘连，可以刺激、压迫相邻的血管及神经，引发临床症状。以上两种病因临床常见，称斜角肌损伤综合征或胸小肌损伤综合征。

### 5.生理性衰老

年龄过大，肌肉（斜方肌、斜角肌、肩胛提肌等）力量下降，造成肩部下垂，导致锁骨与肋骨之间间隙变小，挤压相邻血管或神经，引发临床症状，又称肩锁下垂综合征、肋锁综合征。

## （四）临床特征

### 1.病史

症状呈慢性进行性加重，多数有急性外伤史、锁骨骨折史或慢性劳损史，以后者居多。

### 2.神经症状

主要表现为上肢麻木、疼痛，从胸廓出口放射至肢体末梢（手部），可以出现相应神经支配区皮肤感觉过敏或迟钝、消失，可以出现肌肉力量下降或肌肉萎缩。症状出现的区域各有不同，与受累神经有关。由于病因不同，临床上既可以单独出现神经症状，也可以神经症状与血管症状同时出现。

### 3.血管症状

锁骨下动脉受压时主要表现为患肢血液灌注量下降，皮肤颜色苍白、发凉（肤温下降）。静脉回流受阻时主要表现为患肢皮肤颜色发深或紫绀、坠积性肿胀。造成血管压迫症状的因素以前斜角肌紧张居多。

### 4.压痛点

可以找到明确的压痛点，通常位于缺盆穴（斜角肌）或中府穴（胸小肌）。可以触摸到紧张、僵硬的斜角肌或胸小肌，有时可以触摸到筋结或条索。

### 5.功能活动

颈项活动功能基本正常，有时在做某个动作时可能引起或加重上肢麻木、疼痛。

### 6.其他临床检查

（1）斜角肌紧张试验

患者正坐，头略后仰，主动抗阻力向患侧旋转（或被动牵拉向健侧）至极限，使斜角肌紧张、斜角肌间隙变小，诱发或加重患肢臂丛神经症状者为阳性。提示斜角肌主动收缩或被动牵拉时斜角肌间隙变窄，刺激、压迫了臂丛神经。

（2）斜角肌压迫试验

患者患肢前伸并外展，或外展30°略后伸，医者以手指触摸患肢手腕桡动脉搏动处，可以明显感觉到血管搏动强度。此时嘱患者后仰颈部（绷紧斜角肌）并用力转向患处，使斜角肌主动收缩变粗，桡动脉搏动减弱即为阳性。提示斜角肌收缩、紧张时，斜角肌间隙变窄，锁骨下动脉受压。单纯臂丛神经受刺激、压迫者该试验可以为阴性，如单纯中斜角肌紧张、胸小肌损伤。

（3）超外展试验

上肢尽量外展并后伸，使肩胛骨后移（类似扩胸运动），使胸小肌尽量贴近胸廓前壁，使胸小肌间隙变窄，引发或加重臂丛神经症状者为阳性，系胸小肌紧张引起胸小肌间隙变窄，刺激臂丛神经引起。

（4）肩锁下垂试验

尽量下垂或外部施压肩部，使锁骨与肋骨靠近，引发臂丛神经症状者为阳性，系锁骨下垂，刺激、挤压臂丛神经所致。

### 7.影像学检查

斜角肌损伤综合征、胸小肌损伤综合征及肩锁下垂综合征都没有明显的、特异性的影像学改变，影像学检查主要是排除有无第7颈椎横突过长、颈肋，有无骨折畸形愈合等。

## （五）鉴别诊断

本病以上肢麻木、疼痛，感觉过敏或减弱、消失，肌肉力量下降（无力）等神经受刺激症状为主要临床表现，部分患者伴有上肢肤色苍白、发凉或紫暗、肿胀（血管症状）；压痛点明确，多数位于斜角肌（缺盆穴）、胸小肌（中府穴）上；斜角肌紧张试验阳性、超外展试验阳性，斜角肌压迫试验阳性或阴性。

### 1.颈椎病

神经根型颈椎病可以出现臂丛神经症状,同时可以出现血管症状(因交感神经功能亢进引起周围血管收缩),两者极其相似。因斜角肌有稳定颈椎的作用,颈型颈椎病亦可出现斜角肌僵硬、紧张,所以不能仅依据斜角肌紧张并兼有臂丛神经症状就诊断为斜角肌综合征。

鉴别之处在于,神经根型颈椎病的放射痛是从颈根部(夹脊穴)开始,属于神经根性放射痛,椎间盘挤压试验阳性,影像学检查提示椎间盘突出或椎间隙变窄等。

而胸廓出口综合征压痛点位于斜角肌(缺盆穴)或胸小肌(中府穴),是典型的神经干性放射痛,椎间盘挤压试验阴性,颈椎牵引试验及臂丛牵拉试验可为阳性。

### 2.特发性雷诺综合征

雷诺综合征是由于寒冷或情绪激动引起的发作性手指(足趾)苍白、发紫然后变为潮红的一组综合征。没有特别原因者称为特发性雷诺综合征。本病多发生于20~40岁的女性。可出现血管症状,发作时手足发凉、麻木,偶有疼痛。典型发作时,以掌指关节为界,手指(足趾)发凉、苍白、发紫,然后变为潮红。疾病后期可以出现手指背面汗毛消失,指甲生长缓慢粗糙、变形。

本病冷水试验阳性,即手指置于4℃的冷水中1分钟,引发上述症状;握拳试验阳性,即握拳1分钟,然后松开,也可以引发上述症状。诱因一般是受寒或情绪激动(交感神经功能亢进)、内分泌紊乱等因素,无明显的颈部及胸廓出口症状。

## (六)治疗对策

横突过长或颈肋引起的胸廓出口综合征适用于手术治疗。保守治疗主要适用于斜角肌、胸小肌劳损导致的胸廓出口综合征,以及颈肩部肌肉无力引起的肩锁下垂综合征。

斜角肌综合征、胸小肌综合征的治疗重点是通过解除肌肉的紧张、痉挛及肥厚、挛缩,恢复胸廓出口(斜角肌间隙、胸小肌间隙)的正常结构,消除肌肉对神经、血管的卡压,从而消除临床症状。

肩锁下垂综合征主要是通过正确、系统的功能锻炼，恢复并加强肌肉力量，牵拉锁骨上升，恢复肋锁间隙，消除其对血管、神经造成的卡压。

### 1.宫廷理筋手法

（1）松筋

主要以揉法、指揉法放松紧张的肌肉，温经通络。

（2）复位

主要以弹拨法、按推法、颈椎不定位扳法、肌肉反向牵拉法解除肌肉的紧张、痉挛及挛缩、肥厚，解除肌肉对神经血管的刺激压迫，消除临床症状。复位不仅仅限于解除滑膜嵌顿、复原关节结构，也包含复原肌肉形状及结构。

（3）理筋

由斜角肌、胸小肌损伤引起的综合征，除通过手法消除肌肉痉挛或挛缩外，还要主动进行挛缩、肥厚肌肉的牵拉锻炼，恢复肌肉固有长度及肌肉柔韧性，解除肌肉对血管、神经的刺激和压迫，进而从根本上消除肌肉对血管、神经的不良影响。

### 2.药物治疗

配合中药外敷，活血散瘀止痛。

### 3.功能锻炼

由于颈肩部肌肉无力引起的肩锁下垂，必须加强提肩肌群（斜方肌、肩胛提肌、斜角肌等）的力量锻炼，恢复肌肉力量，恢复正常解剖结构。

通过系统治疗及正确功能锻炼，由斜角肌或胸小肌损伤、颈锁下垂等引起的胸廓出口综合征，基本都可以完全康复。

## 三、背肌筋膜炎

### （一）定义

单纯因外力因素（如急性损伤或慢性劳损）导致背肌筋膜产生急性无菌性炎症或继发纤维化、粘连，出现肌组织水肿、渗出及纤维变性等的一系列临床症状。

### （二）相关解剖

背部分布着许多肌肉，这些肌肉分别连结着颈部或上肢，在神经系统的支配之下，完成颈、背、肩、臂的各种功能活动。这些肌肉主要包括斜方肌、肩胛提肌、菱形肌、竖脊肌等。

#### 1.肌肉

每一条肌肉都由肌腱与肌腹两部分组成。

**（1）肌腱**

位于肌肉的两端，白色，由致密的结缔组织构成，极坚韧，起连接肌肉与骨的作用。过度的牵拉，即一次较大外力的牵拉或持久性用力收缩可使肌腱与骨的连接处产生较大张力或撕裂，导致肌腱炎或肌腱断裂。

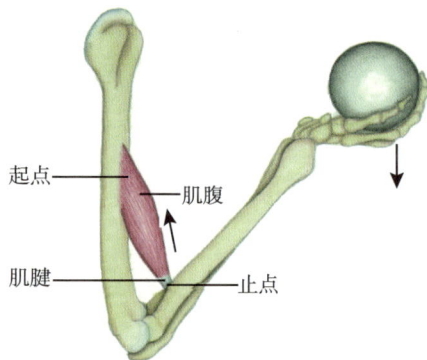

图2-3-1　肌肉的起止点

**（2）肌腹**

位于肌肉的中段，红色，由大量的肌纤维构成（图2-3-1），肌纤维由肌丝组成，是肌肉收缩运动的动力来源。肌纤维在神经支配下可以主动收缩（变短），是肌肉做功的最小单位。

肌肉的收缩不是单纯的长度变短，而是肌纤维（肌丝）之间穿插排列状态的改变。肌纤维的运动，由肌纤维膜（筋膜）作为保障。临床上通常所说的肌肉（肌原纤维）损伤，实际就是指筋膜的损伤，准确的说，肌肉损伤包括肌腱损伤与筋膜损伤。

#### 2.筋膜

筋膜是肌肉的三大辅助结构（筋膜、腱鞘、滑膜囊）之一，有深筋膜与浅筋膜之分。

**（1）浅筋膜**

位于皮肤深面，又叫皮下组织，由疏松的结缔组织构成，内含脂肪、血管、神经和淋巴管等。

**（2）深筋膜**

又称固有筋膜，由致密结缔组织构成，直接包裹在肌肉表面并深入到肌肉内部（肌纤维之间）。筋膜根据分布的位置及功能的不同，可以细分为肌内膜、肌间膜、肌外膜等。

肌间膜负责分隔相邻的肌纤维（或肌束），使各自运动时更自由，互不阻碍。肌外膜包裹在肌纤维（肌束或肌肉）的外面，主要起到紧束作用，使其在协同用力时更协调、用力。

1）肌纤维膜

每块肌肉都由大量的、数目不等的肌纤维组成。在每根肌纤维外面，都包裹着一层深筋膜，称肌内膜。肌内膜包裹在肌纤维周围，对于其所包裹的肌纤维而言，属于肌外膜，能够紧束肌纤维，使肌纤维在收缩时能更有力。而对于相邻的肌纤维来说，它又属于肌间膜，负责分隔不同的肌纤维，使它们互不相连，在各种运动（收缩）时更自由，互不牵涉。

2）肌间膜

指分布在肌纤维之间（或肌束之间）的筋膜，例如股四头肌四条肌束之间的肌间膜，起分隔不同肌纤维（或肌束）的作用，使其能够在各自运动时互不牵涉。

3）肌外膜

包裹在肌肉外面的筋膜，例如三角肌筋膜、大腿阔筋膜，主要起紧束肌肉的作用，使所有被包裹的肌肉在共同（协同）收缩时更有力。

除肌外膜外，肌内膜、肌间膜的层级是相对的。以股四头肌为例，包裹在四条肌束外面的筋膜，对于股四头肌最外层的肌外膜而言，属于肌间膜，起分隔四条肌束的作用，使它们分隔清晰，互不粘连，能各自发挥运动功能；而对于四条肌束自身而言，则属于肌外膜，起紧束作用，使每一条肌束在协同运动时更协调有力。同样，包裹在肌纤维周围的筋膜，对于包裹的肌纤维而言，属于肌外膜；对于相邻的肌纤维而言，属于肌间膜，对于一条肌肉（肌束）而言，就变成了肌内膜。

筋膜炎，即是指筋膜的急性无菌性炎症及继发的纤维化、粘连。筋膜粘连导致局部受累的肌纤维（或肌束、肌肉）之间相互粘连在一起，运动时相互牵制，收缩时不能达到最短（力量下降），放松时不能达到最长（僵硬、运动范围下降）。

筋膜炎治疗的终极目标就是分解粘连，恢复肌纤维（或肌束）的自由。

### 3. 主要肌肉

背肌筋膜炎主要累及的肌肉有斜方肌、肩胛提肌、菱形肌、竖脊肌。

## （三）病因病理

### 1. 病因

（1）急性损伤

1）肌肉受到较大外力牵拉，超过肌肉（肌纤维）的承受程度，进而造成肌纤维或筋膜的急性损伤。

2）因肌纤维或肌肉有拉伸长度极限，若运动幅度过大，超过生理范围，造成肌肉（筋膜）出现急性牵拉性损伤，造成局部筋膜内或筋膜间水肿、渗出。

3）肌肉主动抗阻力收缩时阻力太大，造成肌肉或筋膜的急性损伤，即筋膜内水肿、渗出。

（2）慢性劳损

长期、持续的维持单一姿势，使肌肉处于静力性做功状态，一旦超出耐受限度，势必会造成肌肉的疲劳性损伤并继发纤维化、粘连。

（3）胸椎变形

胸椎先天发育异常、胸椎前缘压缩性骨折导致椎体楔形变，或胸椎间盘后方突出，造成胸曲改变，脊柱内稳定下降，导致肌肉外稳定作用加大而出现疲劳性损伤。

### 2. 病理

（1）急性期

以筋膜内及筋膜间急性水肿、渗出引发的无菌性炎症为主。

（2）慢性期

以渗出物没能完全吸收、消散，继发纤维化、粘连为主。

1）粘连

肌纤维（筋膜）之间相互粘连，直接导致肌肉僵硬或出现筋结、条索。

2）运动范围下降、肌肉力量减弱

粘连导致肌肉收缩与放松时肌纤维（筋膜）之间相互牵制，正常运动距离改变，收缩时不能达到最短，放松时不能达到最长，引发肌肉活动范围下降（放松时长度不够）及肌肉力量减弱（收缩时距离不足），耐力下降。

3）微循环障碍

粘连直接造成局部血液循环障碍，出现局部寒凉感，并导致代谢产物不能及时完全消散、吸收，刺激神经末梢产生疼痛。

## （四）临床特征

### 1.病史

有急性损伤史或慢性劳损史，尤其是长期不良姿势史。

### 2.疼痛

具有肌肉劳损的典型特征，主要表现为受损肌肉僵硬、酸胀并伴有寒凉感、沉重感；疼痛程度较轻，主诉以局部酸沉不适为主，症状以不良姿势（如低头伏案）过久时明显，活动后可减轻。局部受寒或遇阴雨天气变化时可诱发或加重病情；痛处喜暖喜按，得暖得按则疼痛减轻。

### 3.压痛点

可以找到明确的压痛点，多数位于肌腹上或肌腱附着处，除可以触摸到僵硬、紧张的肌肉外，还可以触摸到大小不一、软硬不等的筋结、条索，压痛点喜揉喜按。

由于受损的肌肉不同，疼痛、压痛表现的位置各不相同。以竖脊肌受损为主时，疼痛、压痛主要位于脊柱两侧，以夹脊穴周围为主，以颈胸交接处（大椎穴）、胸腰交接处（脊中穴）明显，除可以触摸到僵硬、条索状的肌束外，由于肌肉拉力下降，可以见到颈胸段胸曲变大（驼背）或大椎穴周围皮下组织肥厚（富贵包）。肌肉紧张、挛缩时可以出现胸曲变小。

以斜方肌损伤为主时，（筋结）主要表现在斜方肌上束（肩井穴、巨骨穴之间）或肩中俞、肩外俞附近，由于肌肉力量下降，肩胛骨下垂并离开脊柱，出现两侧肩峰前移、靠近（圆肩）。

以肩胛提肌损伤为主时，疼痛、压痛及筋结主要出现在肩胛骨内上角或者第1~4颈椎横突部位，以肩胛内上角最常见。

以菱形肌损伤为主时，疼痛、压痛及筋结主要出现在肩胛骨内侧缘（肩膀缝）。

以前锯肌损伤时，疼痛、压痛及筋结主要出现在肌腱下角及肩胛骨外侧缘。

### 4.功能活动

胸椎功能活动基本正常，并且每当适当活动后肌肉僵硬感会缓解，疼痛不适感会减轻，即患者主诉中常见的"一个姿势时间长了难受，活动活动反而舒服"。

### 5.体格检查

没有特殊阳性体征，患处可以触摸到筋结或条索，与压痛点相符。

### 6.影像学检查

没有特殊表现，可以见到程度不同的椎骨骨质增生，但与劳损（筋膜炎）可能没有直接联系。

## （五）鉴别诊断

### 内脏牵涉痛

所有胸腔内脏器官的功能性及器质性疾病，都可能于背部出现牵涉痛。常见的能引起后背牵涉痛的疾病有急性心肌梗死、心绞痛、胆囊炎、胆结石、胃痉挛、胃溃疡及肿瘤等，必须注意排除，避免漏诊、误诊。

## （六）治疗对策

背肌劳损（筋膜炎）的特点之一是病处喜按喜暖，得暖得按则痛减，而推拿恰恰可以做到这一点。不论患处的具体部位，推拿治疗肌肉劳损的指导思想是相同的，具体参考"项背肌劳损"。

## 四、胸椎小关节紊乱

## （一）定义

指各种外力因素导致的胸椎间关节或肋椎关节滑膜嵌顿，又称胸椎小关节紊乱，俗称"岔气"。

## （二）相关解剖

### 1.胸椎特点

胸椎有区别于其他椎体的三个特征。

（1）肋凹

在胸椎椎体侧面及横突前面各有一个凹陷，称肋凹，分别与肋骨的肋骨小头关节面和肋结节上的关节面构成肋椎关节。

（2）关节突

胸椎的关节突近似额状位，上椎的下关节突在后、关节面向前，下椎的上关节突在前、关节面向后。这种结构决定胸椎只能在椎间关节上完成上下方向的滑动及侧屈运动，而不能前后运动，所以胸椎没有假性滑脱。

（3）棘突

胸椎棘突斜向下，第1~4胸椎尤其明显，上位胸椎棘突覆盖下位胸椎棘突的2/3，呈叠瓦状。这种结构保证胸椎在椎间关节上只能完成上下方向的轻微活动而不能前后（沿矢状轴）运动，所以胸椎不出现假性滑脱，除非棘突及关节突骨折。

## 2.胸廓部关节

胸廓部关节包括肋椎关节、胸肋关节、肩胛胸壁关节等，临床上常说的胸椎小关节紊乱中涉及的"小关节"，主要是胸椎间关节及肋椎关节。

（1）胸椎间关节

指相邻胸椎上、下关节突构成的关节（图2-4-1）。胸椎间关节基本呈冠状位，脊柱以此关节为轴，主要完成侧屈及屈伸运动。此关节错缝时，主要出现脊柱胸段侧屈及屈伸运动受限。

（2）肋椎关节

由胸椎与肋骨构成此关节，包括肋头关节及肋横突关节（图2-4-2、

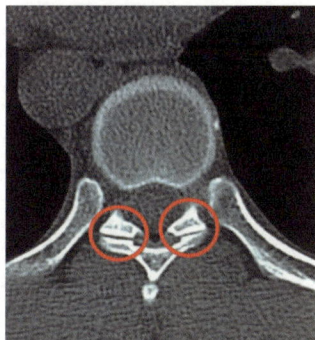

图2-4-1　胸椎间关节

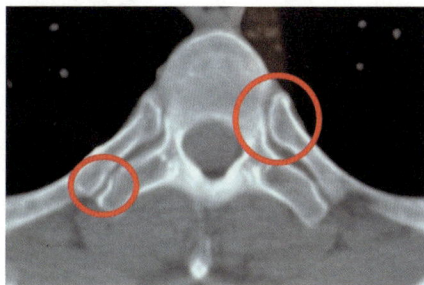

图2-4-2　肋横突关节（左侧）、
肋骨小头关节（右侧）

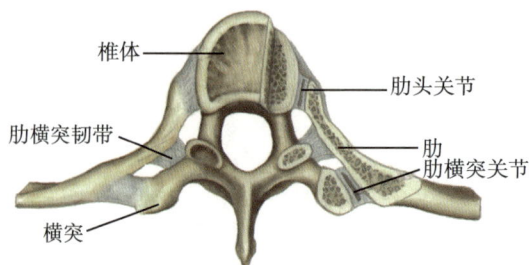

图2-4-3 肋椎关节

（图2-4-3）。以此关节为轴，主要完成提、降肋运动（呼吸运动）。此关节错缝时，主要出现呼吸运动受限。

1）肋头关节

指胸椎侧面的肋凹与肋骨小头构成的关节。

2）肋横突关节

指胸椎横突前面的肋凹与肋骨肋结节之间构成的关节。胸椎间关节与肋椎关节都是典型的滑膜关节，关节囊周围有韧带加强保护，不协调的运动可造成滑膜嵌顿，力量较大时，可同时出现韧带损伤。单纯从肋椎关节的构造上而言，所有的肋椎关节结构是相似的，所以活动度也应基本相同。

（3）肋胸关节（肋胸联合）

指肋骨内侧（前侧）与胸骨之间的连结。肋骨前面借肋软骨，主要与胸骨（及上位肋骨）相连结。

其中，第1肋骨借纤维软骨与胸骨连结，属于直接连结中的软骨连结，能够轻微活动（微动，活动度小）；第2~7肋骨借肋软骨与胸骨构成胸肋关节，肋软骨及胸骨之间存在空隙，两侧关节表面有透明软骨，属于间接连结，活动度较第1肋骨大；第8~10肋骨不与胸骨相连，而是借纤维软骨及疏松结缔组织依次连于上肋，形成肋弓，形成"三位一体"的结构，运动时互相牵制，活动度较第2~7肋骨小；第11、12肋骨为游离肋。

由此可见，第2~7肋骨活动范围相对较大，第8~10肋骨次之，第1肋骨最小。

由于胸廓联为一体，因肋椎关节解剖构造几乎相同，胸肋关节的活动度直接影响并决定了肋椎关节的活动度，从以上解剖特点可以分析得出，第2~7肋骨的肋椎关节活动幅度最大，出现关节错缝的概率最高。

（4）肩胛胸壁关节

胸廓后部借助肌肉、筋膜等软组织与肩胛骨相连，形成肩胛胸壁关节。肩胛骨上缘平第2胸椎，下角平第7胸椎，所以肩胛骨与第2~7肋骨联系紧密。上臂连同肩胛骨的运动，可以牵拉第2~7肋骨随之运动，所以第2~7肋椎关节活动度相对较大，错缝机会多。

### （三）病因病理

#### 1.胸廓不协调运动

使胸椎椎间关节产生上下滑动、震动，或使肋椎关节提升、下降过于频繁的分力，此时力量无需很大，便可出现滑膜嵌顿。如突然猛烈的咳嗽、打喷嚏，以及连续不停、声音高低不同、频率快慢不等的笑等，因此时肋椎关节或椎间关节运动幅度过快，处于不稳定状态。

#### 2.上肢连带肩胛骨运动过于突然

上肢连带肩胛骨的抬举运动，牵拉第2~7肋骨上移，使相应肋椎关节运动幅度过大，或使椎体上移导致椎间关节上下滑动过大，可引起滑膜嵌顿。如跳蹦蹦床时手舞足蹈、推拿时脊柱受到向上的提拉等。

力量较大或动作幅度过大时，除滑膜嵌顿外，还可以同时伴有关节旁韧带、肌肉的损伤。

### （四）临床特征

#### 1.病史

呈典型的急性发作，多数有比较明显的外伤史，如咳嗽、打喷嚏，上肢突然、过度的抬举等，患者多能自知，主诉时说明是由于某个动作导致症状出现。

#### 2.疼痛与压痛

（1）夹脊穴疼痛

疼痛不严重或不痛，并且是胸廓不动时不痛，患者可主诉为"不喘气不痛"。压痛点多数位于椎间关节及肋椎关节处（夹脊穴）。

（2）周围肌肉、韧带疼痛

外力较大或动作幅度较大时可以合并关节周围韧带、肌肉损伤，即无菌性炎症，相应解剖部位有压痛点。

（3）肋间神经痛

局部水肿明显时，可以刺激肋间神经，引发肋间神经痛。

（4）棘突偏歪

有时可以触及棘突偏歪，但并非一定存在。

### 3.功能活动

出现典型的弹性固定，患者不敢随意活动，一切可以造成椎间关节、肋椎关节活动度增加的动作，都可以诱发或加重疼痛，所以患者不敢用力咳嗽、打喷嚏或大笑，不敢高举上肢。

肋椎关节错缝时，呼吸运动受限，不敢深呼吸，否则可引起疼痛加重。椎间关节错缝时，胸椎侧屈运动受限。

不可避免地要咳嗽、打喷嚏时，患者往往要提前按住胸廓，防止胸廓运动幅度过大而导致剧烈疼痛。

### 4.影像学检查

通常影像学检查无特殊的阳性体征，主要是排除骨折、气胸等情况，特别是外力较大或病史较长时。

### （五）鉴别诊断

本病的特点是急性发作，多数有明显诱因且患者自知（因为某一动作导致症状出现），背部如脊柱两旁疼痛但多数较轻微，咳嗽、深呼吸、打喷嚏等动作可以诱发或加重疼痛。脊柱两旁可以找到明显的压痛点。影像学检查大多无异常。

### 1.肋骨骨折

如遇较大外力时，需要排除肋骨骨折（图2-4-4）。肋骨骨折时主要表现为胸背部疼痛，咳嗽、打喷嚏、深呼吸可以加剧疼痛，与本病症状有相似之处。

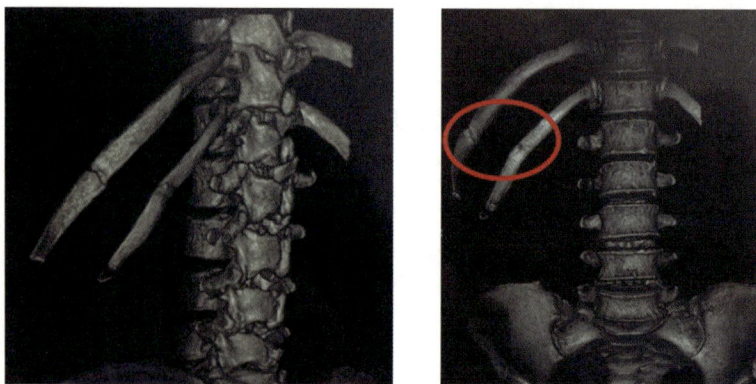

图2-4-4　肋骨骨折

有些年龄较大的患者，在严重的骨质疏松、肿瘤转移等情况下，没有遇明显外力时也有可能出现肋骨骨折，需要注意排除。影像学检查可以明确诊断。

### 2.气胸

有些原发性气胸可能并非由于外力导致或外力很小，程度较轻时患者主要感觉到胸闷、憋气，呼吸运动受阻、不畅快，与胸椎小关节错缝极相似，并且按摩背部后症状可以得到一定程度的暂时缓解，但过后又加重，需注意排除。影像学检查可以明确诊断。

## （六）治疗对策

可针对性地行复位治疗，疗效较快。

### 1.手法

（1）松筋

解除关节周围韧带、肌肉的紧张，缓解疼痛并放松肌肉，有利于复位完成并避免肌肉、韧带再次损伤。具体手法可以选择揉法、推法、颤法等。

（2）复位

解除胸椎滑膜嵌顿的具体方法很多，可以择一而用。

1）扳肩推胸法

患者俯卧，医者一手按住痛点，另一手扳肩前部，双手反方向用力，使关节错位处产生错动，使关节复位。

2）吸气按压法

患者俯卧，医者双手叠按于痛点，先嘱患者吸气然后憋住，再嘱患者呼气，同时手下发力向下旋按，使掌下关节产生错动，使关节复位。

3）仰卧位肘胸归挤法

患者仰卧，双上肢屈肘抱于胸前（肘窝对肘尖）。医者一手按患者肘上，另一手握拳垫于痛点下方，按肘之手向痛点之手发力，使关节产生错动而复位。或医者以己之胸腹部按压在患者肘尖上，一手（左或右手）握拳垫于痛点下方，胸腹部发力按向痛点下方之手，使错位之关节产生错动而复位。

4）膝顶法

患者坐位，双手屈肘，手掌置于脑后。医者一侧下肢屈膝屈髋，足尖踏凳上，并以膝尖顶在痛点后方；双手分别自患者肩上通过，手掌钩住患者肩前，在提拉的基础上使脊柱后仰，当脊柱屈伸轴位于膝尖（病位）时，短瞬向后上方发力（膝尖同时前顶），使错位之关节产生错动而复位。

5）牵引推按法

患者站立，面对助手。一助手与患者相对，站在高处（床上），以叠成束条状的按摩巾横压在错位关节的上节椎体，并从患者双侧腋下穿过，双手紧握，随时准备将患者向上提起。医者站在患者后方，右手自按摩巾下方穿过，掌根置于错位关节上。医者嘱助手将患者提起，同时右手掌根发力前推，使错位之关节产生错动而复位。

6）旋转复位法（宫廷理筋胸椎合法）

患者坐位，一助手固定患者双下肢。医者一手按住痛点，另一手自患者腋下穿过并以手掌勾住患者颈胸部后侧。先使患者慢慢向前屈胸，待脊柱屈伸轴位于痛点时，再使脊柱旋转，使错位之关节产生错动而复位。

7）坐位屈肘端提法

患者坐位，双手屈肘抱于胸前（肘窝对肘尖）。医者立于患者后方，以胸部（垫物）顶按痛点，双手相叠钩住患者肘部，抱紧后短瞬向痛点发力，使错位关节产生错动而复位。

8）坐位抱颈端提法

患者坐位，双手屈肘，手掌相叠置于颈部。医者立于患者后侧，双手分别自患者腋下穿过，手掌置于患者脊柱颈胸部，挟实患者胸廓后再适力适度将患者向后上方（病位）提起，使错位之关节产生错动而复位，注意医者双手不能向前按压患者颈部，以免造成颈部损伤。

9）抱起挺胸法

患者站立，双手屈肘抱头。医者侧立于患者后方，以一侧胸部顶按痛点，双手分别自患者腋下穿过，手掌置于患者脊柱颈胸段后方，以病位为支点，将患者抱起并后仰至双足离地，使错位关节产生错动而复位。

10）上肢提抖法

患者坐位，医者面对患者而立，双手握住患者患侧手指，医者虎口向患者手腕方向，先慢慢抖动患者上肢，待患者完全放松无抵抗时，突然将上肢向上提抖（医者手腕先贴近躯干，再沿躯干、肩、耳方向尽力向上）至极限，牵拉肩胛骨上移，带动肋骨运动，使错位关节错动而复位。

### 2.药物

以外用药为主，消除滑膜炎症及周围韧带肌肉可能存在的急性损伤，避免慢性粘连。

常用药物如双氯芬酸二乙胺乳胶剂、氟比洛芬凝胶贴膏、701跌打镇痛膏等。

## 五、肋软骨炎

### （一）定义

指单纯由于外力因素导致胸锁关节或第1~6胸肋关节（胸肋软骨联合）产生无菌性炎症，以局部疼痛、肿胀为主要临床特征。无菌性炎症也可以出现在肋缘（弓）处，尤其以右侧常见。

### （二）相关解剖

锁骨内侧端与胸骨形成胸锁关节，属于间接连结，活动灵活。关节囊周围有韧带加强。

肋骨内侧端借助纤维软骨与胸骨或上位肋骨连结。肋软骨本身没有血管和淋巴管，营养由软骨膜的毛细血管供应。

第1肋骨借纤维软骨与胸骨柄的肋骨切迹形成直接连结，属于微动性质。

第2~7肋骨借肋软骨直接附着于胸骨，所以第2~7肋骨称真肋，与胸骨之间形成胸肋关节（或称胸肋联合），胸骨与肋骨之间有关节腔存在，关节表面是透明软骨，性质介于直接连结与间接连结之间，活动度较第1肋骨大。

第8~10肋骨不与胸骨直接相连，所以称假肋，而是借助肋软骨依次连于上位肋骨。相邻肋骨之间存在关节，或仅仅是借助韧带连结，形成肋弓，肋弓完全由肋软骨构成。第8~10肋软骨前端只是相互附着，仅借疏松的结缔组织相连，因此具有一定的活动性。软骨缘有腹内斜肌附着，运动不当可以引起损伤。第8~10肋骨之间由肌肉、韧带联为一体，运动时相互牵制，活动度较第2~6肋小。

第11、12肋游离，称浮肋，11肋又称季肋，12肋有时缺失。

有研究认为外伤可以增加肋软骨活动度，引起半脱位，压迫肋间神经，引起肋尖综合征。也有研究认为浮肋与假肋之间存在过渡形式，腹肌的牵拉可以在肋软骨之间产生摩擦力，引发过渡肋综合征。

### （三）病因病理

#### 1.直接外力
外力直接作用于胸肋联合，可造成局部无菌性炎症。

#### 2.胸廓运动过度
（1）上肢（通过胸壁肩胛关节）连结胸廓，上肢运动过度可以导致胸肋联合运动过度，产生无菌性炎症。

（2）过度的呼吸运动可使胸肋联合运动过多，产生无菌性炎症。

（3）长期的不良姿势（如拧身坐位）可挤压胸廓导致其变形，使胸肋联合受力增多，产生无菌性炎症。

#### 3.腹部挤压与牵拉引起
（1）腹部过大（肥胖或妊娠）或坐姿不良（腰部过屈），腹壁直接挤压肋缘部软骨，产生无菌性炎症。

（2）腹肌（腹内斜肌）运动过度，牵拉、挤压肋缘处软骨，产生无菌性炎症。

### （四）临床特征

#### 1.病史
症状常突然出现或反复发作，患者常无法感觉到明显诱因。

#### 2.疼痛
单侧或双侧胸肋关节（胸肋联合）处疼痛，单肋出现或多肋同时发生，以第2~5肋最常见。局部可见肿胀、隆起，有时皮肤颜色略红。10~30岁人群易发。

有些患者在肋缘处（腹内斜肌附着处周围）可以出现类似疼痛，局部可以触及压痛点、筋结或条索。可由坐姿不良或腹部过大挤压肋软骨引起，或由腹肌运动过度牵拉肋软骨引起。

### 3.压痛点

局部可以触及明显肿胀、肥厚及压痛点，有时可以触摸到细小的筋结或条索。

### 4.功能活动

功能活动基本正常，有些患者深呼吸时关节疼痛加重，但不影响正常呼吸。

### 5.辅助检查

X线检查正常，B超检查可提示局部炎性反应。

## （五）鉴别诊断

### 1.心肺系统疾病

疼痛、压痛位于第2~5胸肋关节时，需要与冠心病、心绞痛、肺结核、肺癌等心肺疾病引起的牵涉痛相鉴别。后者一般没有局部肿胀、压痛及肤色改变，影像学及实验室检查有助于鉴别。

### 2.肝胆系统疾病

疼痛、压痛及筋结出现在肋弓（缘）时（尤其是右侧），需要与肝胆疾病如肝炎、胆囊炎、胆结石等引起的牵涉痛相区别。

## （六）治疗对策

### 1.药物

外贴膏药如氟比洛芬凝胶贴膏、双氯芬酸二乙胺乳胶剂等，或中药外敷如骨科熥洗药等。

### 2.手法

局部指揉法配合指颤（振）法，治疗20分钟，可活血化瘀、消肿止痛。

### 3.调养

消除病因，如避免运动过度、坐姿不良、腹部肥胖等。

## 六、胸肋部扭挫伤

## （一）定义

指单纯因外力导致的胸肋部软组织损伤，除外肋骨骨折及肋椎关节错缝等的肌肉损伤。通常所说的"努伤"包含在胸胁部扭挫伤的范畴当中。

## （二）相关解剖

胸胁部指胸廓前面，即胸肋部。此区域主要有肋骨、肋间肌、肋间神经、胸大肌、胸小肌等。这些肌肉在神经的支配下，以肋椎关节为轴，主要完成提、降肋动作（呼吸运动）。

## （三）病因病理

### 1.直接暴力

外力直接撞击在胸壁上，造成软组织损伤，导致局部水肿、渗出，产生无菌性炎症并继发机化、粘连。

### 2.间接暴力

脊柱胸段（胸廓）主动或被动大角度的扭转（如扭身）、屈伸及上肢运动（如健身卧推动作或受到牵拉），造成胸胁部肌肉急性拉伤，引发无菌性炎症，并可继发慢性粘连。

## （四）临床特征

### 1.病史

多数患者有明显的外伤史，损伤后疼痛等症状立即出现。

### 2.疼痛及压痛

疼痛出现在胸肋部，以肋间隙（肋间肌）为主，有时可以出现在胸大肌、胸小肌及前锯肌，甚至出现在上后锯肌。可以触及到明确、固定不变的位于肌肉上的压痛点。

急性期压痛点拒按，可触及肿胀感；慢性期可以触及筋结、条索，喜按。

### 3.功能活动

主动或被动活动胸廓，或咳嗽、打喷嚏时疼痛可以被诱发或明显加重，常因此处于强迫体位，但可以忍痛完成各种动作。

### 4.肋间神经痛

局部肿胀明显或存在筋结，刺激到肋间神经时可以出现肋间神经痛。

### 5.影像学检查

单纯胸肋部损伤时，X线片常无明显异常，主要用于与肋骨骨折、气胸等的鉴别诊断。

### （五）鉴别诊断

本病特点是有明显外伤史。胸肋部疼痛，活动胸廓或深呼吸、咳嗽、打喷嚏时可以诱发或加重症状；可以找到位于肌肉上的明确压痛点，通常位于肋间隙；可出现肋间神经痛；X线片无明显异常。

#### 1.肋骨骨折

肋骨骨折症状与本病极其相似。常表现为疼痛位置固定，活动胸廓或咳嗽、打喷嚏可以诱发或加重症状，可以出现肋间神经痛或呼吸受限，影像学检查可发现肋骨骨折或气胸等阳性体征。

#### 2.胸椎小关节错缝

咳嗽、打喷嚏时可诱发或加重症状，患者不愿意活动胸廓，但疼痛及压痛点主要位于脊柱后部的肋椎关节处（夹脊穴）。

#### 3.带状疱疹

初起时疼痛位于肋间隙且无皮肤改变，容易误诊。应注意询问有无外伤史，疼痛是位置固定还是以串痛为主，带状疱疹可导致沿神经走行的放射痛，压痛点不固定，皮肤有异常感觉。

#### 4.肋间神经炎

肋间神经炎可以引起肋间神经痛，以肋间隙放射痛为主，没有外伤史，压痛点以椎旁夹脊穴为主。

#### 5.内脏牵涉痛

心肺及消化系统疾病可以出现胸廓部牵涉痛，应注意询问病史并及时对症检查，避免漏诊、误治，尤其要注意排除心绞痛、急性心肌梗死。

### （六）治疗对策

#### 1.急性期

以活血散瘀、解痉止痛为主。急性损伤（损伤2小时之内）时首选利多卡因氯已定气雾剂局部使用，或者局部冷敷，建议使用冰水混合物，冷敷20分钟休息10分钟，避免出现局部冻伤。

损伤超过2小时可以选择外用双氯芬酸二乙胺乳胶剂、洛索洛芬钠贴剂或701跌打镇痛膏，或以骨科熥洗药外敷。

### 2.慢性期

局部选择指揉法、弹拨法、按推法等，软坚散结，强调"以痛为腧、不痛用力"；配合使用胸椎合法（宫廷理筋术），恢复正常功能。经过系统治疗均可以痊愈，没有后遗症。

## 七、肋间神经痛

肋间神经痛是一个症状而不是一种疾病。临床上可以引起肋间神经痛的病症有很多，比如肋间神经受到刺激、胸椎小关节错缝、肋间肌损伤、肋骨骨折，以及因感染导致的肋间神经炎、带状疱疹等。明确病因后可对症处理，具体相关疾病诊治方法参见本节。

# 第三章　腰部筋伤

在运动系统中，腰部由腰椎、骨连结（椎间盘、椎间关节）及椎旁肌肉、韧带构成。其中，椎间盘和椎间关节构成的骨连结是运动的轴心，腰椎（高度）是运动的杠杆，椎旁肌肉是运动的力量来源。

在神经系统的支配之下，三者相互配合，完成腰部的各种功能活动。三者之间任何一个环节出现问题，都会影响腰椎的功能活动。

因此，腰部筋伤主要包括椎间盘、椎间关节及椎旁肌肉、韧带等的病变，以腰痛和腰部功能活动受限为主要临床特征。

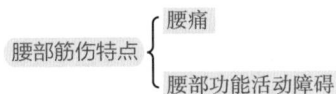

$$
腰部筋伤特点\begin{cases} 腰痛 \\ \\ 腰部功能活动障碍 \end{cases}
$$

虽然腰部筋伤可以引起腰痛和腰椎功能活动受限，但临床上能够引起腰痛及腰椎功能活动受限的疾病，却不局限于腰部筋伤病，许多属于内、外、妇科的疾病可以引起腰部牵涉痛，临床上应注意鉴别，以防误诊、漏诊。

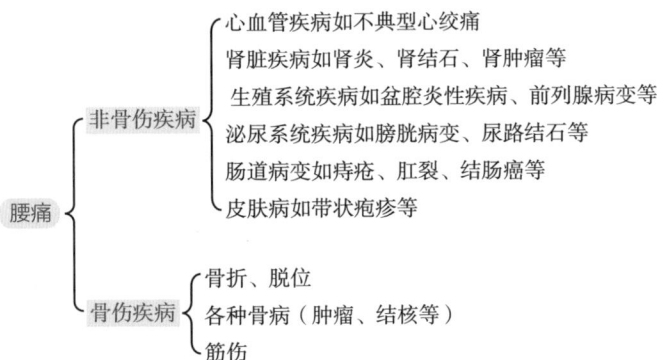

$$
腰痛\begin{cases} 非骨伤疾病 \begin{cases} 心血管疾病如不典型心绞痛 \\ 肾脏疾病如肾炎、肾结石、肾肿瘤等 \\ 生殖系统疾病如盆腔炎性疾病、前列腺病变等 \\ 泌尿系统疾病如膀胱病变、尿路结石等 \\ 肠道病变如痔疮、肛裂、结肠癌等 \\ 皮肤病如带状疱疹等 \end{cases} \\ \\ 骨伤疾病 \begin{cases} 骨折、脱位 \\ 各种骨病（肿瘤、结核等） \\ 筋伤 \end{cases} \end{cases}
$$

为了便于临床诊断、治疗，我们按照发病的急缓、病史的长短，以1周为界限，简要地把腰部筋伤归纳为急性与慢性两大类。

```
                            ┌ 单纯肌肉、韧带损伤
               ┌ 腰扭伤 ┤ 单纯腰椎小关节错缝（滑膜嵌顿）
          ┌ 急性 ┤          └ 肌肉、韧带损伤合并小关节错缝
          │    │
  腰部筋伤 ┤    └ 腰椎间盘突出症
          │    ┌ 腰肌劳损（筋膜炎）
          └ 慢性 ┤
               └ 腰椎间盘突出症
```

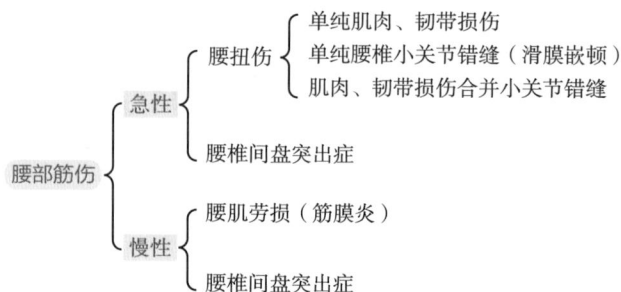

## 一、急性腰扭伤

### （一）定义

指在外力作用下，腰部肌肉、韧带出现急性损伤或腰椎椎间关节滑膜嵌顿。

依据临床表现的不同，临床上既可以分别诊断为单独的腰部肌肉损伤、腰部韧带损伤、腰椎小关节滑膜嵌顿，也可以诊断为急性腰扭伤（即肌肉、韧带损伤合并椎间关节错缝）。

### （二）相关解剖

急性腰扭伤是指外力造成的腰部软组织急性扭伤，要具体诊断组织损伤部位，必须明确腰部的解剖结构。腰椎、骨连结（椎间盘与椎间关节）、椎旁韧带与肌肉，共同组成了脊柱腰段。外力（如扭伤）可造成以上任一结构出现损伤，如腰部肌肉损伤、腰部韧带损伤、腰椎间小关节错位，其中椎间盘损伤归于急性椎间盘突出症。

1.肌肉

腰部肌肉主要包括背肌、腰方肌、髂腰肌等。背肌可以分为背长肌及背短肌。背长肌主要包括竖脊肌和夹肌。背短肌主要包括横突棘肌、棘间肌及横突间肌等（图3-1-1）。

（1）竖脊肌

又称骶棘肌，是位于脊柱两侧的纵行肌群，属于第1层腰部肌肉。起点可分为筋膜部和肌性部两部分。筋膜部起于腰背肌筋膜，肌性部起于骶髂后韧带、髂嵴上部。肌纤维纵向走行，主要分为3束。

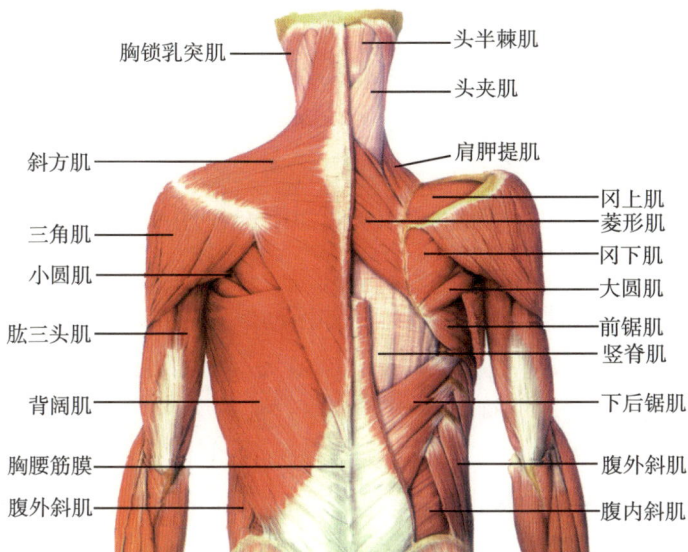

图3-1-1　腰部肌肉

肌肉标注（从上到下，左侧）：胸锁乳突肌、斜方肌、三角肌、小圆肌、肱三头肌、背阔肌、胸腰筋膜、腹外斜肌

肌肉标注（从上到下，右侧）：头半棘肌、头夹肌、肩胛提肌、冈上肌、菱形肌、冈下肌、大圆肌、前锯肌、竖脊肌、下后锯肌、腹外斜肌、腹内斜肌

1）髂肋肌

髂肋肌位于最外侧，分为腰、胸、颈3部分。其中腰髂肋肌起于腰背肌筋膜、骶髂后韧带、髂嵴，肌纤维向上走行，跨过3~5节椎体后，止于胸部肋骨的肋角。髂肋肌主要负责脊柱的侧屈。

2）最长肌

最长肌位于中间部分。同样可以分为腰、胸、颈3部分。其中腰最长肌起于腰背肌筋膜、骶髂后韧带、髂嵴及下位椎体的横突背侧，肌纤维向上走行，跨过3~5节椎体后，止于上位椎体的横突背侧。最长肌主要负责脊柱的背伸。

3）棘肌

位于内侧，主要由筋膜构成，紧贴在棘突两侧，起于下位棘突、止于上位棘突，从上腰部延展到下颈部（下腰部此肌缺失），起到稳定脊柱的作用。腰部急性扭伤时，竖脊肌因起到保护脊柱的作用而处于痉挛状态。

处于站立位时，竖脊肌基本处于放松状态，此时身体重量平均传递到椎体及椎间盘，由直立位向前弯腰时，竖脊肌开始紧张（收缩做功），腰椎完全屈曲位（即弯腰大于60°）时，肌肉松弛。由前屈位开始后伸运动时，肌肉重新收缩，至直立位（中性位）时放松。

腰椎间盘突出症患者站立时患处不痛（无下肢放射痛），弯腰时反而出现疼痛，提示疼痛不是因重力挤压椎间盘造成膨出程度加重引起的，而是由于肌肉做功时收缩紧张，导致椎间隙变窄，挤压椎间盘使其膨出程度增加导致的。

骶棘肌的下附着点位于骶骨侧嵴，即横突融合后留下的嵴状突起，若受到持续性纵向牵拉（如腰椎牵引）可以引起损伤，压痛点位于肌肉附着处（八髎穴）。

腰部屈伸运动时，腰椎可随之屈伸活动，但骶骨不动，腰骶之间成为骶棘肌动与不动的交界处，故损伤几率最大。压痛点通常位于第5腰椎旁的腰骶髂三角区，即第5腰椎横突与骶骨、髂骨之间。

（2）横突棘肌

横突棘肌属于第2层腰部肌肉。位于竖脊肌深层，其特点是连接上位椎体与下位椎体的横突与棘突之间，通常可跨越2~3节椎体。依据位置不同，由浅入深又分3层，分别是半棘肌、多裂肌、回旋肌。

1）半棘肌

半棘肌可以分为胸半棘肌、颈半棘肌及头半棘肌，该肌于腰部缺失。位于棘肌深层，起于第2颈椎至第12胸椎横突，肌纤维斜向上内走行，跨过4~6节椎体后止于上位胸椎、颈椎棘突及枕部上项线，起点靠近横突尖，止点靠近棘突尖。该肌主要作用是旋转脊柱骨。

2）多裂肌

多裂肌位于半棘肌深层，起于下位椎体横突，颈部部分起于椎体关节突，肌纤维斜向上内走行，跨过2~4节椎体后，止于上位椎体棘突。该肌主要是使脊柱背伸，腰部部分可以加大腰椎前凸度，在颈、胸部分可防止椎体滑脱。

3）回旋肌

回旋肌位于多裂肌深层，连结于下位椎体的横突与上位椎体的棘突（和椎板）之间。根据所处的区段不同，分为颈回旋肌，胸回旋肌和腰回旋肌。胸段回旋肌最发达。起自横突，止于上2~3节脊椎的棘突根部。主要功能是加强脊柱的稳定性，同时也可以参与动作，两边同时发力可使脊柱后伸，单侧用力时可使躯干同侧屈曲，对侧旋转。

（3）横突间肌与棘突间肌

横突间肌与棘突间肌属于第3层腰部肌肉。位于横突棘肌深层，分别连接于相邻椎骨的横突与棘突。主要作用是维持脊柱的稳定，是重要的脊柱核心肌群。在竖脊肌没有收缩之前，横突间肌、棘突间肌、横突棘肌（既半棘肌、回旋肌、多裂肌）必须首先收缩，以维持住脊柱稳定。

1）横突间肌

连接于相邻椎骨的横突之间，头外侧直肌属于此肌的最高部分。

2）棘突间肌

左右成对，连接于相邻椎体的棘突之间，即棘间韧带的两侧，此肌在颈、腰部最发达。

（4）腰方肌

起于第1~4腰椎横突及第12肋下缘，肌纤维斜向下外方走行，止于髂嵴及髂腰韧带。

（5）髂腰肌

由髂肌及腰大肌组成，受腰丛支配。腰大肌起于第12胸椎及第1~5腰椎椎体侧面、椎间盘及横突根部前面，髂肌起于髂窝，两者肌纤维斜向前下外方合为一体，穿过骨盆，经过髋关节前面，止于股骨小转子尖（图3-1-2）。

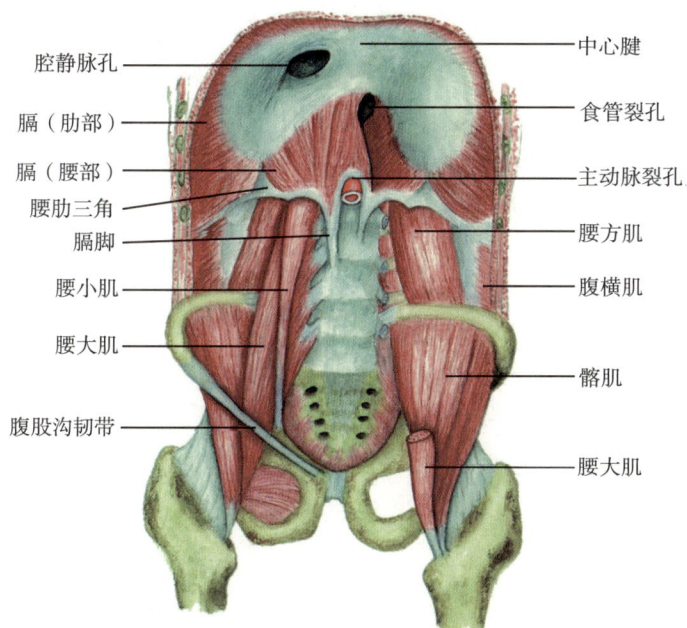

腔静脉孔　　　中心腱
膈（肋部）　　食管裂孔
膈（腰部）　　主动脉裂孔
腰肋三角　　　腰方肌
膈脚　　　　　腹横肌
腰小肌
腰大肌　　　　髂肌
腹股沟韧带　　腰大肌

图3-1-2　腰部肌肉腹壁侧观

2.肌肉间隙及筋膜

（1）腰大肌间隙

在第4腰椎椎体外侧，横突、横突间韧带、横突间肌及腰方肌前面，腰大肌及其筋膜后面，存在一个间隙，称腰大肌间隙。体表投影位于第4腰椎棘突下方3cm，旁开3~5cm，近关元俞、天枢穴。支配下肢的腰、骶丛神经在此交织、通过，此处麻醉可以阻滞下肢所有神经。

腰方肌及腰大肌肿胀、痉挛可导致此间隙变小，可以挤压支配下肢的所有神经，出现相应的临床症状，如干性神经压迫症状。

（2）髂腰肌筋膜

覆被在髂腰肌前面的筋膜，称髂腰肌筋膜。同理，覆盖腰大肌的亦称腰筋膜，髂腰肌筋膜内侧缘固定于脊柱，外侧与腰方肌筋膜连结。

髂腰肌筋膜及其包裹的髂腰肌是一个密闭的腔隙，内有股神经及股外侧皮神经通过，前方是腹股沟韧带，后侧及外侧是髂骨，内侧是耻骨梳韧带。由髂腰肌损伤引起的血肿可压迫股神经从而造成神经麻痹。

（3）腰背肌筋膜

腰背肌筋膜是腰背部最肥厚、坚韧的筋膜，具有紧束腰部肌肉、加强腰椎稳定性的作用。依据解剖位置的不同，可以分为前、中、后三层。前层即腰方肌筋膜，覆盖在腰方肌前面，最薄弱。起自腰椎横突前面及椎体的基底部，在腰方肌外缘与中、后层融合成一体，形成腹横肌腱膜（图3-1-3）。

中层附着于腰椎横突尖，上部附着于第12肋，下部附着于髂嵴。覆盖在竖脊肌前面，骶棘肌与腰方肌之间。

后层最厚，附着于棘突及棘上韧带，向上与胸部筋膜延续，在骶棘肌后面形成坚韧的背膜，其后方是背阔肌、下后锯肌。

腰肌筋膜中层和后层分别包裹在骶棘肌的前面与后面，在骶棘肌外侧，前、中、后层筋膜融合在一起，形成腹横肌腱膜，作为腹横肌的起始部。

腰背肌筋膜能够保护肌肉，加强对腰部的支撑，并且是骶棘肌、背阔肌、腹横肌的起点。较大的牵拉力可以通过肌纤维传递到筋膜，造成腰背肌筋膜撕裂，出现损伤继而产生急性无菌性炎症。

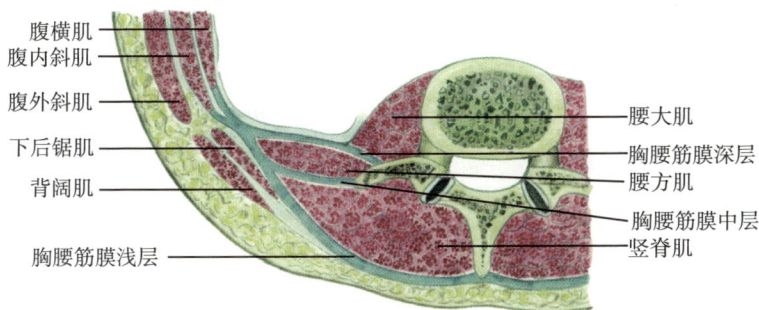

图3-1-3 腰部筋膜横断面

腹横肌
腹内斜肌
腹外斜肌
下后锯肌
背阔肌
胸腰筋膜浅层

腰大肌
胸腰筋膜深层
腰方肌
胸腰筋膜中层
竖脊肌

### 3.韧带

韧带主要包括棘上韧带、棘间韧带、短韧带、黄韧带、后纵韧带、前纵韧带等。韧带的主要作用是维持脊柱的稳定性，被动承受外力。

以脊柱椎间盘为界限，位于椎间盘（脊柱运动轴）前方的韧带可以限制脊柱过度后仰；位于脊柱后方的韧带可以限制脊柱过度前屈。

由于脊柱运动的轴心是椎间盘和椎间关节，越远离运动轴心的韧带在脊柱过度前屈及后伸时越容易损伤（图3-1-4）。

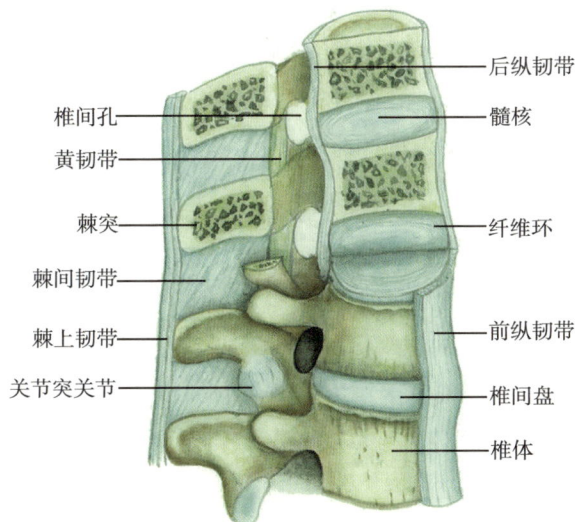

椎间孔
黄韧带
棘突
棘间韧带
棘上韧带
关节突关节

后纵韧带
髓核
纤维环
前纵韧带
椎间盘
椎体

图3-1-4 脊柱韧带

（1）前纵韧带

附着在椎体前面，宽阔但薄弱，可以限制脊柱过度后仰。由于限制脊柱后仰的主动力量是腹肌，所以前纵韧带受到牵拉损伤的机会较少，受到椎间盘挤压而损伤的几率相对较大。

（2）后纵韧带

位于椎体后侧，窄而厚。可以限制脊柱过度前屈。由于后纵韧带靠近椎间盘运动轴心，前屈时受到的牵拉力相对较小，因此急性腰扭伤时受伤的几率较小，容易受到椎间盘的持续挤压而损伤。

（3）黄韧带

位于相邻椎体的椎弓之间，可以限制脊柱过度前屈。

（4）短韧带

位于相邻椎体的横突之间，又叫横突间韧带，可以限制脊柱过度前屈。

黄韧带、短韧带与棘上韧带及棘间韧带相比，在脊柱前屈的过程中受到的牵拉力相对较少，损伤几率小。

横突间韧带可以分为内、外两部分，内侧部分由上到下逐渐增厚，外侧部分在上腰段发育不良，仅为薄薄的筋膜，但在下腰段相对肥厚，并且下2节腰椎的横突间韧带参与构成髂腰韧带，第5腰椎及第1骶椎的横突间韧带便是髂腰韧带的腰骶部部分。

20岁以后，韧带的腱性组织开始发生退变，发生断裂、出现空腔，力量下降，对椎间盘的保护力量下降。该种情况多发生在第5腰椎到第1骶椎之间，也是椎间盘突出的原因之一。

（5）棘间韧带

位于相邻椎体的棘突之间，前面与黄韧带相连，后面与棘上韧带相接，可以限制脊柱的过度前屈。棘间韧带没有棘上韧带坚韧，由胶原纤维和少量弹性纤维构成，薄而无力。

脊柱过度前屈时棘突间隙增大，棘间韧带受到牵拉，若失去棘上韧带保护时（如棘上韧带损伤），可以出现牵拉伤。导致相邻椎骨棘突间隙增大，棘突之间出现压痛点。

（6）棘上韧带

棘上韧带极其坚韧，呈条索样附着于椎体的棘突尖上，起于尾骨，止于枕外隆凸。可以限制脊柱过度前屈。

棘上韧带距离脊柱运动轴心最远，脊柱前屈时受力最大，加之过度前屈时（超过90°）竖脊肌松弛，棘上韧带为稳定脊柱而受力增加，所以损伤几率最大，多出现在第5腰椎到第1骶椎之间，压痛点多位于棘突尖上。棘上韧带损伤后，棘间韧带受力增加，容易出现连带损伤。

在临床上，当腰椎前屈超过90°，竖脊肌松弛时，为稳定脊柱，棘间韧带及棘上韧带受力最大，损伤几率增加，尤其是在扭转腰部、旋转半径较大时。

4.椎间关节

由相邻椎体横突上相对应的上、下关节突构成，属于典型的滑膜关节。

在椎体出现不协调运动时，滑膜运动与纤维层不同步，有可能被嵌顿在关节面之间，形成滑膜嵌顿（腰椎小关节错缝）。

### （三）病因病理

1.病因

（1）外力

必要的外力是造成急性腰扭伤的首要条件。外力力量可以较小，有时可不易察觉，但足以使肌肉由于突然动作而产生急性痉挛或出现轻度撕裂伤，或者造成椎间关节滑膜嵌顿。

这种使肌肉痉挛、损伤或椎间关节错缝的力量，既可以来源于外部，如各种主动或被动运动，也可以来自于自身的肌肉收缩，如咳嗽、打喷嚏。

（2）特殊角度

在特殊角度下更容易造成急性腰扭伤。在正常的直立位下，腰椎的稳定由椎骨、椎间盘、椎间关节、肌肉、韧带等共同维持。当人体前屈、后伸或侧屈时，因结构之间受力面积减小，椎骨、椎间盘及椎间关节对脊柱的稳定作用下降，肌肉、韧带受力增加，容易出现损伤。

以椎间关节为例，正常直立时，椎间关节的受力面（接触面）可以看作是两条线；由直立位转为前屈位时，椎间关节的受力面（接触面）由原本两条线转变为前端的两个点；再如左转弯腰伸手取物，右侧的受力点应力减小，左侧独自支撑，则左侧受力点承受的应力增加、脊柱稳定性下降，此时如果受到外力或肌肉的突然收缩力，极有可能造成关节滑动而形成滑膜嵌顿（错缝）。

再如弯腰超过60°，此时竖脊肌放松，腰部稳定性最差，腰部韧带受力骤然增加，如果此时出现急剧的腰部前屈或旋转，极容易损伤腰部韧带、筋膜。

（3）消除应力不及时

突然受到外力时，注意力不集中，不能及时抵抗应力是造成腰扭伤的条件之一。

注意力集中时，肌肉处于随时可以应激收缩、放松的状态，损伤概率低。例如在冰面上行走时，虽然冰面较滑，但由于注意力集中，肌肉在不停地随时收缩、放松以维持脊柱平衡，所以滑倒的机会和肌肉损伤的几率不高。在不经意的状态下，突然的体位改变，如正常行走时脚下一滑，肌肉来不及调整状态，容易出现损伤。

（4）寒凉刺激

在寒凉刺激下，分布在肌肉上的末梢神经敏感度下降，肌肉较平时僵硬，灵敏度、反应能力降低，容易出现不协调运动而损伤。可以这样理解，绝对大的外力或者超出生理活动范围极限的动作（即超过肌肉、韧带的承受极限），会造成肌肉、韧带损伤。而较小的外力，在特殊的角度、不经意的状态下，也可以造成肌肉、韧带的损伤或者小关节错缝。

2.病理

（1）肌纤维痉挛

外力牵拉可导致肌纤维持续性、应激性收缩，此外因钙离子能够抑制末梢神经的兴奋性，防止肌肉持续性收缩、痉挛，若运动过度导致钙离子消耗过大，或寒凉刺激导致局部血液循环障碍，钙离子来源不足，均会导致肌纤维痉挛，处于持续收缩状态。

小关节错缝（滑膜嵌顿）后，为避免滑囊被过度挤压，脊柱处于强迫体位，致使肌肉处于持续牵拉状态而痉挛。

初期疼痛多数来源于肌肉痉挛对末梢神经的机械性牵拉（物理刺激）；后期疼痛主要来源于肌纤维持续痉挛产生的代谢产物刺激末梢神经（化学刺激）。

（2）筋膜韧带损伤

由于动作突然或力量较大，超出肌肉韧带的承受能力，或运动范围过大，超出肌肉韧带的生理范围，均可造成肌肉筋膜或肌腱韧带附着处出现牵拉伤。

（3）滑膜嵌顿

由于动作过于突然，造成椎间关节滑膜运动与周围结构不同步，出现滑膜折叠或被卡压在关节缝内。所以急性腰扭伤可以分为单纯肌肉痉挛，单纯筋膜、肌肉、韧带牵拉伤，单纯滑膜嵌顿或兼而有之。从治疗效果而言，滑膜嵌顿与肌肉痉挛基本可以一次治愈，肌肉、筋膜、韧带牵拉伤依据程度不同，通常需要治疗3~5次。

（四）临床特点

1.病史

有明显外伤史，患者多于主诉中告知疼痛于伤后立刻出现并逐渐加重，一般24小时左右症状最严重。

一般来说，若损伤时所受外力不大，症状表现为伤后立刻不敢动，不动不痛、动则痛剧，脊柱处于强迫体位（固定的某一角度），则滑膜嵌顿的可能性较大；若外力较大，可能是肌肉、筋膜、韧带损伤；若伤后即时疼痛不重，在持续工作姿势（如久坐）半天或一天后疼痛反而加重，则肌肉、筋膜、韧带损伤的可能性大。

外力较小但角度较为特殊时，容易造成滑膜嵌顿，如弯腰干活时突然扭转身体或咳嗽、打喷嚏。主动做功且阻力较大时容易出现肌肉损伤，如弯腰搬重物但没搬起来或搬不动时滑落。运动范围超过生理极限时容易造成肌肉或韧带损伤，如过度前屈脊柱。

韧带损伤只出现在受到过度牵拉时，肌肉损伤既可以出现在受到过度牵拉时，也可以出现在主动收缩时。

2.疼痛

以痉挛性疼痛或刺痛为主，有时表现为胀痛，疼痛的部位与受损肌肉、韧带的解剖学位置相符。痉挛性疼痛大多由于肌肉痉挛或损伤，刺痛大多由于滑膜嵌顿。

3.压痛点

不同肌肉韧带的损伤，有明确的压痛点，位置固定且拒按。压痛点多位于棘突尖、棘突之间、棘突旁（夹脊穴）、脊柱两侧（竖脊肌）、髂嵴等位置，这些部位基本是肌肉、韧带的附着处（受力点）。

棘上韧带、棘间韧带损伤时，压痛点位于后正中线（督脉）棘突尖上或棘突间隙。

肌肉损伤时，一方面可以触摸到紧张、痉挛、僵硬的肌腹，一方面可以找到指示具体损伤位置的压痛点。横突棘肌（多裂肌、回旋肌）、横突间肌及棘突间肌损伤时，压痛点位于棘突与横突之间（夹脊穴）；竖脊肌受损时压痛点多位于脊柱两侧，即横突背侧（膀胱经背部循行线），以胸腰结合部、腰骶髂三角或周围为主，因腰骶髂三角为肌肉活动相对较多的部位，八髎穴为肌肉附着处。腰方肌损伤时，压痛多位于髂嵴；腰大肌损伤时，压痛点多位于横突尖及前侧。

### 4.干性神经压迫

除单纯的小关节错缝和韧带损伤外，较严重的肌肉扭伤尤其是腰大肌、腰方肌损伤可以导致典型的干性神经压迫，出现放射痛，即疼痛由腰部沿神经走行方向串痛。一方面可因肌肉痉挛变粗直接压迫神经干而引起，也可因水肿、渗出形成的局部占位引起局部压力增高刺激神经干引起。

例如，腰大肌损伤出现痉挛、水肿或渗出时，髂腰肌筋膜绷紧，行走于髂腰肌筋膜及腰大肌之间的股神经、股外皮神经可能受到挤压，从而出现大腿前面及外侧区域的放射痛；如果腰大肌或腰方肌肿胀明显，可以导致腰大肌间隙变窄，可以挤压行于其间的所有腰丛及骶丛神经，出现下肢放射痛（包括坐骨神经痛）。

所以，急性腰扭伤可以出现下肢神经放射痛（腿上串痛），需要与腰椎间盘突出症引起的根性神经痛相鉴别（借助屈颈试验、颈静脉压迫试验等），股神经痛、坐骨神经痛并不是腰椎间盘突出症的专有症状。

### 5.功能活动

不管是单纯的小关节错缝，还是单纯的肌肉、韧带损伤，都会出现明显的功能活动受限，并各有特征。

单纯的棘上韧带、棘间韧带损伤时，仅表现为脊柱过度前屈时疼痛加重（韧带受到牵拉），但脊柱后仰动作无障碍（此时韧带不做功）。但当韧带损伤较重，局部水肿、渗出比较明显时，后仰动作亦受限，因后仰时相邻棘突尖端靠近，棘突间隙减小，对局部水肿造成机械性挤压，使疼痛加重。

单纯肌肉损伤时，表现为肌肉在主动收缩及受到被动牵拉时均出现疼痛。以竖脊肌为例，主动抗阻力后伸脊柱时疼痛，因此时肌肉主动收缩，被动前屈时同样会出现疼痛，因此时肌肉受到牵拉。但单纯肌肉损伤的特点是尽管存在疼痛，患者依然可以完成预定动作并基本达到生理活动范围，即患者可以一边忍痛，一边慢慢完成弯腰动作并可达到90°左右。

单纯椎间关节滑膜嵌顿时，可出现典型的"弹性固定"，即脊柱固定在某一个角度无法屈伸，患者以强迫体位就诊，有脊柱"不动不痛，动则剧痛"的特点，相对容易鉴别。

6.小关节错缝、肌肉损伤、韧带损伤的鉴别

滑膜嵌顿：损伤的外力可较小，有时甚至是因为转身、咳嗽、打喷嚏而引起，压痛点位于夹脊穴，脊柱处于明显的强迫体位，不敢有任何的屈伸改变，不动几乎不痛，动则疼痛剧烈。

肌肉损伤：损伤的外力较大或由运动范围过大引起，既可以是因为主动做功，也可以是因为受到被动牵拉，压痛点位于肌肉附着处或肌腹上（横突尖、横突背侧、髂嵴），虽然屈伸脊柱时可引起疼痛加重，患者常因疼痛而不愿意活动，但多数可以忍痛活动，通常可不影响正常活动范围。损伤后无论是肌肉主动收缩牵拉脊柱运动，还是受到过度被动牵拉，都可以导致疼痛加重。

韧带损伤：只出现在肌肉受到过度牵拉时，压痛点位于棘突尖或棘突间隙，过度前屈时疼痛加重，后仰时基本不受影响，严重损伤时除外。

7.特殊体征

（1）腹压增高试验阳性

包括仰卧挺腹试验、直腿后伸试验、床边试验等。在实际临床中，选择其一进行检查即可，此外也可以从问诊中得知患者是否在咳嗽、打喷嚏时引起腰痛加剧，以此来判断。

1）仰卧挺腹试验阳性

患者仰卧于床上，双足及肩背部着力，腰部及腹部肌肉用力，使腰部抬离床面，引起腰部疼痛及下肢放射痛为阳性。

2）直腿后伸试验阳性

患者直立，一腿受力、另一腿膝关节伸直并尽量后伸，引发腰部疼痛或下肢放射痛为阳性。

3）床边试验阳性

患者仰卧于床上，一侧下肢置于床外并伸直，使膝关节下垂，引发腰

部疼痛及下肢放射痛者为阳性。

腰扭伤时以上试验疼痛均出现在关节错缝及肌肉、韧带损伤处，较少出现下肢放射痛。腹压增高试验及咳嗽、打喷嚏等，都会使腰部肌肉出现主动或被动运动，肌肉有损伤时，任何主、被动运动均会引起疼痛加重。

（2）直腿抬高试验阳性

患者仰卧于床上，双下肢伸直，一侧下肢保持膝关节伸直并慢慢抬离床面，正常时可以顺利抬高到60°或以上且没有任何不适感。如果在抬离床面的过程中出现疼痛，为阳性。

腰扭伤时直腿抬高试验为阳性，因为直腿抬高动作除需要腰大肌主动收缩外，腰部其他肌肉也要同时紧张用力以维持脊柱稳定，故处于主动收缩做功状态，一旦腰部肌肉有损伤，直腿抬高时必然会引起疼痛加重，出现阳性体征，此时疼痛位于腰部肌肉损伤部位。

直腿抬高时坐骨神经受到牵拉，可以自椎间孔处向外延伸2~3mm，正常情况下坐骨神经与周围组织之间存在合理间隙，两者之间没有摩擦，所以无任何症状。当周围结构占位（椎间盘突出、肌肉痉挛变粗）刺激、挤压坐骨神经时，则可引起神经放射痛。

直腿抬高动作以髋关节为轴，如遇髋关节脱位或髋臼、股骨头出现解剖学改变，直腿抬高动作肯定受到影响而出现阳性体征，此时疼痛出现在关节内部。

直腿抬高动作以股骨、胫骨为杠杆，当股骨、胫骨出现骨折时，直腿抬高试验阳性，此时疼痛出现在骨折部位。

直腿抬高动作以股四头肌为主动肌（动力源），当股神经受损或股四头肌损伤时，直腿抬高试验阳性，此时疼痛出现在股四头肌，可兼见股四头肌张力下降、萎缩。

直腿抬高动作以腘绳肌及小腿三头肌为主要拮抗肌，当腘绳肌及小腿三头肌紧张、挛缩时，直腿抬高试验阳性，疼痛位于腘绳肌或腓肠肌上。

直腿抬高动作需要骨盆参与，当骶髂关节错缝或耻骨联合分离时，直腿抬高试验阳性，疼痛位于骶髂关节缝或耻骨联合处。

（3）直腿抬高加强试验阴性

直腿抬高加强试验是患者平卧于床上，双下肢伸直，医者在保持患肢伸直状态下将其慢慢抬起至放射痛出现与未出现的临界点（无疼痛出现时）并保持住，再使踝关节尽量背伸，引发放射痛者为阳性。

直腿抬高加强试验属于下肢及腰部的被动运动，不需要肌肉主动收缩，可以排除由于肌肉肿胀、痉挛引起的干性神经放射痛，是区别肌肉损伤引起的干性神经放射痛与椎间盘突出引起的根性神经放射痛的主要鉴别方法之一。

直腿抬高加强试验可以牵拉坐骨神经在椎间孔内下移1~2mm，正常时此试验不引发不适感。如果患者腰椎间盘突出，凸出的髓核则可以刺激、挤压坐骨神经，引发坐骨神经放射痛，为阳性。所以直腿抬高加强试验是腰椎间盘突出症的确诊检查之一。

直腿抬高加强试验还可以区别、鉴别由于髋关节病变、股骨或胫骨骨折、主动肌及拮抗肌原因引起的直腿抬高试验阳性，借以排除相应病变。

（4）屈颈试验阴性

屈颈试验是患者仰卧于床上，医者托扶患者枕部使患者屈颈，下颌尽量靠近胸骨。此动作可以牵拉脊髓及脊神经向上移动2~3mm，正常时脊髓及脊神经与周围结构之间存在合理间隙，二者之间没有任何摩擦，所以没有任何不适感，为阴性。

当椎管内或椎间孔处有占位时（椎间盘突出、椎管内肿瘤等），脊髓或脊神经与占位组织相互摩擦，引发神经放射痛，疼痛从刺激、压迫处开始至神经末梢，为阳性。

屈颈试验阳性，提示椎管内或椎间孔处有占位，且已经与脊髓或脊神经产生摩擦，但确定该占位的具体性质（突出的椎间盘、肿瘤、囊肿等），还需要配合其他检查鉴别诊断，例如椎间盘突出时可以出现屈颈试验阳性，但屈颈试验阳性不一定是椎间盘突出。

屈颈试验是被动运动，主要是引起脊神经向上牵拉，参与的肌肉主要是颈、胸部肌肉，与腰部肌肉无关，因竖脊肌虽然经连颈部，但属于短肌，腰部竖脊肌不参与颈部活动，所以腰部肌肉损伤时，屈颈试验为阴性。

（5）颈静脉压迫试验阴性

颈静脉压迫试验是医者以拇、食指或双侧拇指分别适度按压在患者颈部双侧的颈静脉压力感受器上，按压1分钟左右。此目的是通过刺激压力感受器，使椎管内压力升高，使脑脊液自椎管内流向椎管外，并同时推挤脊神经外移。正常情况下脊神经与周围组织之间存在合理间隙，可以顺利外移，所以无异常感觉，为阴性。

当椎间盘突出或椎间孔处有其他占位时，脊神经在外移的过程中，可以与凸出物产生摩擦，引发根性神经放射痛，疼痛从椎间孔处开始延伸至末梢。

颈静脉压迫试验阳性时，提示该神经周围有占位，但不能明确这个占位的性质（肿瘤、椎间盘突出），需要结合其他检查以明确诊断，例如腰椎间盘突出时，颈静脉压迫试验可以为阳性，但阳性时不一定都是腰椎间盘突出。

颈静脉压迫试验主要是通过增加椎管内压力，促使脑脊液外流并推挤脊神经外移，与肌肉无关，所以腰部肌肉损伤时该试验为阴性。

直腿抬高加强试验、屈颈试验、颈静脉压迫试验，是在患者腰部急性外伤后出现神经放射痛（坐骨神经痛）时，鉴别是属于单纯腰部肌肉扭伤还是腰椎间盘突出引起的主要定性检查方法，阳性者倾向为腰椎间盘突出症，阴性者通常属于肌肉损伤。

8.影像学检查

单纯腰扭伤在X线正位片上可以见到脊柱侧弯或脊柱旋转，由两侧肌肉力量不对称引起，或见到单一椎体棘突偏歪。但应注意棘突偏歪可能与发生的急性腰扭伤没有必然的练习，因为存在先天棘突偏歪的情况，且正常情况下，棘突在一条直线上的情况也较少。X线侧位片上可以见到脊柱生理曲度改变，棘突间隙增宽等。

由于任何年龄段的人都可以出现急性腰扭伤，患过腰椎间盘突出症的人群也可以出现急性腰扭伤，所以虽然X线片上可以见到腰椎椎骨骨质增生、椎间隙变窄、MRI检查可以见到椎间盘突出、椎管狭窄等，但这些影像学征象可能早就存在，与发生的急性腰扭伤可能没有必然联系。

（五）鉴别诊断

1.内脏疾病牵涉痛

许多内脏疾病导致的牵涉痛可以放射到腰部或骶部，临床要注意排除，以免贻误病情。

常见疾病包括肾炎、肾结石、输尿管结石等泌尿系统疾病；盆腔炎、附件炎、前列腺炎等生殖系统疾病；痔疮、直肠癌等消化系统疾病；心绞痛、主动脉夹层、急性心肌梗死等急性心血管系统疾病，例如不典型的心肌梗塞死可以向腰部或腰骶部放射。

2.腰椎间盘突出症

急性腰扭伤与急性腰椎间盘突出症的病因、疼痛特点均相似。可以通过屈颈试验、颈静脉压迫试验、直腿抬高加强试验配合X线、MRI等检查相鉴别。

### （六）治疗对策

#### 1.消除肌肉紧张、痉挛

半数以上的急性腰扭伤属于单纯的肌肉紧张、痉挛，而不是肌肉附着处的牵拉伤及小关节错缝，解除肌肉紧张、痉挛就可以明显缓解、消除临床症状，所以艾灸、热敷、火疗等都可以治疗急性腰扭伤。

（1）局部手法

首先寻找紧张、痉挛的肌肉，以肌腹为中心，交替使用㨰法、指揉法、按推法（从肌腹向附着处）、点按法等，手法要求轻柔和缓，以患者感觉舒适为度，直至病位深层温热，肌肉放松，即"以痛为腧、不痛用力"。

（2）远端选穴（主动运动法）

1）"跪点双窝"法

患者跪在床上，两手撑床，医者两手分别点按双侧委中穴至得气，同时让患者做腰部的屈伸运动。

2）按推腰痛穴

医者点按、按推患者手背双侧腰痛穴至得气，同时嘱患者主动活动腰部至功能活动恢复。

（3）腰椎扳法

扳法的三大作用之一就是能够解除肌肉的紧张、痉挛，通过扳法可以调整肌肉的固有状态，使紧张的肌纤维放松，松弛的肌纤维紧张，从而解除痉挛。具体操作可以选择不定位扳法，以坐位旋转扳法或侧卧位斜扳法最常用。

单纯肌肉痉挛者经治疗后疼痛可基本消失，功能活动基本恢复，可以说"一次可愈"。合并肌肉附着处牵拉损伤者，治疗后疼痛明显减轻，功能活动明显好转，但需要巩固治疗2~3次，以求局部炎症完全吸收、消散，避免形成粘连。

## 2.纠正滑膜嵌顿

出现滑膜嵌顿时，多采用被动运动法整复错缝、恢复功能。通常选用定位扳法，多能立竿见影、一次而愈。

（1）旋转复位扳法（右旋为例）

患者坐位，取自然（强迫）体位，一助手在前方面对患者站立，双腿夹住患者双膝及下肢，双手分别搭在患者双肩上。

医者侧站于后方，左脚在前，右脚在后，以丁字步站好。左手拇指按在错位椎体棘突上（偏右侧），右手自患者右腋下穿过，手掌钩按在患者颈胸交界处的脊柱上。先是患者慢慢弯腰，待屈伸轴达到病位时，右手发力使脊柱以病位为轴产生旋转，即可感觉到左手拇指下椎体旋转复位，同时可以听到关节发出的弹响声。

操作过程中，助手除固定患者下肢外，同时配合医者固定患者脊柱的前屈角度，并助力医者旋转脊柱。

（2）侧卧斜扳法

患者面向外侧卧，身体尽量靠近床边；健肢在下，完全伸直；伤肢在上，呈半屈曲。

医者面对患者而立，腹部贴靠患者腹部，使患者具有安全感，因患者有时害怕滚落床下而有肌肉抵抗。

医者以左手中指指腹轻轻扶按在患者病位棘突上，右手握持患肢踝关节，使患者慢慢屈膝屈髋，运动时要保证患者患肢内踝始终在健肢上移动，当患者的腰椎屈伸轴恰好位于病位时，此时医者左手中指可以感觉到手下椎体有移动感，则固定患肢，并嘱其不能再屈伸。

医者以右手中指指腹接替左手中指指腹置于病位棘突上，同时屈肘，并以前臂尺侧抵按患者臀部，使病位以下椎骨、骨盆连带下肢尽量内旋；然后，医者左手扶持患者肘部，并以前臂尺侧抵按患者肩前，或以手掌推按在患者肩前，使病位以上椎骨连带头颅尽量外旋，嘱患者将头颅尽量后仰、左旋，眼睛向后上方望；待患者腰椎的旋转轴位于病位时（扶按在病位的手指可以感觉到）再稍加短瞬用力旋转，医者置于病位上的手指即可感觉到指下椎骨的错动，同时可能听到病位关节错动时发出的弹响声（也可能听不到，弹响声来源于关节腔内的负压）。

（3）滚床法

患者横坐于床上，腘窝贴近床边，小腿自然下垂。助手面对患者而立，双腿夹住患者膝部，双手扶按在大腿前侧的股四头肌上，固定患者下肢。

医者立于患者后方，以丁字步站好，双手自腋下穿过抱在患者胸前。医者及助手相对用力，先牵拉患者脊柱使病位椎体间隙扩大，医者再扭身使患者脊柱以病位为轴产生旋转，可使嵌顿在关节缝内的滑膜弹出。

以上方法适用于腰椎各个方位的功能活动受限。

（4）弯腰挺立法

该法也称抱起抛出法，适用于患者处于单纯弯腰姿态不能直腰后仰时，即单纯后仰受限。

患者直立，双足与肩同宽。助手面对患者而立，双手搭在患者背部，患者处于弯腰状态。医者侧站于其后，以丁字步站好，前足位于患者两足之间，用右髋胯部顶住患者臀部，双手自后而前拦腰抱住患者。

助手先协助患者在放松状态下尽量主动向下弯腰，反复进行，寻找弯腰极限角度，即患者再往下弯腰时感觉到疼痛，不愿意继续向下弯腰，并在极限角度前反复小幅度屈伸，待患者不注意时，助手突然发力使患者弯腰至90°，此时患者会下意识直腰，医者顺势将患者抱起抖动两下后再将患者向前抛出，助手同时注意保护，防止患者摔倒。

（5）背法

适用于患者处于单纯后仰强迫体位不能弯腰时，即单纯前屈受限。

患者直立，医者与患者背对背站立，双上肢自患者腋下穿过（如同背双肩背包）固定患者双上肢。医者慢慢弯腰，待患者双足几乎离地时，突然腰部短瞬发力将患者背起，使双足离地。

（6）侧挎法

适用于单纯侧屈受限，即单纯侧屈受限，相对少见。

医者与患者并排而立，医者一手握住患者手腕使患者一侧上肢搭在医者颈肩部并固定住，另一手扶持患者对侧腰部。医者主动侧屈，牵拉患者脊柱使双足离地即可。

（7）下蹲拍按法

适用于单纯下蹲动作受限，不能下蹲至极限者，即单纯下蹲受限。

患者尽量下蹲，医者左手扶按患者左肩部，右手扶按患者腰部痛处，嘱患者在下蹲极限角度尽量反复下蹲，在患者不注意时，医者左手突然发力，使患者下蹲至极限，按于腰部之右手随后拍击腰部数次并自上而下施以推法数次。

3.消除局部无菌性炎症

部分急性腰扭伤属于肌肉、韧带附着处牵拉损伤，局部出现水肿、渗出甚至出血，治疗以消除无菌性炎症为主。

（1）解除肌肉痉挛

肌肉附着处损伤后，必然会伴有肌腹不同程度的痉挛、紧张，首先在紧张的肌腹上施以㨰法、揉法、按法，"不痛用力"，至肌腹放松，再施与推法，施术方向从不痛处向痛处，消除肌肉紧张，使损伤的断端尽量靠近、利于修补。

治疗时以肌腹为重点，目的在于消除肌肉紧张、痉挛，消除由于肌肉紧张对附着处造成的持续牵拉，防止损伤进一步加重。

（2）消除炎症

在损伤处（压痛点）施指颤法，施术15~20分钟，促进炎性水肿的吸收、消散，消肿止痛。

（3）散瘀

炎性水肿的消散、吸收需要一定的过程，所以需要根据损伤的程度不同连续治疗3~5次，散瘀主要是强调在后期治疗时，配合推法（由痛处向不痛处）散瘀消肿，防止、避免渗出物消散不及时、不彻底而形成慢性粘连。

（4）被动运动法

单纯肌肉、韧带扭伤时，尽量不使用扳法等被动运动法，避免造成对肌肉、韧带的二次损伤，而合并滑膜嵌顿时例外。

当筋伤（肌肉、韧带损伤）与错缝同时出现时，先整复错缝，再治疗筋伤。这是治疗筋伤病的基本原则之一。

（5）卧床休息

适当卧床休息，可以避免肌肉、韧带再次损伤，有利于疾病恢复。

（6）药物

损伤严重，疼痛剧烈时，可以配合药物治疗，内服或外敷均可，中、西医药物都可以酌情选择使用。

常用中药如七厘胶囊、云南白药、701跌打镇痛药膏等。常用西药如布洛芬、双氯芬酸二乙胺乳胶剂、氟比洛芬膏等。

肌肉、韧带急性损伤引发的水肿、渗出无法像滑膜嵌顿或肌肉痉挛一样瞬间恢复，根据损伤程度的不同需要相应的恢复时间，无法一次而愈。

急性腰部肌肉、韧带损伤如果不及时彻底的治疗，局部水肿、渗出容易继发纤维化、粘连，是形成慢性腰痛（筋膜炎）的常见原因之一。

## 二、慢性腰肌筋膜炎

### （一）定义

泛指所有的慢性腰肌纤维炎或筋膜炎，是慢性腰痛的统称。临床又常称为慢性腰肌劳损、功能性腰痛、下腰痛等。

### （二）相关解剖

腰部肌肉主要分为前、后两组。前组肌肉主要包括腹肌及髂腰肌，所有肌纤维全力收缩时可牵拉脊柱前屈，部分收缩时与后组肌肉相互拮抗，维持脊柱的正常状态。后组肌肉主要包括横突间肌、棘突间肌、横突棘肌（多裂肌、回旋肌）、竖脊肌、腰方肌等，肌纤维全部收缩时可牵拉脊柱后仰，部分收缩时可维持脊柱正常姿势。

其中，横突间肌、棘突间肌、横突棘肌（多裂肌、回旋肌）主要起维持椎体间稳定、固定脊柱的作用，该组肌肉是脊柱真正的核心肌；竖脊肌和腰方肌主要起牵拉脊柱运动的作用。

腰部韧带主要包括棘上韧带、棘间韧带、横突间韧带、前纵韧带、后纵韧带、黄韧带等。

### （三）病因病理

肌纤维及肌筋膜损伤并继发纤维化、粘连（形成筋结），导致相邻肌纤维、肌肉在运动时出现相互牵制，是引发慢性腰痛及腰椎功能活动受限的主要原因。导致肌纤维、肌筋膜损伤的原因，主要有以下几种。

1.肌肉、韧带急性损伤的失治、误治

生活中各种各样的肌肉、韧带急性损伤在所难免（以肌肉痉挛及局部无菌性炎症为主），如果治疗及时、彻底，炎性渗出物基本可以完全吸收、消散，不遗留继发损害。

但如果疏于治疗或治疗不彻底，这些渗出物可以转变成为粘合剂，再加上肌筋膜缺乏适当的运动，造成相邻肌筋膜之间出现粘连。所以，肌肉、韧带的急性损伤必须及时治疗并治疗彻底。

### 2.长期、持续的不良姿势

长期、持续的单一姿势（比如扭转身子久坐），导致部分肌纤维处于持续被动牵拉状态，一旦超过耐受极限，必然会出现肌纤维（筋膜）断裂损伤，局部出现无菌性炎症。由于损伤比较轻微，症状尚可耐受，往往疏于治疗，导致损伤局部继发纤维化、粘连。日积月累，损伤集聚，导致腰部疼痛及功能活动受限。

由于急性损伤失治、误治及单纯姿势不良引起者，经过姿势调整、系统治疗配合肌肉功能锻炼，可以完全治愈。

### 3.腰椎病变

腰椎正常的外形结构是维持脊柱稳定的内在因素之一，当椎骨由于骨病（如肿瘤、结核、骨折等）导致椎体骨折（图3-2-1、图3-2-2），椎体出现楔形变（图3-2-3、图3-2-4），必然导致稳定脊柱的内在作用力下降，造成维持脊柱外稳定的肌肉、韧带受力增加，处于持续牵拉状态，持续日久则出现劳损。

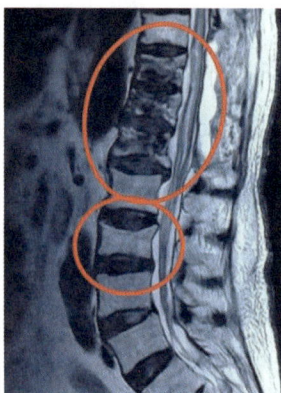

图3-2-1 椎骨压缩性骨折

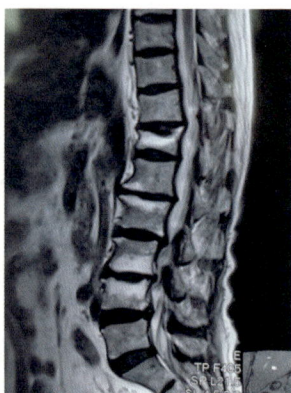

图3-2-2 第12胸椎压缩性骨折，第1~4腰椎椎体内及后方突出伴椎管狭窄，椎体内形成许莫式结节，第2~3腰椎后方突出

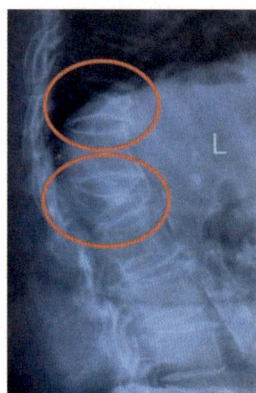

图3-2-3 椎体楔形变（压缩性骨折）

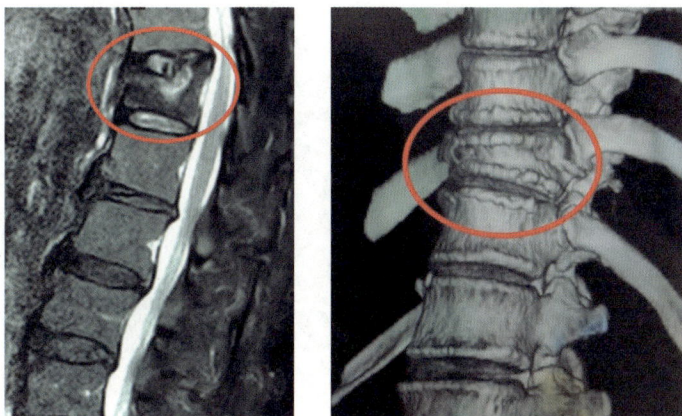

图3-2-4　压缩性骨折

　　老年以后由于椎间盘突出，椎体继发骨质增生，同样可以导致椎体外形改变（椎体体积增大），脊柱稳定性下降，造成椎旁肌肉、韧带受力增加，持续日久则出现劳损（图3-2-5）。

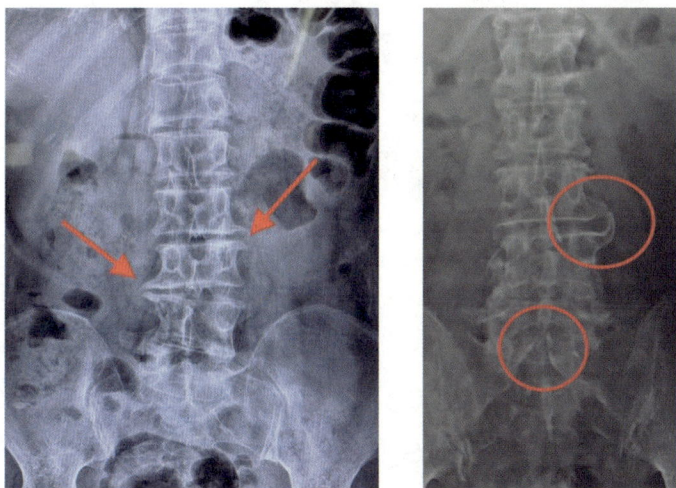

图3-2-5　骨质增生合并脊柱侧弯

### 4.椎间盘病变

　　各种因素（外伤、姿势不良、衰老等）导致椎间盘退变，椎间盘出现膨出、突出（图3-2-6、图3-2-7），椎间盘本身的内在平衡被打破，对脊柱的内稳定作用持续下降，造成椎旁肌肉、韧带为维持脊柱稳定性而受累，日久出现劳损（图3-2-8、图3-2-9）。由这种病因引起者，一般归结为腰椎间盘突出症（肌肉劳损型）范畴内。

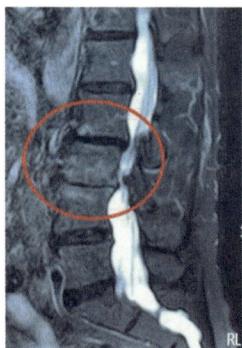

图3-2-6 腰椎间盘突出

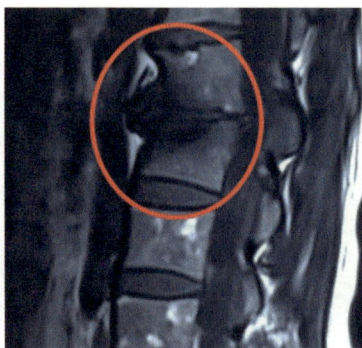

图3-2-7 腰椎间盘经骨突出

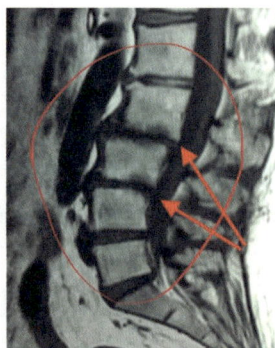

图3-2-8 患处上椎靠后，下椎靠前

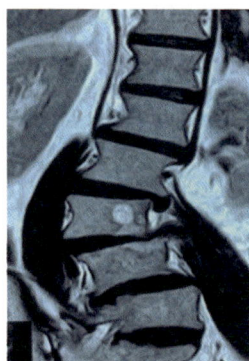

图3-2-9 腰椎间盘突出正位片

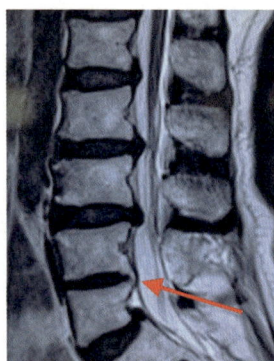

图3-2-10 椎体先天融合，椎间盘缺失

### 5.先天发育畸形

许多先天发育畸形如椎体先天融合、椎间盘缺失（图3-2-10），峡部不连（图3-2-11）、楔形椎（图3-2-12）、第5腰椎横突肥大（与骶骨形成假关节）（图3-2-13、图3-2-14）、椎间关节发育畸形（图3-2-15）、双侧峡部裂、椎体融合等，都可以导致脊柱的内在稳定性改变（下降），造成椎旁肌肉、韧带对脊柱的外稳定作用增加，日久持续劳损。

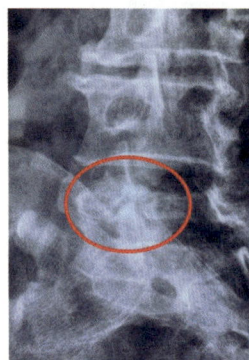

图3-2-11 峡部不连

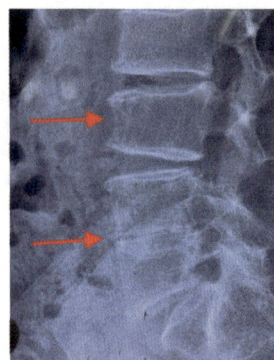

图3-2-12 楔形椎（上方箭头处）、第4~5腰椎融合（下方箭头）

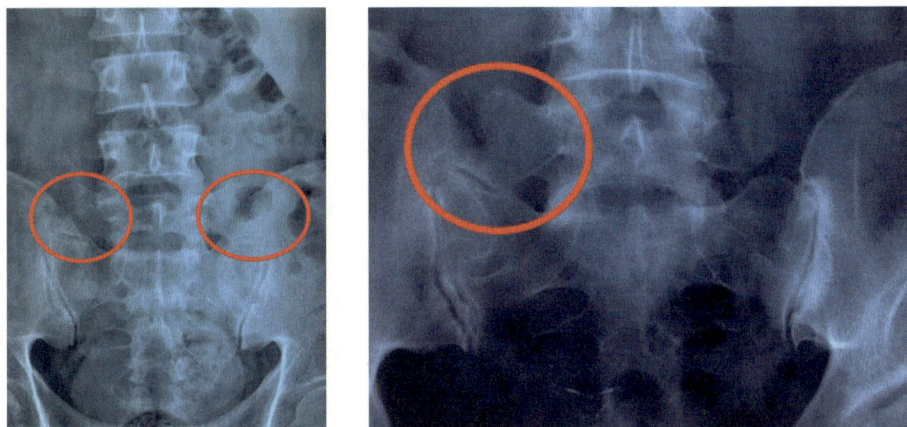

图3-2-13　第5腰椎横突肥大，与骶骨形成假关节

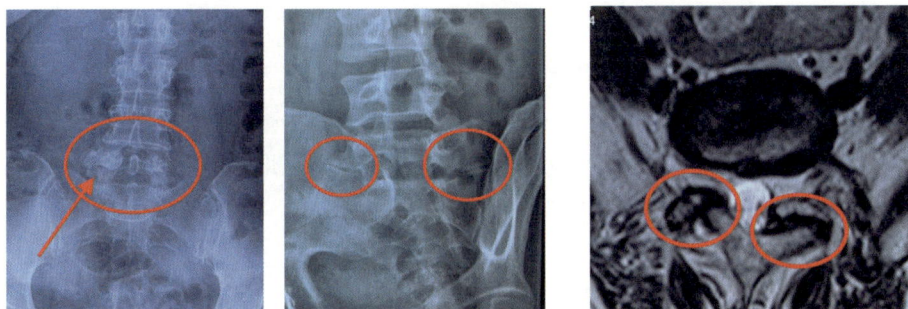

图3-2-14　形成假关节

图3-2-15　椎间关节发育畸形

　　脊椎裂本身也是一种先天发育畸形，但只是椎体局部（椎弓后方）不愈合（图3-2-16），仅是骨外形的改变，基本不影响脊柱的稳定性，因此不成为腰肌劳损的病因。

　　由以上原因引发的肌肉筋膜炎，通过保守治疗多数只能改善或短时消除临床症状，很难彻底治愈，因为肌肉筋膜炎只是这些病症的诸多继发症状之一，只有治愈原发病，才能彻底根除。

### （四）临床特征

　　【共同特征】慢性腰肌筋膜炎具有肌肉劳损的共同特征。

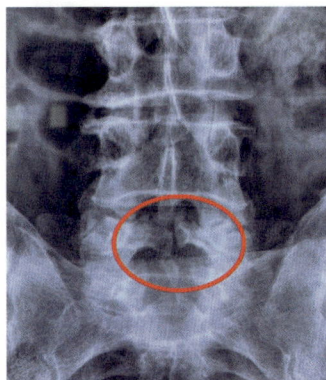

图3-2-16　脊柱裂
（腰椎裂）

**1.病史特点**

通常病史都在一个月以上，可以反复发作，呈慢性进行性加重。诱发病因与劳累、受寒、阴雨天气变化等因素相关。

**2.疼痛特点**

（1）疼痛性质多为僵痛、酸痛、胀痛，一般没有急性损伤的撕裂样疼痛。患者有时以难受感大于疼痛感、吃止痛药没效果为主诉，不同地域患者对主诉的表述完全不同，常用酸、轴、板、困等词语描述症状。

（2）疼痛的同时多数伴有明显的肌肉僵硬感、寒凉感、沉重感。

（3）痛处普遍喜暖、喜按，得暖得按则痛减，所以患者喜欢捶、按或让他人踩患处，喜欢患处热敷、睡热炕。

（4）单一姿势过久，改变姿势的瞬间疼痛明显，如久坐站起时或久卧起床时，活动后疼痛可以缓解，但活动过多或劳累后又加重，疼痛表现为晨起重，活动后好转，晚上累了又加重的特点。

**3.压痛特点**

可以触及明显的压痛点及筋结，同时伴有相应肌肉的紧张、僵硬。不同的压痛点及筋结提示着不同的肌肉、韧带损伤。

**4.功能活动**

自主运动时总感觉腰部疼痛或不适，但真正活动时功能活动范围基本不受太大影响。

**5.影像学检查**

基本特征为脊柱腰段侧弯（图3-2-17）、腰椎生理曲度变直（图3-2-18）、椎骨骨质增生、椎间隙变窄、椎间盘发生不同程度的退变等。

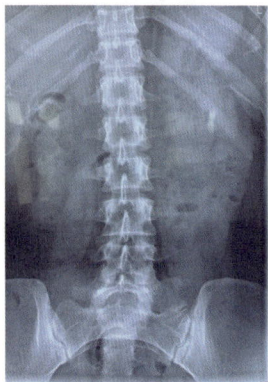

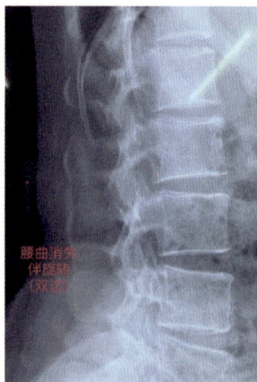

图3-2-17　脊柱侧弯　　　　图3-2-18　腰曲消失，伴旋转（双边）

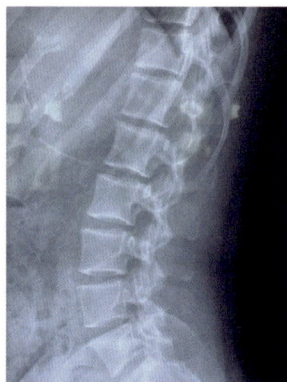

6.常见分类

为了推拿治疗得准确、方便，我们通常把慢性腰肌劳损分为以下六种。

【不同特征】

1.竖脊肌筋膜炎

疼痛主要位于脊柱两侧的竖脊肌及其筋膜上（足太阳膀胱经），可以触及肌肉紧张、僵硬，一侧或两侧出现。

压痛点以横突背侧为主，可以是一处，经常是多处。以竖脊肌附着处（骶骨侧嵴，八髎穴）最常见，患者俯卧或弯腰时可以发现两侧竖脊肌厚度、硬度有明显区别；胸腰段（第12胸椎、第1腰椎）也较多，因此处有下后锯肌加强，为脊柱运动相对最不灵活处；还有腰骶结合部，即第5腰椎与骶骨、髂骨之间，相当于第5腰椎夹脊穴、关元俞，此处为竖脊肌活动最多的部位。

俯卧或直立时，可见腰曲明显变小，甚至呈现"平腰"。腰部前屈运动时，腰曲变化不明显，以腰骶部运动为主。X线片可以见到腰曲变小或消失，椎骨骨质增生、椎间隙变小等。MRI可以见到椎骨终板炎、椎间盘不同程度的突出、椎骨狭窄等。

2.第3腰椎横突周围炎

疼痛及压痛主要局限在第3腰椎或第4腰椎横突尖部位，可以触摸到大小不一、软硬不等的筋结，一侧或双侧出现。可以见到双侧腰肌明显不对称。X线片可以见到脊柱侧弯或旋转。

腰椎横突是腰部肌肉（竖脊肌、腰方肌、腰大肌）的主要附着处，因第3腰椎横突最长，附着的肌肉最多，受力相对最集中，所以损伤的几率最大。临床上以从事体育、舞蹈、体操、模特等职业者最常见，以上人群的腰部肌肉损伤几率相对较高。

3.第3腰椎横突综合征

多是在第3腰椎横突周围炎的基础上发展、演变而来，除腰部疼痛及在第3腰椎横突处可触及到明显筋结外，还会出现周围神经干性压迫症状（神经放射痛）。

由于肌肉紧张、痉挛及出现筋结，导致肌肉有效长度缩短，肌纤维之间间隙变小，可以挤压行于其间的腰神经干，出现神经放射痛。

容易受累的神经主要包括闭孔神经（疼痛放射至大腿内侧）、股神经

（疼痛放射至大腿前侧及小腿前侧隐神经区域）、股外侧皮神经（疼痛放射至大腿外侧皮肤），同时伴有相应肌肉肌张力的下降。

4.棘上韧带劳损

棘上韧带劳损又称棘突骨膜炎。患处可以局限在某一个椎体，也可以同时波及几个椎体，疼痛及压痛位于棘突尖上（督脉循行线），可以触及筋结及条索状反应物，通常情况下表现为"喜按"，但伴有急性发作时可"拒按"。

腰部前屈时患处有牵张感或疼痛感，前屈活动范围下降，由韧带粘连、肥厚，延展性下降引起；腰部后仰时影响不大。X线片可以见到腰曲变直、损伤部位棘突间隙增大，棘上韧带钙化等。

5.棘间韧带劳损

棘间韧带劳损又称腰骶关节炎，疼痛及压痛处位于棘突之间（督脉循行线），可以出现在任何相邻的椎体之间，以第5腰椎及第1骶椎处最常见。压痛位置较深，多数同时伴有棘上韧带损伤。

腰部前屈时患处有牵拉疼痛感，腰部后仰时患处有时可以出现疼痛，由棘突间隙缩小，挤压炎性反应物或肥厚的韧带引起。由于疼痛，患者不愿意屈伸腰部，在需要弯腰搬起物品时，经常以屈伸髋关节、膝关节的下蹲动作来代替弯腰动作。生活中能够同时采取坐或蹲姿时，由于蹲姿更容易保持腰椎直立，所以喜欢蹲姿而不喜欢坐姿，尽量避免腰部活动。X线片可以见到损伤部位相邻棘突间距离增大。

单纯从解剖结构而言，腰骶关节处的椎间盘相对于其他椎体薄，椎间隙窄，活动度相对于腰椎间关节差，在腰部前屈运动时棘间韧带与棘上韧带受到的牵拉力相对较大，损伤几率相对较高。

6.腰方肌劳损

疼痛及压痛点主要位于髂嵴处，可以触摸到筋结或条索，弯腰或转侧时有牵拉感。

（五）鉴别诊断

1.急性腰扭伤

相对容易区分，因为病史明显不同。

2.肌肉劳损型椎间盘突出症

症状完全相同，只是病因不同，可明确是椎间盘突出在先，肌肉韧带继发劳损在后。影像学检查提示椎间盘有不同程度的突出，伴脊柱失稳。

但在临床实践中，由于多数患者年龄较大、病史时间较长，既往无X线诊断资料，已经不能明确是先有肌肉筋膜炎还是先有椎间盘突出。但两者治疗原则相同，只是愈后结果不同。

**3.椎体终板炎**

疼痛、压痛位于棘突之间或椎旁（夹脊穴附近），与棘间韧带损伤相似，尤其是第5腰椎与第1骶椎，特征亦相似。腰椎核磁提示椎体出现终板炎。

**4.内脏病牵涉痛**

许多内脏疾病如肾结石、慢性肾炎、尿路感染、慢性前列腺炎、慢性盆腔炎及附件炎、痔疮、直肠癌等，都可以出现腰骶部牵涉痛，需注意排除。

### （六）治疗对策

温经通络、软坚散结、恢复功能是治疗慢性腰肌劳损的主要原则。只要经过系统、正确的治疗配合正确的功能活动锻炼，都可以达到临床治愈。

**1.宫廷理筋手法**

（1）温经通络

1）搽法

于病位施术，至深层（病位）温热。

2）揉法

于痛点（筋结）施术，至局部柔软。

（2）软坚散结

1）弹拨法、按推法、推法

于痛点（筋结）施术，注意"不痛用力、十取其一"，按推法及推法由痛端向不痛端用力。

2）主动运动法

医者点按、弹拨或按推压痛点，患者主动做相关肌肉收缩及牵拉动作，需注意动作应在力所能及的范围内，不及疗效差，太过容易造成新的损伤。目的在于在运动中松解影响运动的粘连，不影响运动的粘连则不需要处理，每次治疗反复进行2~5次。

3）被动运动法

通过被动运动牵拉相关肌肉运动，松解肌纤维、筋膜之间的粘连，恢复肌肉的固有长度及功能。

根据劳损肌肉、韧带的不同，常用侧扳法、旋转复位法、滚床法、屈膝屈髋按压法。

（3）散瘀止痛

通过拍法、擦法、散法散瘀止痛，加快局部微循环，促进因软坚散结类手法引发的炎性渗出物完全吸收、消散，避免再次出现粘连。

2.药物

使用骨科熥洗药、大青盐合剂外敷患处，患处艾灸或外用各种对症中西医膏药、乳剂等。

3.练功

根据劳损的不同肌肉，加强相关肌肉的针对性锻炼、增加肌肉力量及韧性，改善局部微循环。经过以上系统治疗配合功能锻炼，腰肌劳损（筋膜炎）基本可以达到临床痊愈。

许多人认为肌肉劳损（筋膜炎）不能根治，这其实是一种误解。正如上呼吸道感染，容易反复发病，肌肉劳损（筋膜炎）也是如此，治愈后在一定发病条件下容易再发病。

任何疾病的治疗都包含三个要素，即一要消除病因，二要解除现症，三要防止复发。任何疾病的发生都存在相关病因，如久坐、受寒、饮食不节等，不消除、避免病因，则容易反复发病。疾病的现有症状体征，可通过医疗手段去解决，但现有症状消除之后，需要防止再次出现，这就要求患者要严格遵照医嘱，比如什么东西能吃、什么东西不能吃；什么动作不能做、什么动作必须做等。只有这样，才能避免反复发作。

## 三、腰椎间盘突出症

### （一）定义

目前临床上采用的多是西医学对腰椎间盘突出症的定义，即因为腰椎间盘各部分（髓核、纤维环及软骨板）尤其是髓核有不同程度的退变之后，在外力因素的作用下，椎间盘纤维环破裂，髓核组织从破裂处突出

（或脱出）于后方或椎管内，导致相邻脊神经或马尾神经遭受刺激或压迫，从而产生腰部疼痛，一侧下肢或双下肢麻木、疼痛，大小便功能障碍等一系列临床症状。

在此定义下，椎间盘突出症以椎间盘退变为基础条件，外力是诱发因素，纤维环破裂、髓核自裂隙处溢出（突出或脱出）并刺激、压迫相邻脊神经或马尾神经是病理改变，诱发一系列临床症状（腰痛、下肢放射痛、二便功能障碍等）是结果。

在本病的诊断过程中，有几处值得临床医生思考。例如，如果椎间盘纤维环已经破裂，髓核自裂隙处溢出后，没有刺激、压迫脊神经或马尾神经，没有诱发任何临床症状，是否归为椎间盘突出症？若髓核溢出后虽然没有刺激脊神经及马尾神经，但却已造成脊柱失稳，并继发椎旁肌肉、韧带劳损，引发了腰部疼痛甚至下肢放射痛，是否归为椎间盘突出症？如果不是，应该是什么病？

按照疾病分类、诊断标准而言，腰椎间盘突出症全称的内涵是"腰椎间盘纤维环破裂，髓核突出症"，从字面上讲，腰椎间盘突出症是指"腰椎间盘的纤维环已经破裂，且髓核已经自裂隙处向外突出"，此定义只明确了椎间盘的病理改变是纤维环破裂、髓核溢出，并没有定义其继发结果。例如，纤维环破裂、髓核溢出是否必须刺激到脊神经及马尾神经，或仅是损伤了肌肉？还是只损伤了椎体自身？或者兼而有之？那么，我们就可以理解为，只要是椎间盘纤维环破裂了，髓核溢出了，并且诱发了临床症状，该症状是起自椎体自身还是椎旁肌肉，是刺激到脊神经还是马尾神经，都可以归纳在此范围内。

因此，椎间盘突出症的定义还可以理解为"在外力作用下，正常或已经退变的椎间盘纤维环破裂、髓核自裂隙处溢出，造成脊柱失稳，诱发椎体自身损坏或椎旁肌肉、韧带劳损，或突出物直接刺激、压迫脊神经或马尾神经，诱发一系列神经症状者，称为腰椎间盘突出症。

定义不同，疾病的患者人群、发病率等具有很大差异。可根据临床实际限定疾病范围。

在本节中，我们将从基础的解剖结构出发，分析椎间盘退变后可能引发的各种病理改变，以及继发的各种临床症状及治疗思路。

## （二）相关解剖

### 1.椎间盘位置

椎间盘位于上下椎骨之间，起连结椎骨（脊柱）的作用，属于骨连结中直接连结的软骨连结。椎间盘后方有脊柱动静脉及神经纤维（图3-3-1）。

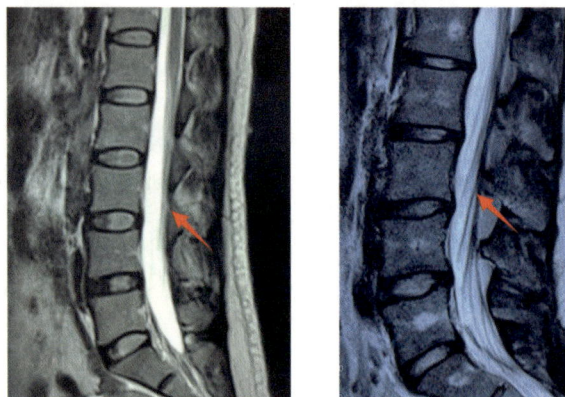

图3-3-1　椎管内神经

### 2.椎间盘构造

椎间盘又称"椎间纤维软骨盘"，是一个富有弹性、具有较强韧性的特殊组织结构，主要由外层的纤维环及内容物（髓核）

椎间盘 ⎰ 外层→纤维环 ⎰ 纤维软骨板→上下部分
　　　　　　　　　　　　⎱ 纤维环→周缘部分
　　　⎱ 内容物→髓核→含水分的胶冻状物

两部分构成，外层又可分为纤维软骨板和纤维环两部分（图3-3-2）。

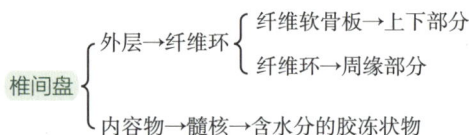

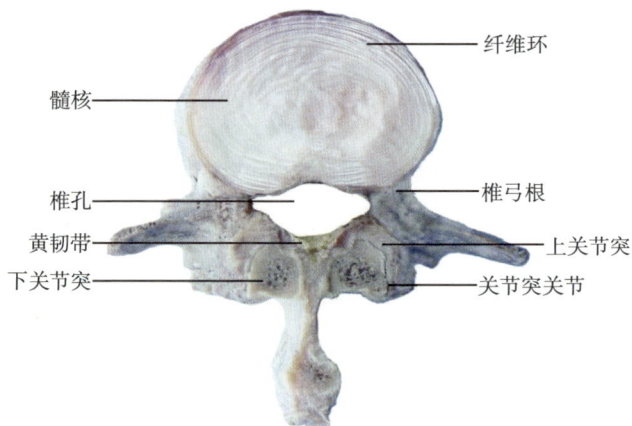

图3-3-2　椎间盘构造

椎间盘的结构类似于"馅饼",外层相当于"面皮",由上下两面较硬的部分(纤维软骨板)和四周相对柔软的部分(纤维环)与"馅料"(髓核)组成。

(1)外层

椎间盘的外层即包裹层,统称为纤维环。纤维环又可细分为两部分,既上下部分的纤维软骨板和四周的纤维环。

1)纤维软骨板

是指纤维环的上、下部分,也就是与相邻椎骨上下面相互接触的部分,类似"馅饼"皮的上下两面。纤维软骨板由透明软骨构成,平均厚度1mm左右,质地相对坚硬。其本身没有神经组织及血管分布,损伤时本身不产生疼痛,也不能自行修复。

纤维软骨板上分布有很多细小的孔隙,是发育期为椎间盘提供营养供给的小血管的通道;也是蜕变期髓核在内压过大情况下自椎间盘内向椎骨突出(经骨突出)的通道。

椎间盘纤维软骨板既可以看作是椎间盘的上下面,也可以看作是相邻椎骨的上下关节软骨面,如果沿椎间隙切割脊柱,纤维环断裂、髓核流出,而纤维软骨板附着在椎骨上。

对脊柱进行解剖,相连的数段椎体经过充分地热处理之后,椎骨与椎间盘分离,纤维软骨板与纤维环连结在一起构成完整的椎间盘,椎骨上下面则暴露出由骨松质构成的软骨下骨,也称海绵骨(图3-3-3)。

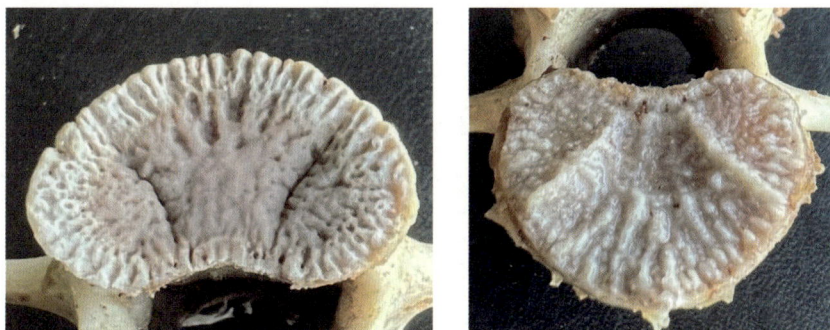

图3-3-3　由骨松质构成的软骨下骨

在发育过程中,椎间盘纤维软骨板周缘部分骨化,与椎骨边缘紧密相连,形成"骺环"(外周纤维环附着处),但中央部分仍然保持为软骨,并且作为椎间盘髓核与相邻椎骨的软骨下骨的分界（图3-3-4）。

有些人骨化的骺环没能与椎骨完全结合而出现分离，位于椎骨后缘的分离部分可以突入椎管，引发椎管狭窄症（图3-3-5、图3-3-6）。

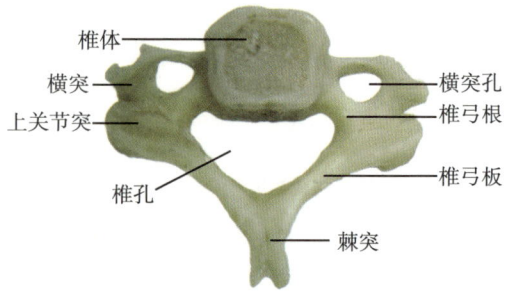

图3-3-4　椎体结构

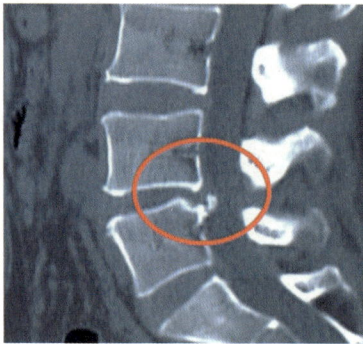

图3-3-5　骺环脱离

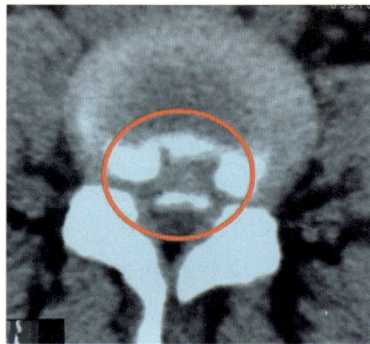

图3-3-6　骺环脱离

纤维软骨板的外径大小与相邻椎骨骺环的内径大小匹配，与相邻椎骨的骺环紧密相连，相邻椎骨的骺环是椎间盘纤维环上下部的附着处。椎骨上下面与纤维软骨板相接触的部位，称为"终板"。有研究认为，纤维软骨侧为软骨终板，软骨下骨侧为骨性终板。

终板是脊柱运动时受到挤压力较大的部位，挤压力来源于椎间盘，由于此处的骨性终板主要由骨小梁构成，硬度相对较差，反复挤压可以造成部分骨小梁轻微骨折，导致骨髓水肿，并继发无菌性炎症，形成终板炎，引发急慢性腰痛（图3-3-7）。

2）纤维环

即纤维环前、后、左、右四壁，也就是位于上下纤维软骨板之间，未与椎骨接触的部分，类似"馅饼"面皮的四边（图3-3-8）。

纤维环由含有胶原纤维束的致密纤维软骨构成（其外层纤维附着于相邻上下椎骨的边缘（骨膜及前、后纵韧带），中层纤维附着在相邻上下椎骨的骺环，内层纤维附着在椎间盘纤维软骨板上（图3-3-9）。

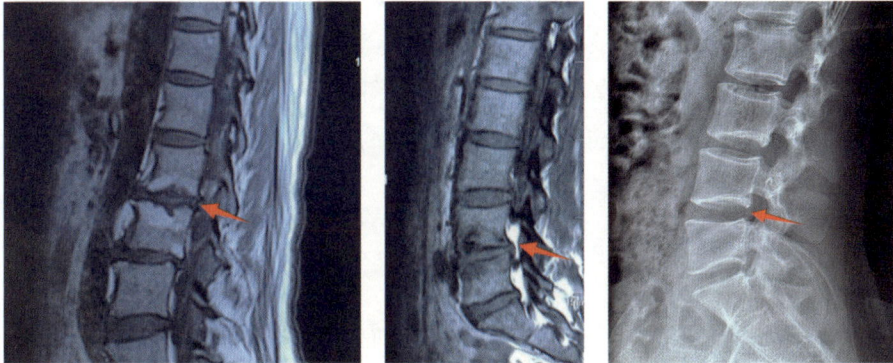

图3-3-7　在普通X线片上，椎体上下缘出现不同程度凹陷

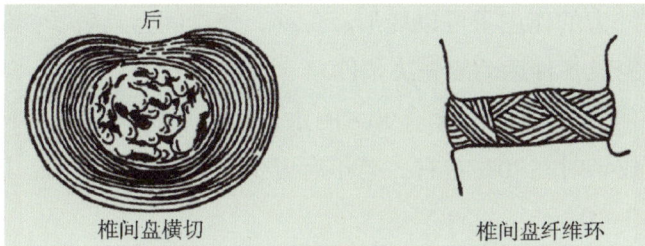

图3-3-8　椎间盘横切面及侧面观

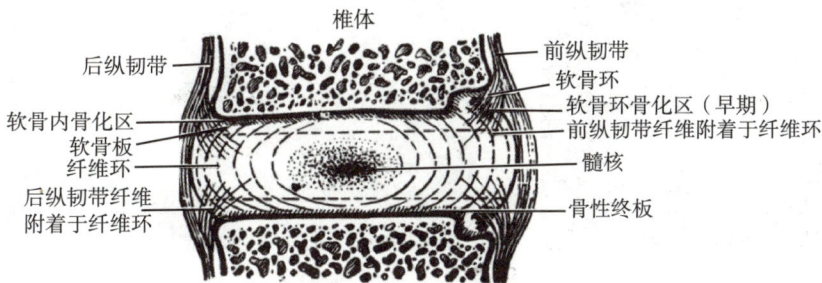

图3-3-9　椎体内部结构图

　　纤维环呈纤维网状结构，纤维之间相互交叉编织，彼此之间呈30°~60°夹角，此结构可增加其坚韧性，因此椎间盘纤维环富有韧性。纤维环极坚韧并且富有弹性收缩能力，类似日常生活中见到的"松紧带"，是椎间盘主要的负重组织，它与上下方的纤维软骨板及前后方的前纵韧带、后纵韧带紧密相连。

在横切面上，纤维环在电子显微镜下可以分为12层，呈同心圆形排列，相邻两层纤维之间借助粘合剂样物质紧密相连，极其坚韧，主要起包裹、紧束其内容物（髓核）的作用。椎间盘的紧束力主要来源于纤维环，同理也是最容易出现疲劳性破损的部位。纤维环前后左右的壁厚不均匀，前壁及侧壁的厚度是后壁的1倍，后壁的每层纤维较薄，且层次少，这种结构是造成髓核容易向后突出的原因之一。椎间盘纤维环上有神经分布，为脊神经返回支的分支——纤维环支。

（2）内容物

椎间盘的内容物称为"髓核"，是含有大量水分的类黏蛋白样物质（胶状物），髓核内含有软骨细胞和纤维母细胞，具有一定的弹性和张力，椎间盘的膨胀力（弹性）主要来源于此。

髓核在外力的作用下可以变形、位移，使椎间盘具备了能够变形的基础，是脊柱完成各种运动的先决条件。

髓核在身体发育期约含有90%的水分，以后逐渐减少，18岁时降至80%左右，成年时在70%左右，老年后更少，甚至可以干涸，形成椎间盘真空（图3-3-10）。

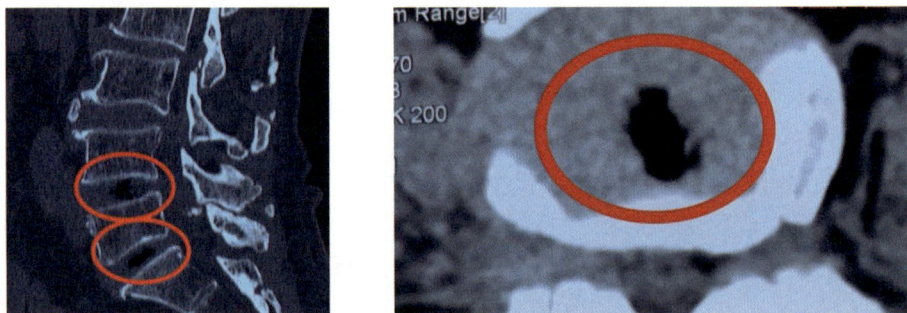

图3-3-10　椎间盘真空

总体来说，椎间盘外层坚韧、内容物柔软，能够在外力作用下变形，从而使脊柱具备了能够压缩变薄及向前后左右各个方向运动的条件，其功能类似于弹簧。

在正常情况下，肌肉通过收缩与放松牵拉脊柱以椎间盘为轴完成各种运动，椎间盘髓核的变形与位移（类似圆球滚动）除受肌肉的主动作用之外，还受到纤维环和椎旁韧带的限制，它们协同作用，能够防止髓核过度位移挤压纤维环，防止椎间盘突出。在水平位上的影像学资料，椎间盘的边缘不超出椎体外缘（图3-3-11）。

在侧位片上，椎间盘的侧面投影形状类似于体育器材中的"铁饼"，中间厚，两边薄，边缘整齐，密度均匀，并且前后边缘不超过相邻椎骨边缘的连线。椎间盘的厚薄，在脊柱的不同部位有所不同，一般来说，凡是运动较多的部位，椎间盘较厚。在腰椎节段，椎间盘前厚后薄，这种结构有利于腰曲的形成和维持（图3-3-12）。

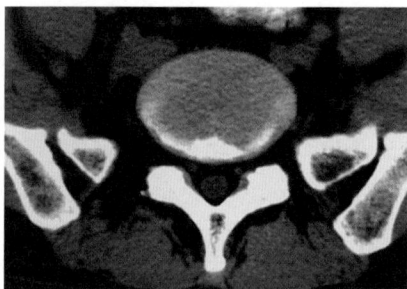

图3-3-11　椎间盘的边缘不超出椎体外缘

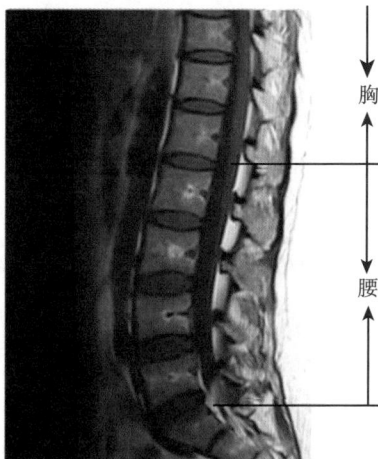

图3-3-12　胸段和腰段椎间盘对比

3.椎间盘的功能

（1）连结作用

连结相邻椎骨，属直接连结中的软骨连结。

（2）支撑作用

椎间盘的固有高度维持着椎间隙的正常，维系着椎间孔的纵径和椎间关节间隙，维持着脊柱的正常高度。

（3）减震作用

由于椎间盘的髓核能够变形，纤维环具有紧束力，所以椎间盘具有良好的弹性，具有良好的吸收震荡的作用。一方面可以防止相邻椎骨的相互碰撞，避免椎骨压缩性骨折的发生；另一方面可以对脑、脊髓及其他内脏器官起到保护作用。

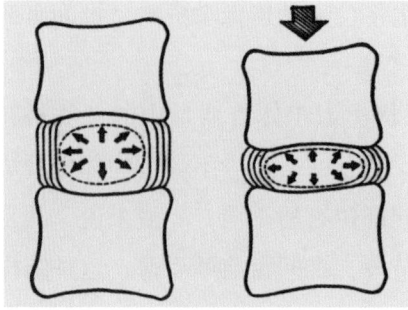

图3-3-13　椎间盘减震作用示意图

当椎间盘受到均衡的垂直压力时，髓核向四周挤压，纤维环被牵张，椎间盘高度下降，直径增加，椎间孔相对缩小，椎间隙相对狭窄；当压力解除后，髓核在纤维环的弹性挤压下复原，椎间盘恢复原有形态，椎间隙、椎间孔同时复原（图3-3-13）。

（4）脊柱运动的轴之一

椎间盘本身属于骨连结的一种形式，自身不具备主动运动的条件，但是其弹性特征（髓核的变形、位移，纤维环的弹性收缩）使其可以在外力的作用下出现被动运动。

当脊柱前面的肌肉收缩，后方肌肉放松时，椎间隙前宽后窄的结构消失，变为前薄后厚，髓核被挤压变形，并向后位移，靠近纤维环后壁，此时纤维环后壁受到髓核的挤压，协助脊柱完成前屈运动；当脊柱前方的肌肉收缩力消失，纤维环的固有张力（弹性）推挤髓核复位，恢复椎间隙的原有形态，使脊柱恢复正直及正常生理弯曲（图3-3-14）。

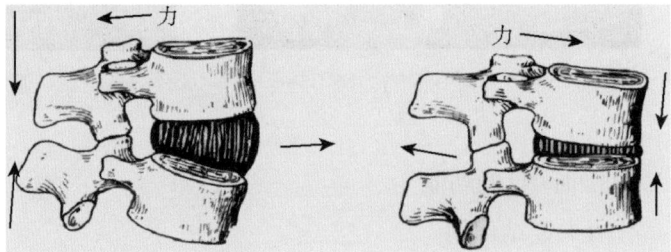

图3-3-14　脊柱弯曲时椎间盘的变化

同理，当脊柱后面的肌肉收缩时，髓核被挤压向前（挤压纤维环前壁），使椎间隙前宽后窄，协助后仰运动完成。外力消除后，椎间盘、脊柱恢复原有状态。

（5）维持脊柱稳定

椎间盘作为椎骨的主要连结方式，其完整的外形及功能是维持脊柱稳定的主要内在因素之一。在正常情况下，脊柱稳定主要来源于两方面，即外稳定与内稳定。

1）外稳定

外稳定主要来源于肌肉，是主动性的。椎旁前后左右肌肉力量的相对平衡是维持脊柱正常生理曲度及左右平衡的基础，若相互拮抗的肌肉力量失衡，必然会造成脊柱的稳定性下降，出现脊柱侧弯、生理曲度改变等等，并导致椎间盘等内稳定力量负重增加，进而出现损伤。

2）内稳定

脊柱内稳定是被动的，它主要来源于以下几方面。

①椎骨的完整外形

椎骨的完整外形是构成脊柱稳定的内在条件之一，当椎骨出现压缩性骨折（少一部分）或椎骨边缘骨质增生（多一部分）时，椎骨固有的完整外形消失，必然会造成脊柱稳定性下降。

②椎间盘的完整外形

椎间盘固有的左右对称厚度及前厚后薄的特点，除能维持腰曲正常之外，还有助于维持脊柱平衡，当椎间盘退变之后，纤维环破裂、髓核外溢，完整外形消失，脊柱稳定性势必随之下降。

③椎间关节关节突外形

椎骨上、下关节突除参与形成椎间关节，参与完成脊柱运动以外，还参与维持脊柱的稳定。当椎骨关节突骨质增生时，脊柱左右平衡的状态极容易被打破，造成脊柱失稳。

④椎旁韧带

椎旁韧带本身不能主动收缩变短，也不能在外力作用下无限延展，这一特性使其可以限制脊柱的过度运动，具有保护椎间盘使之不因过度运动（幅度太大）而出现纤维环损伤，从而参与维持脊柱稳定。

当韧带损伤之后，这种稳定力量必然下降，造成脊柱失稳。脊柱稳定由内、外两方面共同协调完成，当脊柱内稳定力量下降之后，来源于肌肉的外稳定力量必然负重增加，易于继发疲劳性损伤。同样，当肌肉无力导致脊柱外稳定力量下降时，脊柱的内稳定力量（尤其是椎间盘）也必然会因受力增加而容易出现损伤。

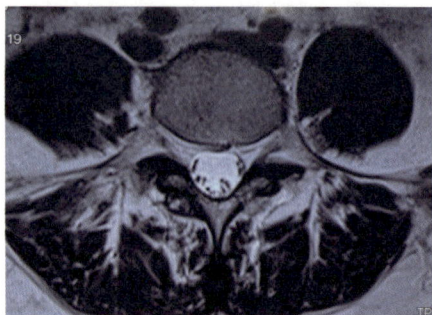

图3-3-15　椎间盘比邻关系影像图

### 4.椎间盘比邻关系

椎间盘的前方、侧方、侧后方、正后方均有丰富的组织结构（图3-3-15、图3-3-16）。

（1）前方

椎间盘前方主要是前纵韧带和腹腔。前纵韧带宽而薄，附着在椎体前面，具有连结椎体、稳定脊柱、限制椎间盘向前膨凸的作用。日积月累的反复挤压，可以使椎间盘突破前纵韧带的束缚而向前突出。

（2）侧方

椎间盘的侧方主要是腰大肌及腰神经（脊神经前支）。椎间盘向侧方突出相对于前、后方而言为少。突出的椎间盘有可能刺激与腰大肌伴行的腰神经（脊神经前支）而诱发神经症状。

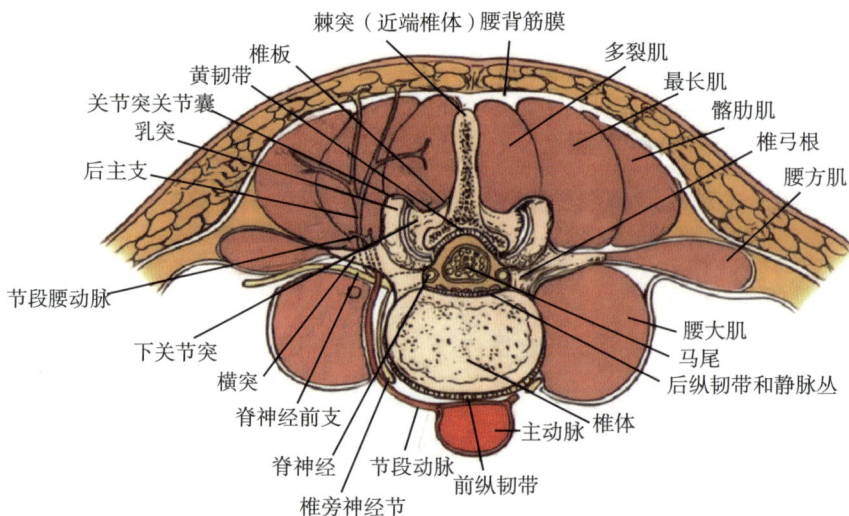

图3-3-16　椎间盘比邻关系示意图

（3）侧后方

主要是侧隐窝、椎弓根、椎间孔、脊神经根。

侧隐窝：指椎管前壁、椎弓根、椎间孔与硬膜囊、脊神经之间的狭小空间（图3-3-17）。

脊神经：脊神经在椎管内由起于脊髓前、后（侧）角的前、后根在椎间孔内口处汇合而成，出椎间孔外口后随即分为返回支、交感支、后支、前支，其中返回支在出椎间孔外口前即分出分支返回椎管内，演变成神经干。脊神经在椎间孔外口之前的一段，称为神经根（图3-3-18）。

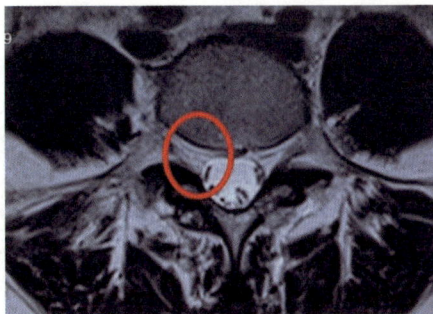

图3-3-17　侧隐窝

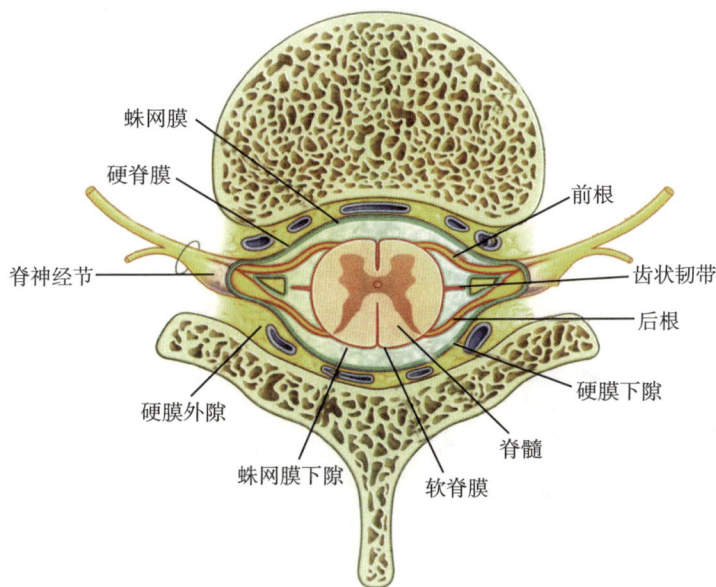

图3-3-18　脊神经根

由于侧隐窝、椎间孔处空间位置相对狭小，椎间盘向侧后方突出时，很容易刺激、压迫脊神经根引发神经症状（图3-3-19、图3-3-20）。

（4）正后方

主要是后纵韧带、硬膜囊、马尾神经。

后纵韧带厚而窄，具有连结相邻椎骨、稳定脊柱、防止椎间盘向后凸出的作用。椎间盘向后方膨凸时，更多的时候会受到后纵韧带的阻挡而转向侧后方，所以椎间盘侧后方突出比较常见。当后纵韧带受损或松弛之后，椎间盘可以向后凸入椎管，造成椎管狭窄，有可能刺激其后方的硬膜囊及马尾神经，引发相应的临床症状（图3-3-21）。

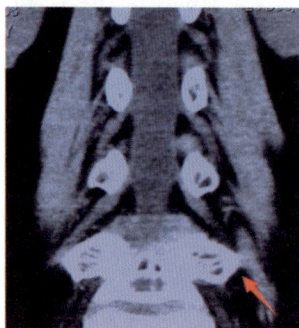

图3-3-19　脊神经根　　　图3-3-20　椎管内神经　　　图3-3-21　椎间盘脱出

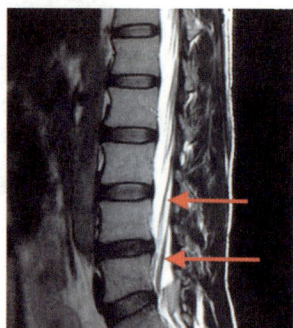

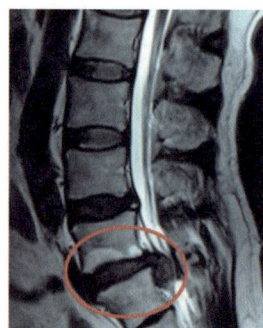

### 5.椎间盘的发育

椎间盘纤维环有神经分布，来自于脊神经返回支，纤维软骨板没有神经分布。

椎间盘自身没有单独的血管提供血液供给，发育期营养来源依靠纤维软骨板上的孔隙经椎骨渗透而来，发育停止后这一功能即丧失，但其孔隙仍然存在，并成为日后椎间盘髓核向椎骨内突出的通路。

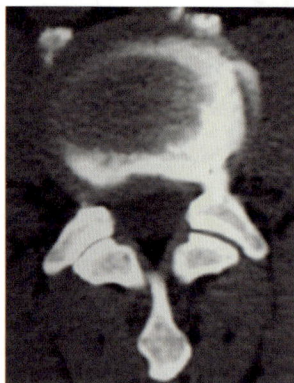

### 6.椎间盘的退变

椎间盘是人体最早退变的器官之一，发育停止后即开始退变。

（1）早期（萎弱期）

随着年龄的不断增加，髓核在不断的脱水，体积缩小。此时12层纤维环虽完好无损，但弹性下降，对髓核的束缚作用下降。二者叠加，导致椎间盘高度下降，直径增加，甚至可能溢出椎体外缘，形成椎间盘膨出（图3-3-22）。

图3-3-22　椎间盘膨出

（2）中期（凸出期）

随着年龄的不断增加，椎间盘退变程度在不断加重，在外力（脊柱运动）的反复挤压下，贴近髓核的内层纤维环可能破裂，而外侧的纤维环尚完好，髓核可以自内层纤维环裂隙处向外挤压、膨凸、嵌塞在裂隙处，使外层纤维环被顶起，使椎间盘形成局限性凸起。

（3）后期（破裂期）

12层纤维环完全破裂，髓核自裂隙处溢出（环破核出），形成椎间盘突出。随着年龄的不断增长，椎间盘膨出、突出在所难免，可以说人人都有，并且在MRI等影像学检查上可以明确观察到（图3-3-23）。

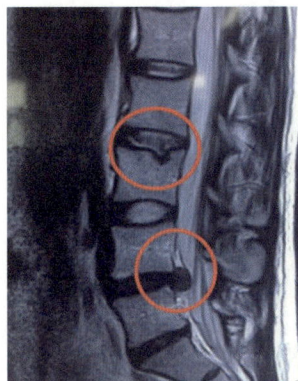

图3-3-23 椎间盘向椎体内突出（上），椎间盘脱出、椎管狭窄（下）

但只要其程度较轻，没有造成终板炎症，没有引起脊柱失稳并诱发椎旁肌肉、韧带劳损，没有刺激、压迫脊神经或马尾神经，没有诱发临床症状，就仅是一种正常的生理退变，不必过度治疗，但此时应注意养护，避免其继续发展。

只有当膨出、突出的程度较大，引起脊柱失稳、诱发椎旁肌肉、韧带劳损，或引起终板炎，或直接刺激、压迫脊神经或马尾神经，引发一系列临床症状时，才构成临床学上的椎间盘膨出症及椎间盘突出症（图3-3-24）。

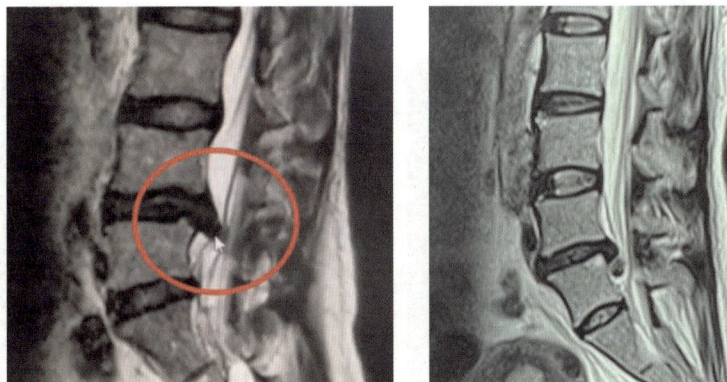

图3-3-24 椎间盘脱出，刺激马尾神经

当突出部分较大，占据椎管的50%以上，或突出部分与基底部分离，或突出部分在椎管内下垂（或上移），或突出部分呈头大颈细（回纳的可能性小），一般称为"脱出"（图3-3-25）。

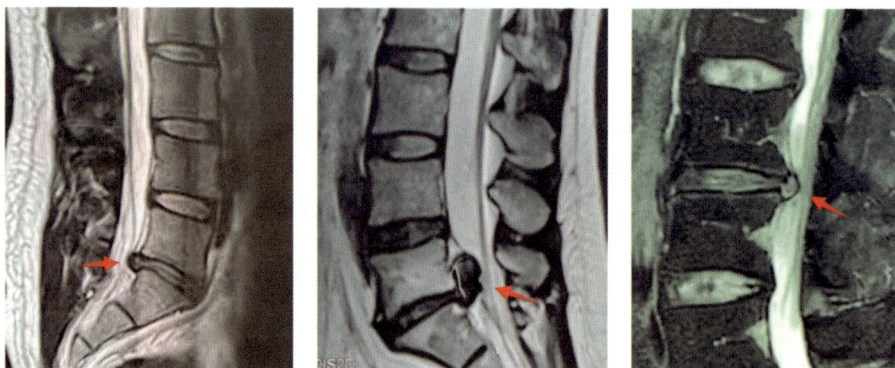

图3-3-25　椎间盘脱出

### 7.椎间盘可能突出的方向

椎间盘具有上、下、前、后、左、右六个方位，在任何一个方位上，都有可能形成突出或突出症。

（1）向上、下方向突出

指髓核向椎骨内突出，也称"经骨突出"。是指椎间盘髓核在压力作用下，通过椎间盘纤维软骨板上原有的孔隙（发育期为髓核供血的管孔）渗透到椎骨的骨松质内，形成许莫氏结节（Schmorl结节）（图3-3-26），在影像学资料上可以明显观察到，并可以继发无菌性炎症，形成终板炎（图3-3-27）。

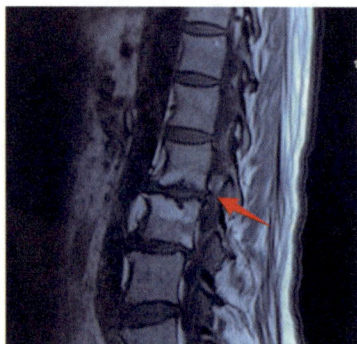

图3-3-26　许莫氏结节
（Schmorl结节）

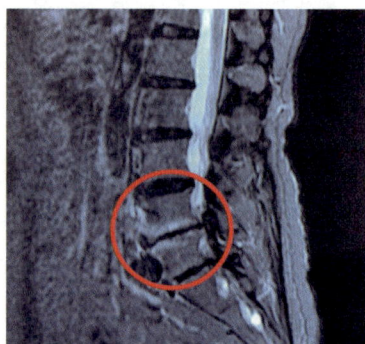

图3-3-27　椎间盘突出、椎间隙
变窄并终板炎

椎间盘单纯经骨突出时，除形成终板炎外，还可以引起脊柱失稳，诱发椎旁肌肉、韧带劳损，形成肌肉劳损型椎间盘突出症。但一般不会影响到脊神经及脊髓（马尾神经），不会引起神经症状，但同时伴有后方突出时例外。

（2）向前突出

椎间盘前方主要是前纵韧带及腹腔，椎间盘向前方突出时，不可能直接刺激、压迫脊神经及硬膜囊，不会因此产生神经症状。但可以导致脊柱失稳，诱发肌肉、韧带劳损，从而形成肌肉劳损型椎间盘突出症。肌肉劳损后形成的肌肉紧张及"筋结"，有可能刺激到脊神经干，引发干性神经症状（图3-3-28）。

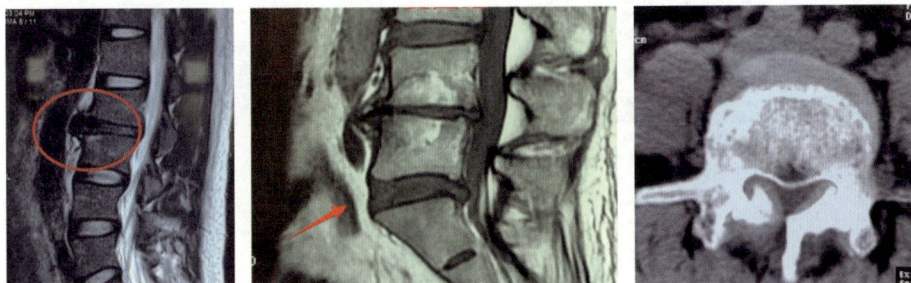

图3-3-28 椎间盘向前方突出

椎间盘的前方是前纵韧带，髓核突出后，可以使前纵韧带掀起并对其形成持续性刺激，诱发其产生无菌性炎症，并可继发肥厚及纤维化，或骨化、钙化，或同时伴有相邻椎骨的唇样增生，引起疼痛（图3-3-29，图3-3-30）。

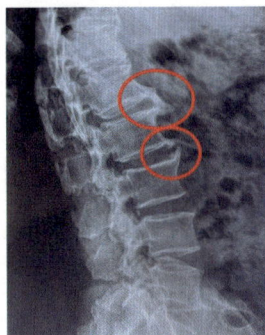

图3-3-29 椎骨骨桥形成（上）、椎体唇样增生（下）

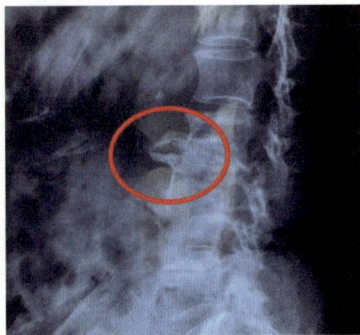

图3-3-30 椎体前缘唇样增生

（3）向侧方（左右）突出

椎间盘向左右方向突出，又称极外侧型突出。可以引起脊柱失稳，引发椎旁肌肉、韧带劳损，形成肌肉劳损型椎间盘突出症。极少情况下（突出程度较大）可刺激到腰神经（脊神经前支），从而引发脊神经症状（图3-3-31）。

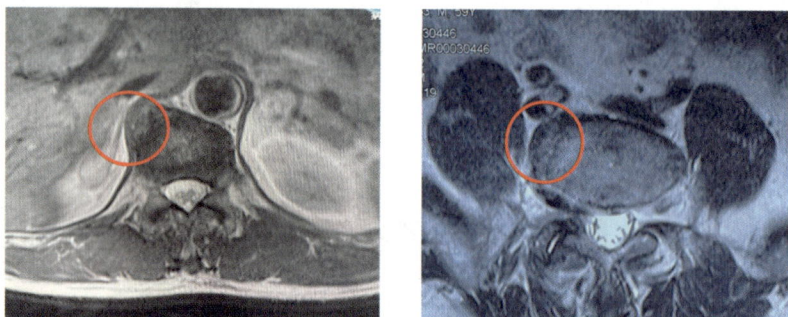

图3-3-31　椎间盘向左右方向突出

（4）向后突出

椎间盘向后突出时，又可细分为侧后方突出和正后方突出。

1）侧后方突出

椎间盘向侧隐窝、椎间孔方向突出，可以直接刺激、压迫脊神经根，引发脊神经根型椎间盘突出症。同时可以造成脊柱失稳，引发椎旁肌肉、韧带因持久受力而出现的劳损（图3-3-32）。

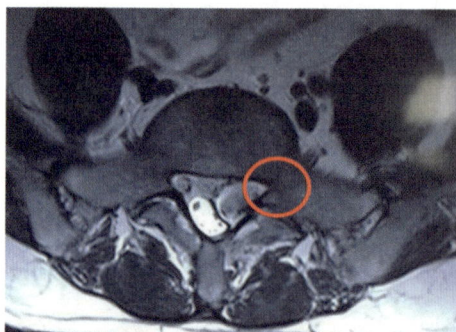

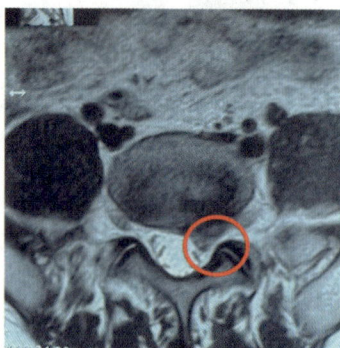

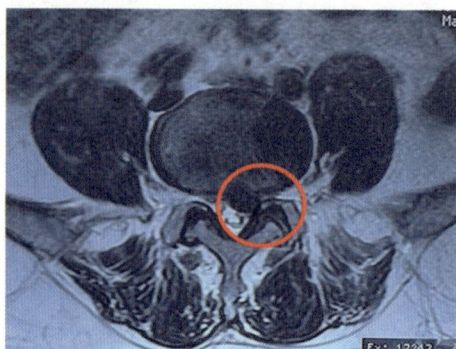

图3-3-32　椎间盘侧后方突出

2）正后方突出

椎间盘向正后方突出，又称中央型突出。椎间盘突破后纵韧带的束缚，可以直接造成椎管狭窄，可以直接刺激、压迫硬膜囊（马尾神经）（图3-3-33），引发椎管狭窄型椎间盘突出（椎管狭窄症）。椎间盘向后突出时，同样可以引起脊柱失稳，诱发椎旁肌肉、韧带劳损。髓核突出后可能沿椎管下垂，也有可能被挤向上方（图3-3-34）。

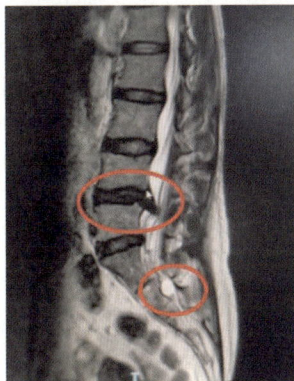

图3-3-33 椎间盘脱出，刺激马尾神经

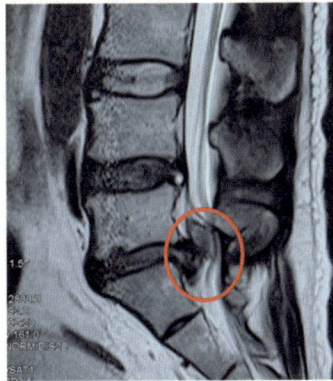

图3-3-34 椎间盘脱出，椎管狭窄

### 8.椎间盘退变（膨出、突出）造成的结果

（1）身高变矮

只有解剖学（影像学）上的椎间盘膨出或突出，但突出程度前后左右近似均衡，未引发终板炎，未引起脊柱失稳，未刺激脊神经及引起椎管狭窄。临床可能无症状，只导致身高变矮，这是老年人身高变矮的原因之一，为正常生理退变。

（2）终板炎

影像学诊断资料提示有椎间盘变性（椎间隙变窄），相邻椎体内出现许莫氏结节，椎间盘存在经骨突出并形成终板炎。临床上除表现为终板炎引起的局部腰痛外，还可能引起脊柱失稳，诱发椎旁肌肉、韧带劳损。但无脊神经受刺激的症状及椎管狭窄症状。

（3）椎旁肌肉、韧带劳损

椎间盘向上下方、前方、侧方突出且不均衡，可以引起脊柱失稳，诱发椎旁肌肉、韧带劳损，但未刺激脊神经，也未引起椎管狭窄。临床上只表现为单纯的肌肉、韧带劳损症状，无脊神经症状及椎骨狭窄症状。

（4）脊神经受到刺激、压迫

椎间盘向侧后方突出，除可以引起脊柱失稳，诱发椎旁肌肉、韧带劳损外，还可以直接刺激、压迫脊神经根，诱发脊神经根性症状，但未造成椎管狭窄。临床上表现为既有肌肉劳损的症状，也有脊神经根受到刺激、压迫的症状。

（5）椎管狭窄

椎间盘向正后方突出，既可以导致脊柱失稳，诱发椎旁肌肉、韧带劳损，还可同时造成椎管狭窄，有可能刺激、压迫马尾神经。临床上表现为既有肌肉劳损的症状，也有椎管狭窄（马尾神经受到刺激、压迫）的症状。

### （三）椎间盘退变的相关因素

1.年龄因素

（1）髓核退变

随着年龄的不断增加，椎间盘髓核在不断地脱水，甚至出现干枯，体积不断萎缩变小，在默认纤维环结构无改变的条件下，椎间盘高度在逐步下降，导致纤维环不断向外膨凸，甚至超出椎体外缘，形成椎间盘膨出。

（2）纤维环退变

随着年龄的不断增长，在自身退变（老化）的基础上，纤维环的弹性也在逐渐下降，紧束力随之下降，椎间盘厚度出现下降的趋势。加之脊柱的反复运动导致原本坚韧的椎间盘纤维环逐渐出现裂隙并慢慢增多、加深，并最终裂透（电镜下显示12层纤维环可完全裂透），致使原本被纤维环包裹、束缚的髓核溢出，形成椎间盘突出。

2.体重

自身重量是持续作用在椎间盘上的纵向压力之一，相对于体重较轻者，体重超标者更容易患有椎间盘膨出、突出。

3.外力因素

负重越大，椎间盘承受的压力越大，椎间盘膨出、突出的概率自然增加。所以经常负重的人容易出现椎间盘突出。

4.腹压增高

咳嗽、打喷嚏、用力排大便等所有能够使腹压增高的动作，都可能是椎间盘纤维环突破破裂时的临界值。

### 5.腰部扭伤

腰部运动失衡导致的各种腰部扭伤，可以加速椎间盘破裂。一个较大的外力可以造成近似正常的椎间盘瞬间破裂，一个较小的外力也可以使濒临破裂的椎间盘完全破裂，外力的大小不以具体力度多少为依据，只要外部作用力超过纤维环的防御能力，就足以使纤维环破裂。

### 6.体位姿势

在不同体位时，椎间盘所承受的压力不同。例如，一个体重70千克的人在直立位时，第2~3腰椎椎间盘承受的压力是40千克，约为体重的60%。直立前屈（约20°）时，自身上部体重的力矩增加，椎间盘承受的压力上升，约为既往承受重量的150%；弯腰从地上搬起5千克重物时，椎间盘承受的压力可以达到既往承受压力的220%，如果同时存在扭转运动，椎间盘所承受的压力更大。

坐位（坐直）时，由于骨盆向后倾斜，腰椎前凸变小，纤维环前部高度下降，重力线向前移动，椎间盘承受的压力比直立时加大，为既往所承受压力的140%，这正是许多患者能站但不能坐的原因；坐位前倾（约20°）时更明显，约为既往所承受压力的185%；坐位前倾弯腰提物，椎间盘所承受压力较直立弯腰提物时更大，约为既往所承受压力的275%。

所以，正确的站姿、坐姿能有效预防椎间盘蜕变，防止椎间盘膨出、突出。

### 7.运动习惯

腰部的旋转运动、跳跃运动等，都可以增加作为脊柱运动轴心的椎间盘负担，容易诱发椎间盘突出。

### 8.寒凉刺激

受寒可以导致椎间肌肉收缩，使椎间隙变窄，增加椎间盘负担，可以诱发椎间盘突出或加重椎间盘突出的程度。

### 9.肌肉力量

椎旁、椎间肌肉力量是维持正常椎间隙，降低椎间盘负重，防止椎间盘蜕变的主要（唯一）力量，是椎间盘的保护伞。椎间肌肉力量的下降是椎间盘突出的诱因之一。

### （四）椎间盘突出症临床分型

椎间盘突出症的临床分型有终板炎型椎间盘突出症、肌肉劳损型椎间盘突出症、脊神经型椎间盘突出症、椎管狭窄（马尾神经）型椎间盘突出症等4种。

### 1.终板炎型椎间盘突出症

主要由于椎间盘髓核向椎体内突出（经骨突出）至椎骨骨松质中，导致骨小梁细微骨折，形成骨髓水肿或终板无菌性炎症。因尚未发生脊柱失稳，不涉及椎旁肌肉、韧带劳损，也不影响到脊神经及马尾神经。

（1）主要症状

突出可以出现在某两节椎体之间，也可以是多节。主要表现为腰部疼痛，位置相对局限，以突出的节段为主，较少涉及其他节段，多节突出例外。

自觉疼痛位置深在，自己用手几乎触摸不到，患者主诉常是"在骨头缝内疼痛"。白天忙碌时疼痛可不引起注意，在安静状态时尤其是睡卧时疼痛明显。疼痛在劳累后加重，卧床休息后减轻。受寒后加重，遇暖缓解。

（2）主要体征

椎间隙明显压痛，腰部屈伸活动时疼痛加剧，患者常因疼痛而不愿意活动，极限屈膝屈髋或过度后仰可诱发疼痛加重。

（3）影像学特点

椎间盘髓核经骨突出，出现椎体内许莫氏结节（图3-3-35）、椎体终板炎（图3-3-36）。

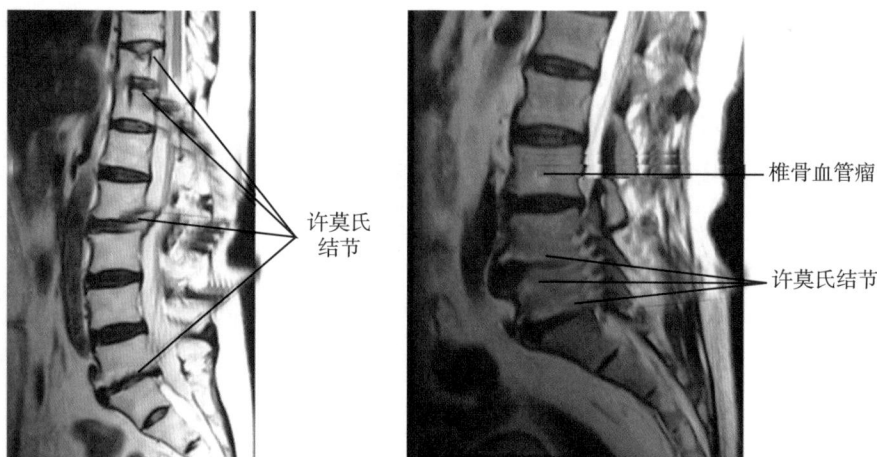

图3-3-35　许莫氏结节

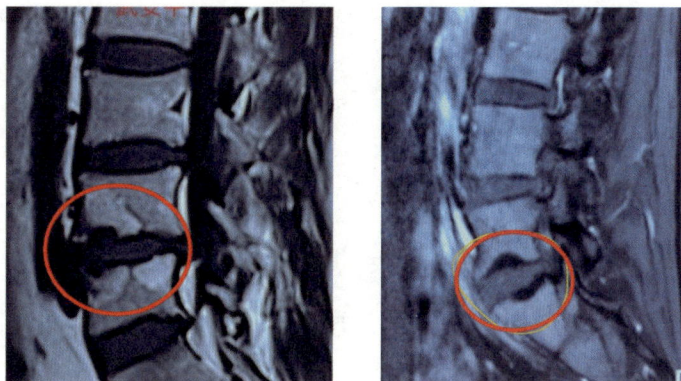

图3-3-36　椎体终板炎

### 2.肌肉劳损型椎间盘突出症

主要由于椎间盘突出（经骨突出、前方突出、侧方突出等）诱发脊柱失稳，致使具有稳定脊柱作用的椎旁肌肉、韧带因持续性受力而继发疲劳性损伤。该型出现的损伤不涉及脊神经及椎管。

（1）主要症状

主要表现为肌肉筋膜炎性症状，患者可自觉腰部肌肉僵硬、酸胀，出现程度不同的疼痛并多数伴有沉重感、寒凉感。症状以晨起或卧床休息后起床时明显，稍事活动后减轻，但劳累后又加重。腰部喜暖喜按，得暖得按则疼痛减轻。

（2）主要体征

腰部肌肉僵硬，两侧明显不对称，病程短者疼痛侧多僵硬而略高，病久者疼痛侧多萎软而稍低，局部可以触及明显的压痛点或筋结，多数位于腰椎棘突尖上或横突背侧，以胸腰段、第2~4腰椎横突、腰骶结合部最常见。

可伴有脊柱侧弯、旋转（骨盆倾斜、旋转），仰卧时骨盆后侧与床的距离不对称，可出现长、短腿现象。

（3）影像学特点

椎间盘经骨突出、前方突出、侧方突出、侧后方突出、正后方突出等均可见到，但程度多不严重，未刺激脊神经，未造成椎管狭窄（图3-3-37、图3-3-38）。

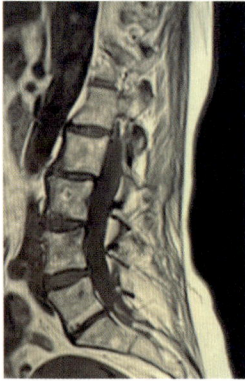

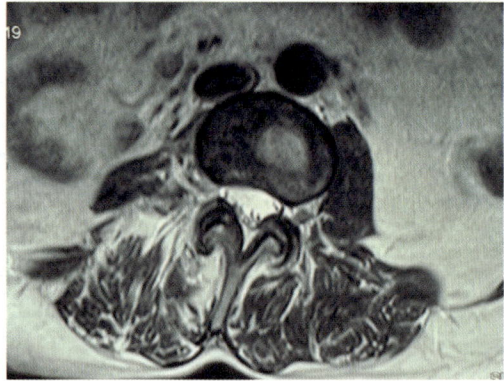

图3-3-37　脊柱旋转，第2~3
腰椎间隙变窄、椎间盘脱出，
第3~4腰椎间盘经骨突出，第
5腰椎~第1骶椎终板炎

图3-3-38　椎间盘突出、脊柱旋转

### 3.脊神经型椎间盘突出症

主要由于椎间盘向侧后方椎间孔、侧隐窝位置突出，直接刺激、压迫脊神经根，造成神经根局部炎性水肿而引发根性神经痛（图3-3-39）。应注意，神经袖肿胀也可以导致相似症状出现。

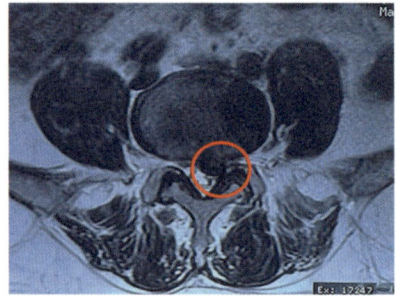

图3-3-39　椎间盘向侧后方突出

（1）主要症状

1）病史

①有急性腰部扭伤史，与外力大小无关。

②咳嗽、打喷嚏、用力解大便等能引起腹压增高的动作，可导致腰痛突然发作或加剧。

③受寒、弯腰久坐、劳累等因素可导致慢性腰痛突然加重。

2）腰痛

腰痛是必然存在的症状，既可以是由椎体终板炎引起，也可以是由椎旁肌肉、韧带劳损引起，还可以是神经根后支放射痛。在椎旁可以触摸到明显的压痛点。

3）根性神经放射痛

脊神经出椎间孔后分为四支，即返回支（在出椎间孔前即分出）、交感支、后支、前支。由于脊神经是在根处受到椎间盘的压迫性刺激，所以四个分支都可以出现放射痛。

返回支返回椎管内，分支分布在相邻椎骨的骨膜、椎间盘纤维环、后纵韧带、黄韧带、硬膜囊等部位，所以当脊神经根部受压后，这些部位可以出现放射痛，这是椎间盘突出症出现腰痛的原因之一。

交感支主要分布在肠道，所以可出现以腹胀、便秘等内脏症状为表现的根性神经放射症状。

后支主要分布在竖脊肌、棘上韧带、棘间韧带等部位，所以这些部位也可以同时出现放射痛，这也是椎间盘突出症出现腰痛的原因之一。

前支主要组成腰丛和骶丛，前支常被称为腰神经、骶神经。其中第12胸椎的小部分前支，第1~3腰椎的全部前支及第4腰椎的小部分前支参与组成腰丛，第4腰椎的大部分前支、第5腰椎的前支、全部骶神经和尾神经的前支共同组成骶丛。

由于腰椎功能活动以下腰段为主，所以第4~5腰椎椎间盘及第5腰椎~第1骶椎椎间盘突出最为常见，但上腰段椎间盘突出也时有发生（图3-3-40）。

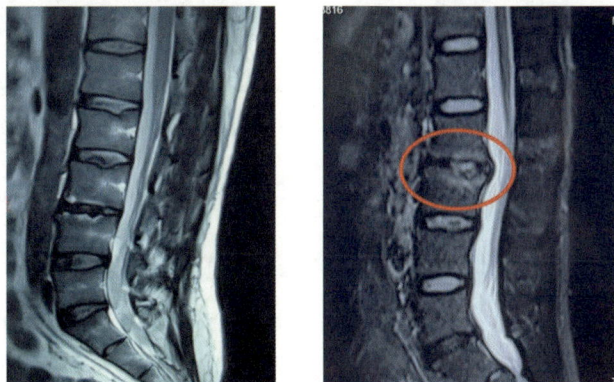

图3-3-40　上腰段椎间盘突出

4）上腰段椎间盘侧后方突出所致神经放射痛

上腰段椎间盘侧后方突出时，主要影响第1~4腰椎的神经根，主要出现腰丛支配区的症状，以膝关节以上区域最明显，主要表现如下（图3-3-41、图3-3-42）。

①髂腹下神经受到刺激时，以感觉障碍为主，主要表现在腹壁皮肤。

②髂腹股沟神经受到刺激时，以腹股沟区域感觉障碍为主。

③股神经受到刺激时，皮支症状主要表现为大腿前面皮肤麻木、疼

痛，感觉迟钝或过度敏感，肌支症状主要表现为股四头肌萎软、乏力，走平路尚可（严重时除外），上下台阶费力，仰卧位屈膝屈髋时下肢可能出现外旋，直腿抬高时费力或不能完成。

④闭孔神经受到刺激时，主要表现为大腿内侧皮肤麻木、疼痛，感觉迟钝或过度敏感，大腿内侧肌肉萎软、乏力，仰卧位屈膝屈髋时下肢同样可能出现外旋。

⑤股外侧皮神经受到刺激时，主要表现为大腿外侧皮肤感觉障碍。

⑥生殖股神经受到刺激时，可能出现下腹部感觉障碍，可以放射到大腿内侧，可以出现阴部疼痛，排尿困难，性功能障碍等。

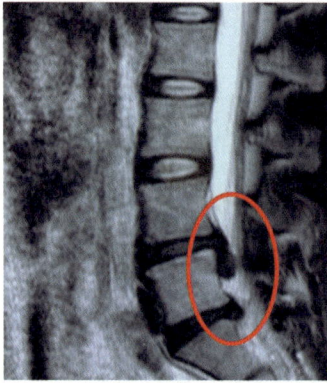

图3-3-41　椎间盘脱出

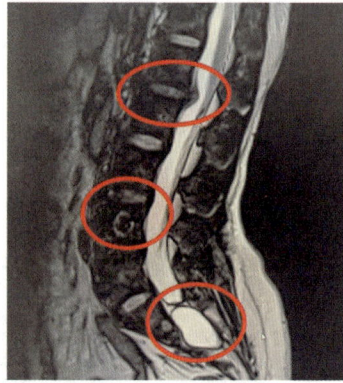

图3-3-42　椎间盘突出（上）、血管瘤（中）、骶管囊肿（下）

5）下腰段椎间盘侧后方突出所致神经放射痛

下腰段椎间盘侧后方突出时，主要影响第5腰椎、第1骶椎神经根，出现骶丛神经放射痛，疼痛主要出现在臀部及坐骨神经分布区。症状主要出现在臀部及膝关节以下。

第4~5腰椎椎间盘突出时，臀部疼痛以臀中肌为主，因臀中肌主要由第1骶神经支配，第5腰椎~第1骶椎椎间盘突出时，臀部疼痛以梨状肌区域为主，梨状肌主要由第1~2骶神经支配。

①股后皮神经受到刺激时，主要表现为大腿后侧皮肤感觉障碍。

②阴部神经受到刺激时，主要表现为会阴部麻木、疼痛或感觉减退，可以出现排尿排便乏力、尿潴留或失禁、性功能障碍等。

③臀上神经受到刺激时，主要表现为支配区肌肉（臀中肌、臀小肌、

阔筋膜张肌）相关症状，如乏力（肌肉力量下降），肌肉萎缩，大腿外展力量下降等。通常没有皮肤症状，因该区域的皮肤为臀上皮神经支配，如果出现皮肤感觉异常，需要考虑臀上皮神经受到刺激。

④臀下神经受到刺激时，症状主要出现在臀大肌区域，可以发现臀大肌萎软甚至萎缩、乏力，大腿后伸力量下降。

⑤坐骨神经受到刺激时，肌肉症状主要出现在大腿后侧（腘绳肌）及小腿后侧（小腿三头肌）以及小腿外侧（腓骨长、短肌）及小腿前外侧（胫骨前肌、蹈长伸肌、趾长伸肌）。表现为肌肉弹性下降、力量下降，与之相对应的是屈伸踝关节的力量下降，屈伸蹈趾力量减弱，足外翻力量减弱。严重时甚至可以出现足下垂及足内翻。皮肤感觉障碍主要表现为麻木、疼痛，感觉迟钝或过度敏感，区域以小腿外侧（第5腰椎神经支）、足背及足底与小趾外侧（第1骶椎神经支）为主。

由于第4腰椎即参与组成腰丛，又参与组成骶丛，所以第3~4腰椎椎间盘突出时，可以既有腰丛症状，又有骶丛症状。

5）脊柱侧弯

椎间盘是维持脊柱稳定、正直的重要因素之一，当椎间盘突出后，脊柱稳定性被破坏，脊柱必然会出现程度不同的侧弯。

6）腰椎功能活动受限

椎间盘是脊柱运动的轴心之一，脊柱的任何运动都会增加椎间盘的负荷，加重椎间盘的突出程度，所以当椎间盘突出时，腰部的功能活动一定会受到影响。

（2）主要体征

1）压痛点及压串痛、叩串痛阳性

压痛点常位于与椎间盘突出位置相应的椎旁，即相应脊柱节段的夹脊穴，有时可出现在椎间。压串痛、叩串痛均阳性，即用力按压或适度叩击压痛点时，疼痛从压痛点开始沿神经走行方向放射至神经末梢。

2）屈颈试验阳性

患者仰卧床上，医者一手按压患者胸骨，使之脊柱不能抬离床面。另一手托扶患者枕部，使患者屈颈，使下颌尽量接近胸骨，引起疼痛，疼痛自压痛点开始且沿神经走行方向放射至末梢者为阳性（图3-3-43）。

此试验可以使脊髓在椎管内向上轻度位移，牵拉神经根从椎管外向椎管内移动，正常情况下无任何不适感（即阴性）。但如果有物体在椎间孔附近与神经根发生摩擦，则会引起神经放射痛（即阳性）。此试验阳性，提示有占位及神经根在相互发生摩擦，但并不确认此占位的性质，可以是椎间盘，也可以是肿瘤、骨刺、异物等。

3）颈静脉压迫试验阳性

患者仰卧，自然放松。医者一手分别以拇指、食指指腹（或双手拇指指腹）做着力点，按压在患者颈部双侧颈静脉压力感受器上（颈部颈动脉搏动处外侧），持续1分钟左右，诱发或加剧疼痛、放射痛者为阳性（图3-3-44）。

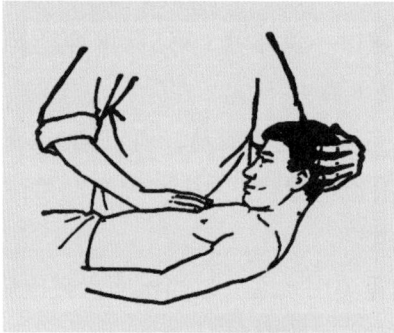

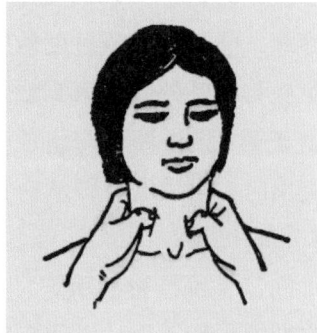

图3-3-43　屈颈试验　　　　　　图3-3-44　颈静脉压迫试验

刺激、压迫颈静脉上的压力感受器，可以引起心率加快、血压升高，继而引起颅压及椎管内压力升高，迫使脑脊液自椎管内向椎管外流动，可推挤神经根随之外移。在正常情况下，脊神经可以随着脑脊液的外溢而自由外移，不引起任何不适感，但如果脊神经根在外移过程中与占位（椎间盘、肿瘤等）发生摩擦，则可以引起脊神经放射痛。

此试验阳性，同样提示有占位物与神经根相互摩擦、挤压，但不能确认此占位的性质，既可以是椎间盘，也可以是肿瘤、异物等。

屈颈试验及颈静脉压迫试验阳性可以作为椎间盘突出刺激、压迫脊神经的定性检查，只要这两个检查阳性，就可以确认有占位（可能是椎间盘）与脊神经发生了物理性接触。在以上两个检查中，患者均属于被动状态，自己没有主动参与，没有主动运动，从而避免了由于肌肉主动运动而引起的假阳性。

4）腹压增高试验阳性

通常经过仔细询问患者是否有在咳嗽、打喷嚏、用力解大便时疼痛及放射痛加重或被诱发即可确定，不必重复检查。

咳嗽、打喷嚏及用力大便等动作可以引起脊柱震荡、腹压增高，增加对椎间盘的压迫，加大椎间盘突出的程度及对神经根的刺激程度，从而诱发或加重疼痛。患者在预知要咳嗽、打喷嚏时，通常要首先选择好体位并以手扶按腰部再咳嗽、打喷嚏以免疼痛加重。临床常用的检查方法如下。

①挺腹试验阳性

患者仰卧，以头顶及足跟着力，腰腹部尽量用力，将腰背部抬离床面（等同于三点支撑），引发或加重疼痛、放射痛者为阳性（图3-3-45）。

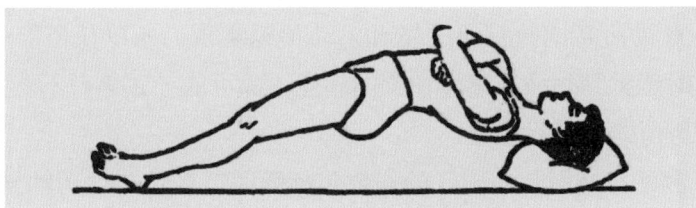

图3-3-45  挺腹试验

②床边试验阳性

患者仰卧，健侧置于床上，患侧肢体尽量伸直且垂于床外，引发或加剧疼痛、放射痛者为阳性。

③直腿后伸试验阳性

患者直立，健侧着地，患肢尽量伸直后再向后过伸，引发或加剧疼痛、放射痛者为阳性。

腹压增高试验主要是通过肌肉收缩、脊柱振动及脊柱运动使椎间隙变小，增加对椎间盘的挤压，增加椎间盘突出的程度及对神经根的刺激、压迫，从而引发或加重症状。

单纯腰部肌肉急性损伤时，腹压增高试验也可以出现阳性，因为试验过程中肌肉会参与其中，而运动会加重肌肉损伤。

5）直腿抬高试验阳性

患者仰卧，双下肢伸直置于床上，健侧不动。患侧在膝关节伸直状态下，以髋关节为运动轴尽量向上抬起，正常时抬高角度可以超过60°，且无任何不适感。

若下肢抬高角度在60°之内引发或加重疼痛，疼痛自压痛点开始沿神经走行放射至末梢，则为阳性。若下肢抬高角度在30°以内，为强阳性。患者通常因为疼痛及放射痛存在而不敢继续抬高患肢，使下肢抬举高度局限在一定范围内。

直腿抬高试验与屈颈试验的意义相似。直腿抬高时，牵拉脊神经自椎管内向椎管外轻微移动，正常情况下不引起疼痛。但如果有占位与脊神经根之间产生摩擦或压迫，此试验可以引起脊神经根与占位摩擦，从而引起神经放射痛。

此试验阳性，提示有占位与神经根相互挤压，但并不能判定此占位的性质，可以是椎间盘，也可以是肿瘤、异物等。

由于直腿抬高试验是通过患者主动抬腿实现，所以任何能引起患者主动抬腿时感觉到疼痛或疼痛加剧的病症，都可能导致患者不能完成该动作，形成所谓的"假阳性"。

临床常见容易引起假阳性的病症包括髋关节脱位（运动轴异常），股骨骨折（运动杠杆异常），股四头肌及内收肌、髂腰肌损伤（运动的动力源异常），腘绳肌损伤（运动动力源的拮抗肌异常）、急性腰扭伤（直腿抬高时腰部肌肉受力增加，加剧肌肉损伤程度）等。

但这些病症引起疼痛的位置、性质与真正的直腿抬高试验有本质的区别，"真阳性"的疼痛特点是抬腿时疼痛被诱发或加剧，且疼痛从压痛点开始沿神经走行放射至末梢；而"假阳性"疼痛特点是抬腿时疼痛加剧但却始终局限在某一部位而无根性神经放射痛。

所以在临床上，医者要注意询问患者不敢继续抬腿的原因，也就是疼痛发生的位置、性质，以免误诊。

6）直腿抬高加强试验阳性

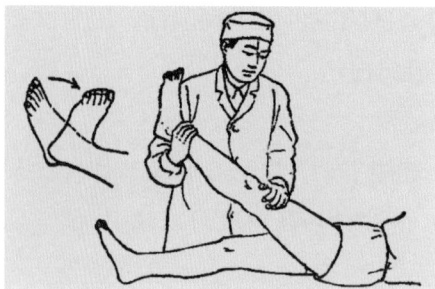

图3-3-46　直腿抬高加强试验

患者下肢放松，膝关节自然伸直。医者一手托扶患肢踝关节后方，主动用力将患侧下肢抬举至痛与不痛之临界点时，再推按患者脚掌迫使患踝背屈（被动运动），引起疼痛及放射痛出现或加剧者，为直腿抬高加强试验阳性（图3-3-46）。

直腿抬高加强试验同样可以牵拉神经根移动，诱发疼痛及放射痛，与直腿抬高试验异曲同工，同时避免了患肢主动运动时可能引起的"假阳性"，在诊断椎间盘突出时，较直腿抬高试验临床意义更大。

7）克尼格氏征阳性

患者仰卧，伤肢在外，健侧下肢自然伸直置于床上。医者一手扶按患侧膝关节，另一手握住患侧踝关节，先使患者患肢屈膝屈髋（均为90°），然后在保持髋关节屈曲不变的情况下，使患侧膝关节慢慢伸直，引发疼痛者为阳性。提示坐骨神经受到牵拉。

综上，直腿抬高试验、直腿抬高加强试验、克尼格氏征等原理基本相似，牵拉的都是坐骨神经，所以只有当下腰段椎间盘突出刺激坐骨神经时，才会表现为阳性。换言之，以上三个检查出现阳性时，提示椎间盘突出出现在下腰段（第4~5腰椎，第5腰椎~第1骶椎）。

腹压增高试验阳性可以是椎间盘突出，也可以是腰部肌肉急性损伤，在排除了肌肉急性损伤之后，腹压增高试验阳性及直腿抬高加强试验阳性可以佐证患者是否存在椎间盘突出刺激、压迫到脊神经。直腿抬高加强试验阳性，还可额外提示是否有坐骨神经受到刺激，如果有，那最有可能是第4腰椎以下椎间盘突出。

屈颈试验阳性、颈静脉压迫试验阳性、直腿抬高加强试验阳性是在排除了肿瘤、神经袖囊肿等其他占位病变之后，确认椎间盘突出是否存在的定性检查。

8）跟臀试验

患者俯卧，下肢自然放松。医者使患肢膝关节尽量屈曲，使足跟近臀，引发大腿前侧及内侧疼痛者为阳性。此试验主要牵拉股四头肌及大腿内收肌，牵拉股神经及闭孔神经。阳性时提示股神经或闭孔神经受到刺激（图3-3-47）。

该试验阳性者，提示椎间盘突出部位位于上腰段，为第4腰椎以上部位。若腰丛受到影响，突出部位应位于第4腰椎以上。

此检查也存在假阳性，因为此检查是以膝关节为轴迫使下肢屈膝

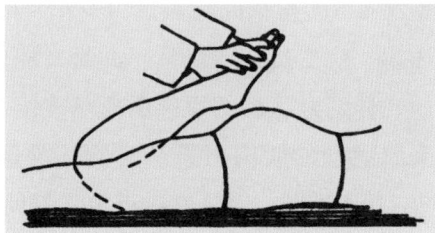

图3-3-47 跟臀试验

而牵拉大腿前方肌肉及神经，所以当大腿前方肌肉损伤或膝关节存在病变（如膝关节骨性关节病、半月板损伤、副韧带损伤）时，该动作也不能完成。

真、假阳性的鉴别同样是应注意询问疼痛的位置及性质。真性疼痛是从腰部开始沿神经走行放射，假性疼痛是局限在某一部位。

9）屈伸踇趾肌力试验

患者仰卧床上，双下肢自然伸直。医者以拇指指腹分别顶按在患足踇趾的背侧或腹侧，嘱其相对用力背屈或跖屈，对比双侧肌力大小。

在正常情况下，双侧力量一致。如发现一侧力量下降，提示椎间盘突出部位在第4腰椎以下，骶丛受到影响，突出部位应位于第4~5腰椎或第5腰椎~第1骶椎。

屈踇趾由胫神经支配，伸踇趾由腓神经支配，两者同为坐骨神经分支，而坐骨神经由第4、5腰椎及第1、2、3骶椎神经前支组成，属于骶丛。屈、伸踇趾力量下降，提示坐骨神经功能障碍，由于骶骨不存在椎间盘突出，所以突出部位只能是第4~5腰椎或第5腰椎~第1骶椎椎间盘。

10）抗阻伸膝试验阳性

患者坐于床边，膝关节与床边平齐，小腿自然下垂，医者人为的在患者小腿前方施加阻力，嘱患者以膝关节为轴尽量伸直膝关节，引发大腿股四头肌疼痛或伸膝动作不能完成者为阳性。提示股神经或股四头肌有损伤。

综上，通过直腿抬高试验、克尼格氏征、跟臀试验及抗阻伸膝试验，屈、伸踇趾肌力试验等检查，结合压痛点位置及感觉异常、肌肉萎弱等症状出现的位置，基本可以确定病变部位是在腰丛还是骶丛，即椎间盘突出定位检查。以上各项检查相辅相成，可以逐步确定病变出现的部位。

以上各项检查在神经根型椎间盘突出症急性期时典型，在慢性期可能不典型。而且不是所有检查在同一患者身上均会出现阳性。例如，当患者是第4~5腰椎椎间盘侧后方突出症时，仅仅是第5腰椎脊神经根受到刺激、压迫，病变反应在骶丛。此时，屈伸踇趾肌力试验可能为阳性，因为支配屈、伸踇趾运动的肌肉由骶丛支配。但此时跟臀试验为阴性，因支配股四头肌运动的肌肉由腰丛支配；踝反射可以减弱，因反射中枢位于第5腰椎~第1骶椎；但膝反射正常，因反射中枢位于第2~4腰椎。

当然，如果患者是第3~4腰椎椎间盘侧后方突出，受刺激的脊神经位于第4腰椎，屈伸踇趾肌力试验和跟臀试验两者都可以出现阳性，因为第4腰椎脊神经前支同时参与组成腰丛和骶丛。

11）膝跳反射、踝反射

①膝跳反射

患者坐于床边，双下肢自然下垂。医者用叩诊锤适度叩击髌韧带，正常时可引起不自主的伸膝动作（图3-3-48）。

膝反射中枢位于脊髓第2~4腰椎节段，膝反射减弱或消失，提示该部位出现病变。如果膝反射亢进，病变部位位于第2~4腰椎节段以上（脑、颈、胸）。因为上位中枢对下位中枢起抑制作用，上位中枢病变后，抑制减小或消失，反射自然亢进。

②踝反射

患者坐于床上，下肢自然放松。医者一手扶按患者足底跖跗关节部位，使其轻度背屈，另一手以叩诊锤适度叩击跟腱，正常时可引起轻度屈踝动作（图3-3-49）。

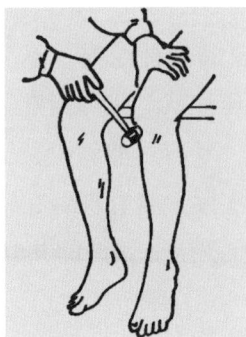

图3-3-48　膝跳反射

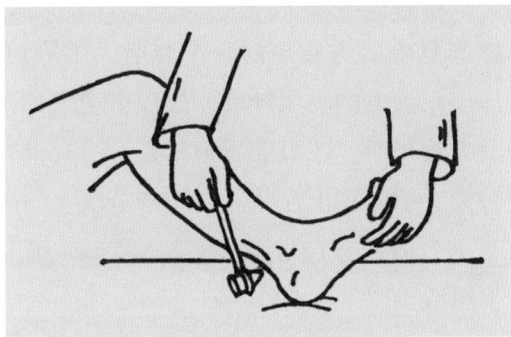

图3-3-49　踝反射

踝反射中枢位于第5腰椎~第1骶椎之间，踝反射减弱或消失，提示病变出现在该处。踝反射如果亢进，提示病变部位位于腰部以上。如果通过前面的检查确定病变部位是在第4腰椎以下，再通过膝、踝反射检查，可以推断出病变部位是在第4~5腰椎还是在第5腰椎~第1骶椎。

（3）影像学检查

影像学检查在腰椎间盘突出症的诊断中，具有重要的参考价值，但绝不是唯一的诊断依据，因解剖学上的椎间盘突出，不等于临床上的椎间盘突出症。

影像学检查可以观察到椎间盘是否存在突出以及突出的方向、大小，突出物与硬膜囊、脊神经的相互位置关系，但在突出程度相对较轻时，只能提示两者已经有接触，但不能提示是否存在刺激与压迫，严重突出时例外，不能单纯以两者之间是否存在缝隙为标准。

从临床症状上而言，如果在某一姿势下有疼痛、放射痛，改变一下姿势症状就能消失，属于刺激（接触）；如果症状持续存在，改变姿势也不能消除，则属于压迫。

典型的脊神经型椎间盘突出症临床多表现为腰痛，以一侧为主，且疼痛沿神经走行向下肢放射，多为一侧，可以出现双侧，疼痛在站立位时相对较轻，所以患者宁可站着也不愿坐着，躺着的时候疼痛相对最轻，且喜侧卧，伤肢在上，膝关节内侧以物支撑，此姿势下椎间盘所承受的压力最小，腰大肌、梨状肌相对松弛。

### 4.椎管狭窄型（马尾神经型）椎间盘突出症

主要是由于椎间盘向后突出，继发椎管狭窄，刺激、压迫马尾神经而引发的一系列临床症状。

椎间盘侧后方突出时，仅刺激、压迫相应节段的脊神经根，不会刺激、压迫正后方的马尾神经，故仅出现脊神经根受压症状。只有当椎间盘向正后方突出时，才可能压迫椎管，引起椎管狭窄，并有可能刺激、压迫马尾神经，引起相应症状。在腰椎节段，马尾神经实际上是脊神经在椎管内垂直下行的部分，马尾由第2~5腰椎、第1~5骶椎及尾节发出的共10对神经根组成（图3-3-50）。

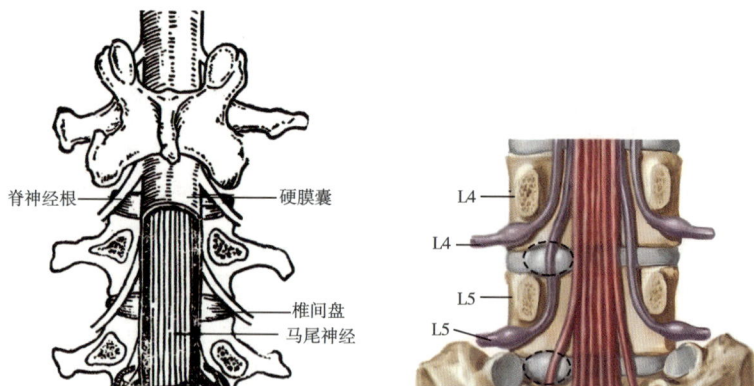

图3-3-50　马尾神经

由于腰椎间盘突出的位置不同，出现椎管狭窄的位置不同，而不同脊髓节段马尾神经所包含的脊神经不同，所以不同部位的马尾神经受刺激、压迫所引起的临床症状有较大差异。

第1腰椎处椎管狭窄，可以出现第1腰椎以下的所有脊神经症状，不是必须出现，与椎管狭窄的程度相关，包括腰丛和骶丛；而第4腰椎以下椎管狭窄，则只可能出现骶丛症状。

由于具有功能作用的椎间盘只存在于骶骨以上，即第5腰椎与第1骶椎之间，并且本节椎间盘通常不影响本节脊神经，仅刺激、压迫影响下一节脊神经，所以椎间盘向侧后方突出时，只可能刺激、压迫第1骶椎以上的脊神经，出现由第1骶椎以上由脊神经根导致的神经症状，而不会出现单纯由第2骶椎以下脊神经所导致的神经症状。骶椎之间有时候也存在椎间盘，常见于第1~2骶椎之间，但是没有功能作用。

如阴部神经主要由第2~4骶神经前支组成、臀中皮神经主要由第2~4骶神经后支组成，这些神经围绕在终丝的周围，椎间盘侧后方突出时刺激不到这些神经，除非突出物巨大、同时造成椎管狭窄。如果在临床上见到这些症状，说明椎间盘存在正后方突出并造成椎管狭窄，或有其他原因引起的椎管狭窄，而且已经刺激到马尾神经。

椎管的直径大于马尾神经（硬膜囊）的直径，而且马尾神经浸润在脑脊液中，有一定的逃逸功能。所以，并不是只要有椎间盘的正后方突出就一定有马尾神经症状；只有当突出物较大，刺激、压迫硬膜囊及马尾神经，并且超出马尾神经的逃逸范围时，才可能出现症状。同样，正后方突出也是相对的，可能偏左或偏右，所以症状可能出现在一侧，也可能是双侧（突出较大，刺激双侧脊神经）。

椎管狭窄型椎间盘突出症多见于老年人，老年人椎间盘髓核明显萎缩，椎间隙变窄，纤维环后壁向后突入椎管造成椎管狭窄；或因为椎间盘突出，椎间隙变窄导致后纵韧带、黄韧带松弛，出现皱褶突入椎管，造成椎管狭窄并刺激马尾神经。一般来说，椎管狭窄的出现有一个渐进的过程（也可以突然发生），所以渐进性椎管狭窄患者可以出现不同程度的肌肉劳损症状，但不是一定具备该症状，突发性椎管狭窄患者可以没有。年轻人椎间盘髓核在外力作用下可以直接突入椎管，造成椎管狭窄。

（1）主要症状

1）腰痛

主要出现在椎间盘突出的相应节段，可以来自于脊神经返回支、后支，也可以来自于肌肉、韧带损伤。

2）脊神经放射痛

马尾神经实际就是脊神经在椎管内下行的部分，椎间盘向椎管内突出后，可以刺激、挤压从此处经过的所有脊神经，出现突出节段以下所有脊神经受激惹的症状，既可以是单侧，也可以是双侧。双侧同时出现时，一般表现为一边轻、一边重。

如果说神经根型是一侧脊神经受到刺激、压迫，那么椎管狭窄型就是一组脊神经受到刺激、压迫。

3）间歇性走路跛行

症状典型时，可以出现间歇性跛行，即步行刚刚开始时无不适感，行走一段距离后则出现单侧或双侧下肢麻木、疼痛、乏力，且逐渐加剧，直到不能继续行走，必须蹲下休息片刻，休息后行走如常，但到达同样距离后又出现上述症状，必须再次蹲下休息，循环往复。患者常主诉虽然行走困难，但骑自行车没有问题。骑自行车或下蹲时，脊柱呈前屈状态，椎间隙后部变宽，后纵韧带紧绷，可以推挤向后突出的髓核前移，扩大椎管；脊柱前屈时，后纵韧带、黄韧带受到牵拉，凸入椎管的皱褶消失，椎管直径相对宽大，马尾神经所受刺激较小。

间歇性跛行是脊神经受到较重刺激的结果，不是椎管狭窄的特异性症状，还是腰椎间盘突出症、腰椎管狭窄症、腰椎滑脱症等都可以出现的症状。

应注意与下肢血管疾病引起的间歇性跛行相鉴别，后者兼有下肢肤温及肤色变化、血管搏动变化等，必要时可以通过血管多普勒超声检查鉴别。

4）臀中皮神经支配区感觉异常

臀中皮神经主要由第2~4骶神经后支组成，分布在第2~4骶椎后侧的皮肤。

椎间盘侧后方突出时，主要是通过刺激、压迫脊神经根引发相应症状。臀中皮神经由第2~4骶神经后支组成后在椎（骶）管内下行，经骶后孔穿出，分布于骶部皮肤（八髎穴周围），椎间盘侧后方（在椎间孔位置）突出时不可能影响到该神经及支配区，臀中皮神经一旦出现症状，提示刺激、压迫一定来源于椎管狭窄，即椎间盘正后方突出或其他占位性病变。

5）会阴部症状

阴部神经主要由第2~4骶神经前支及部分起于骶髓的副交感神经组成，出梨状肌下孔，有以下分支。

①肛神经，分布于肛门外括约肌及肛区皮肤。

②会阴神经，分布于会阴部肌肉及阴囊（大阴唇）皮肤。

③阴茎背神经（阴蒂背神经），主要分布于阴茎（阴蒂）头、包皮、阴茎皮肤。

如果患者出现会阴部皮肤感觉异常，甚至出现性功能障碍，大便失禁，提示存在椎管狭窄，即椎间盘正后方突出、横韧带肥厚、骶管囊肿、椎管内占位等。因椎间盘侧后方突出只出现在第5腰椎以上，不会影响到该神经及其支配区。臀中皮神经分布区（八髎穴）感觉异常、会阴部感觉异常、性功能障碍，大便失禁，是椎间盘正后方突出引起椎管狭窄的典型症状。

（2）主要体征

1）压痛点

主要位于突出相应节段的夹脊穴、椎间的阿是穴（悬枢、命门、第3腰椎棘突下、腰阳关、十七椎）、八髎穴以及八髎穴周围可以触摸到条索或筋结之处。

2）相关检查

屈颈试验、颈静脉压迫试验、腹压增高试验、直腿抬高试验、跟臀试验等可表现为阳性，也可以为阴性，因为突出的位置、程度不同，病史长短不同而存在较大差异，指示性不强。膝跳反射、踝反射因为突出节段不同可能表现为正常，也可能减弱或亢进。

（3）影像学特点

可表现为椎间盘向正后方突出、椎管狭窄、硬膜囊受压。注意排除黄韧带肥厚、骶管囊肿、椎管内肿瘤等其他可以引起椎管狭窄的病症（图3-3-51）。

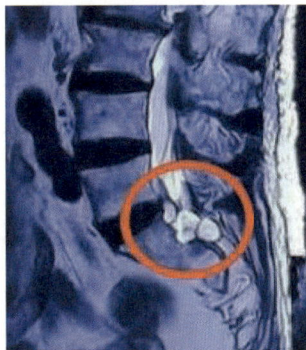

图3-3-51　骶管囊肿、椎管狭窄

### （五）椎间盘突出症诊断依据及鉴别诊断

具有各型椎间盘突出症的基本症状和相应的临床体格检查（阴性、阳性）结果支持，需要影像学诊断支持，进行必要的鉴别诊断。常见的鉴别诊断如下。

**1.急性腰扭伤**

有急性腰扭伤史，压痛点主要位于肌肉上，屈颈试验、颈静脉压迫试验、直腿抬高加强试验阴性。

**2.腰椎压缩性骨折**

有急性外伤史，以脊柱纵向受力为主，有些患者外伤史很轻微，可能自己都没有察觉，可以出现程度不同的腰痛、下肢放射痛，可以伴有腹胀、便秘。X线、CT等影像学检查可以明确诊断（图3-3-52、图3-3-53）。

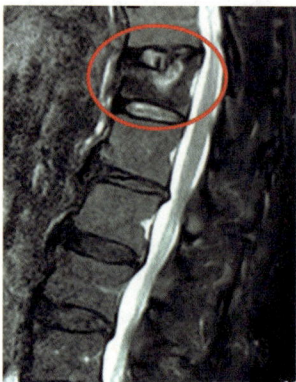

图3-3-52　压缩性骨折

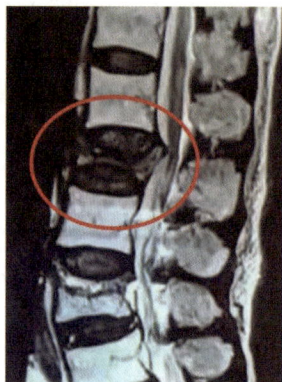

图3-3-53　骨折的骨壁凸入椎管，造成椎管狭窄

**3.腰椎滑脱**

注意排除由椎间盘突出引起的假性滑脱（图3-3-54）及由于椎弓根峡部裂引起的真性滑脱（图3-3-55），真性滑脱可以发现椎弓根不连续（图3-3-56）。

**4.椎管狭窄症**

注意排除由于椎管内占位、骶管囊肿、黄韧带肥厚等引起的其他类型的椎管狭窄（图3-3-57、图3-3-58）。

**5.脊神经炎**

急性发病，多是双侧神经受损，伴有发热。

**6.神经袖囊肿**

出现单侧脊神经受累症状，影像学检查有助于诊断（图3-3-59）。

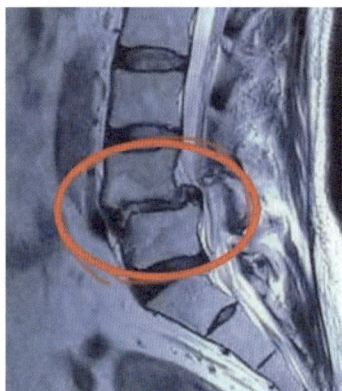

图3-3-54 椎间盘突出，椎间
隙狭窄，椎体滑脱

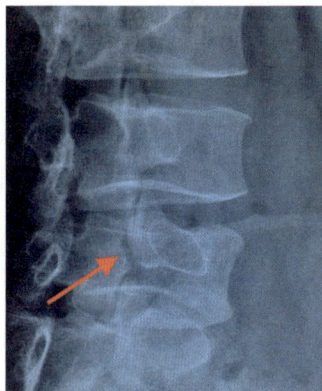

图3-3-55 椎弓根断裂

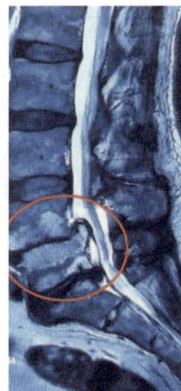

图3-3-56 椎体
真性滑脱

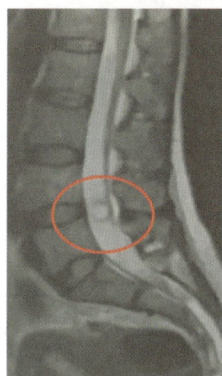

图3-3-57 椎管内
占位，椎管狭窄

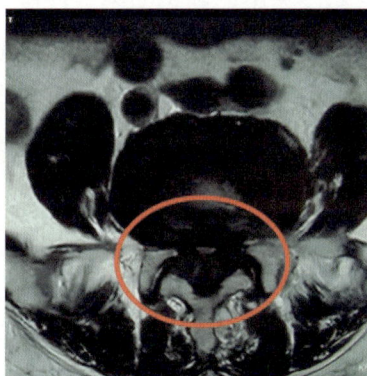

图3-3-58 黄韧带肥厚，
椎管狭窄

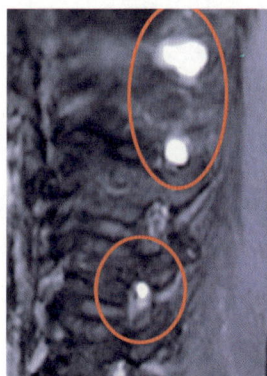

图3-3-59 神经袖囊肿

### 7.腰椎病变

腰椎本身病变如感染（图3-3-60）、腰椎血管瘤等（3-3-61）。

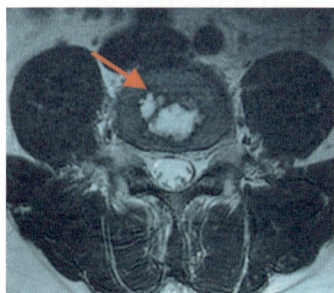

图3-3-60 感染因素导致腰椎病变

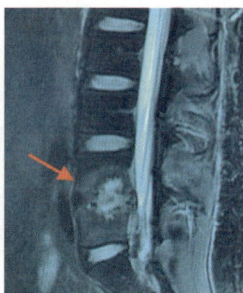

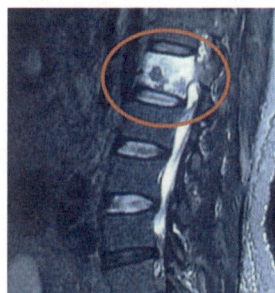

图3-3-61 椎体血管瘤

## （六）椎间盘突出症治疗方法

### 1.手术治疗

一般来说，只有经过系统保守治疗效果不理想者，才考虑手术治疗。目前手术治疗的方式有许多，常见的有椎间孔镜微创手术、椎间盘摘除术等。

### 2.保守治疗

90%左右的腰椎间盘突出症患者可以通过保守治疗达到临床痊愈，疗效的高低与椎间盘突出的位置、程度，肌肉状况、医生技术水平、患者的配合程度等因素相关。

保守治疗不是单纯的要使突出的髓核回纳、使破裂的纤维环复原，因为改变器质性变化是难以实现的，保守治疗主要是实现以下临床目的。

1）较少情况下是促使膨出、突出程度较轻的椎间盘回纳。

2）更多的情况下是改变椎间盘（突出物）与脊神经或马尾神经的相对位置关系，解除其对神经的刺激、压迫。

3）消除脊神经、马尾神经的无菌性炎症。

4）消除终板炎症。

5）改善、消除椎旁肌肉、韧带的疲劳性损伤，消除因肌肉、韧带劳损继发的腰部疼痛。

6）恢复脊柱的稳定状态。

#### （1）卧硬床休息

卧床休息时椎间盘所承受的压力最小，可以减少自身重力对椎间盘的压迫，有利于椎间盘髓核减压、回纳，减轻其对神经根的刺激、压迫，减轻神经根的水肿，从而从根本上缓解临床症状。

此外，卧床休息有利于肌肉放松，可以有效缓解肌肉的紧张、痉挛，减轻由于肌肉收缩继发椎间隙变窄带来的对椎间盘的挤压，减轻椎间盘髓核突出的程度。

肌肉放松，同时还可以减轻、消除其（腰大肌、梨状肌）对脊神经干的压迫，缓解、消除神经干性疼痛。

此外，肌肉痉挛的减轻，可以减少乳酸类致痛物质的产生并有利于炎性水肿的消散、吸收，缓解疼痛。

1）卧床的体位

睡卧姿势以患者感觉舒适，疼痛程度最轻或没有疼痛为最佳。不限定睡卧姿势，虽然在理论上讲屈膝屈髋仰卧位时椎间盘所承受的压力最小，但患者的自我感觉却是最准确的，以患者感觉最舒适的姿势为理想体位。多数患者喜欢屈膝屈髋侧卧位，伤肢在上，且膝关节内侧喜欢以枕头、被子等软物支撑。此姿势下腰部肌肉及臀部梨状肌最放松。

2）硬床的概念

在木质床板上铺加褥子、棕垫属于硬床，在木制床板上铺加市场上常见的席梦思床垫（柱状弹簧结构）同样属于硬床。我国市场上目前很少见到所谓的"软床"，软床的结构类似于用绳索编织的吊床，弹簧是横向牵拉。

3）急性期不可以进行功能锻炼

任何脊柱运动都会使椎间盘承受的内压上升，加剧髓核突出，加剧其对神经根的刺激。

（2）牵引治疗

适度牵引可以扩大椎间隙，减轻椎间盘承受的纵向挤压力，减轻椎间盘膨出、突出的程度，减轻其对神经根的刺激、压迫，从而从根本上缓解症状。

1）牵引的重量

牵引疗法强调重量的适宜，重量太轻达不到扩大椎间隙的目的，没有疗效或疗效不理想；重量太大，则有可能造成肌肉（附着处）的牵拉伤。因此，必须根据患者的具体感受随时调整牵引重量。

一般而言，腰椎间盘突出患者适宜的牵引重量约为体重的50%左右，但这一重量并不是固定不变的。在实际操作时，应当以患者的即时感受为标准，既牵引重量由低于体重的50%开始，逐渐加量，至患者疼痛感觉明显减轻或消失为最佳。记录这一重量，近期牵引时可以以此为参考，随时调整重量。

2）牵引的体位

以患者感觉舒适、疼痛减轻为标准，一般采取仰卧位。

3）牵引的时间

一般在20分钟左右，不可超过肌肉生理耐受的极限。

4）牵引的方式

可以是持续性牵引，即牵引过程中牵引重量始终如一，也可以是间歇性牵引，即牵引过程中牵引重量有轻重变化。

间歇性牵引有利于保护肌肉，可以有效防止肌肉出现疲劳性损伤，但减压效果相对下降；持续性牵引更有利于椎间盘的减压，但必须时刻关注牵引重量及时间，防止肌肉出现损伤。

5）牵引次数

没有严格界定，可以每日一次，也可以每日数次，以患者自我感觉舒适为依据。

（3）药物治疗

合理的使用药物可以消除神经根周围的无菌性炎症，缓解肌肉的紧张、痉挛，从而从根本上缓解、消除疼痛，改善、消除临床症状。急性期用药以行气活血、通络止痛（消炎镇痛）为主要目的。常用的口服西药有洛索洛芬钠、双氯芬酸钠、洛芬待因等。常用的口服中药有七厘散、大活络丸、虎力散等；外用药常选用麝香壮骨膏、701跌打镇痛药膏、洛索洛芬钠膏等。疼痛剧烈、影响睡眠时，可以静脉给药，基础药物常选用如下。

①20%甘露醇250ml静脉滴注（半小时内输入），每日1次，连用3~5天。用以降低颅压及椎管内压力，消除神经根水肿，减轻椎间盘与神经根之间的相互刺激、压迫。

②地塞米松10mg，以5%葡萄糖100ml或0.9%生理盐水100ml稀释后静脉滴注，每日1次，连用3~5天。用以消除神经根处的无菌性炎症。

因为地塞米松具有升血压及升血糖的作用，因此伴有高血压及高血糖的患者需慎重使用，使用时须密切观察血压、血糖的变化，有异常时及时干预。

适时的使用利尿剂（如呋塞米）可以降低椎管内压力，减轻神经根受压程度和水肿程度，消除水肿；镇静剂（如地西泮）可以抑制交感神经兴奋性，减缓心率，降低血压、颅压及椎管内压力，减少突出物对神经根的刺激、压迫；并可以使挛缩的末梢血管放松，降低外周血管阻力，改善微循环，有利于无菌性炎症的消除；镇痛剂（如曲马多、盐酸哌替啶等）镇痛作用明显，结合镇静剂使用有利于情绪、疼痛的控制及无菌性炎症的消除。

（4）宫廷理筋手法

1）推拿治疗腰椎间盘突出症应遵循"松、正、理"的原则

"松"，包含"温阳补肾、温经通络，解痉止痛"的含义。既通过㨰、揉、按、推、点等手法在督脉、足太阳膀胱经的常用腧穴如肾俞、腰夹脊、八髎穴、委中、跗阳、悬枢、命门、腰阳关、腰俞等穴施术，达到温阳补肾、温经散寒、通络止痛目的。解除脊柱病变部位周围肌肉的紧张、痉挛，除可以直接缓解疼痛外，还可同时降低椎间盘内压力，减轻椎间盘突出程度，减轻其对脊神经的根性刺激、压迫，从而从根本上改善症状。此外，肌肉的有效放松，还为其后的整复手法奠定了基础。

"正"，即整复错位。通过运动类手法，使骨正筋柔、经脉气血运行顺畅。调节椎间盘与脊神经之间的相对位置关系，从而减轻或消除根性刺激、压迫。

"理"，即理筋。通过调节脊柱周围肌肉的力量，使其达到新的相对平衡，使椎间盘受力平衡，防止椎间盘继续突出。

这一目的的实现除了需要手法的支持，更需要患者加强自我锻炼。

2）在整个疾病的治疗过程中，也可分为"松、正、理"三个阶段

即在发病初期因神经根受压较重、局部炎性水肿明显、肌肉痉挛而致患者疼痛剧烈、始终呈强迫体位的阶段，治疗时以"松"为大原则，以解除肌肉痉挛、缓解椎间盘对脊神经的压迫、消除无菌性炎症为大目标，缓急止痛，以治标为主。第二阶段肌肉痉挛有所缓解，强迫体位解除，这一阶段治疗以"正"为大原则，调整椎间盘与神经根的位置关系，解除神经根压迫，理筋复位，为治病之本；最后阶段以神经根压迫表现为界，有神经根压迫症状以"正"为主，无神经症状则以"理"为原则，此时主要问题只剩下代偿性的双侧腰部肌肉力量不对称，医者主要以治疗肌肉为主，调整两侧肌肉力量，纠正、消除肌肉劳损，使双侧腰肌力量趋于对称、平衡，使椎间盘受力平衡，防止再次突出。

"理"还有一层意思，就是这一阶段患者必须有良好的起居习惯，避寒保暖，养成的良好坐姿、站姿，避免单一体位过久，并且必须坚持做腰部肌肉的正确功能锻炼。对椎间盘实施最有效的保护，防止椎间盘因为受力过大或受力不平衡而再次突出。自身养护习惯很重要，应该作为日常生

活中的必修课去坚持。

3）在每次治疗时，也分为"松、正、理"三步

第一步"松"，运用手法使腰部肌肉充分放松，缓急解痉止痛，并为"正"做好准备，意在治标；第二步"正"，以运动类手法整复腰椎关节，使椎间盘位置发生改变，减少对神经根的刺激，但需注意该步骤应依据疾病情况施行，意在治本；第三步"理"，为第二步做好善后工作，调整全身各部分的功能使之达到新的相对平衡，使"正"的作用延续时间更长，并防止复发。

在治疗中，许多医生都能注意到"松""正"两步，却往往忽视了"理"，其实腰椎间盘突出症在其整个治疗过程中，"理"是一个相当重要的环节。其具体内容包括医生以手法做合适的调理和患者自身的保养、锻炼等。腰椎周围的肌肉组织是维持腰椎稳定的第一大因素，当腰椎周围的肌肉尤其是椎旁肌肉失去原有的生理结构、功能时，则腰椎之间的稳定性必然会受到破坏，必然会加重椎间盘的突出。所以在腰椎间盘突出的治疗中，患者的调理、调护是属于治疗的一部分，在腰椎间盘突出痊愈的过程中起到很重要的作用。

### （七）椎间盘突出症的推拿治疗

手法治疗在辨病（椎间盘突出症）的基础上，同样需要辨证（具体哪一型），同样证型、不同阶段的处理方法也各有差异，不能笼而统之。只有因人因时而异，才能取得最佳疗效。

#### 1.终板炎型

症状以持久、深在的腰部酸胀、疼痛、僵硬为主，基本不出现下肢放射痛。压痛点多数位于椎旁夹脊穴或棘突下，影像学检查提示椎体终板炎。

治疗以温阳补肾、通络止痛为主，以减少椎间盘受力，加速炎症吸收，促进软骨及软骨下骨康复。

#### （1）腰部基础手法

腰部阿是穴采用㨰法、揉法、点按法、擦法，交替使用，至局部深层温热，施术时间可稍长。手法治疗旨在温经散寒、活血通脉，以松解紧张、痉挛的肌肉，减少椎间盘受力，促进炎性水肿的吸收消散。

（2）腰椎被动运动法

1）定位侧扳法

以左侧为例，患者右侧卧，面朝外，尽量靠近床边；健肢在下，完全伸直；伤肢在上，半屈曲。医者面对患者而立，身体贴靠患者腹部，使患者具有安全感，因患者有时害怕滚落床下，身体会有抵抗感。

医者以左手中指指腹轻轻扶按在患者病位旁的督脉上（采用"痛点平移定位法"或"X片辅助定位法"），右手握持患者患肢踝关节，使患者慢慢屈膝屈髋，运动时要保证患者患肢内踝始终在健肢足太阴脾经上移动，当患者的腰椎屈伸轴刚好位于病位时（此时医者左手中指可以感觉到手下有移动感），固定患肢，使其不能再屈伸。

医者以右手中指指腹接替左手中指指腹置于病位督脉上，同时屈肘，并以前臂尺侧抵按患者臀部，使病位以下椎骨、骨盆连带下肢尽量内旋；然后医者左手扶持患者肘部，并以前臂尺侧抵按患者肩前，或以手掌推按在患者肩前，使病位以上椎骨连带头颅尽量外旋，嘱患者将头部尽量后仰、左旋，眼睛望向后上方；待患者腰椎的旋转轴位于病位时（医者扶按在病位的手指可以感觉到）再稍加短瞬用力旋转，医者置于病位上的手指即可感觉到指下椎骨的错动，同时可能听到病位关节错动时发出的弹响声，也有可能听不到，因弹响声来源于关节腔内的负压。

此手法使用得当，可以扩大椎间隙，降低椎间盘内压力，有利于椎间盘回纳。

痛点平移定位法即是先将指腹置于痛点，然后再平移至督脉上，X线片辅助定位法即根据X线片的提示，确定病位。此手法使用的要点，一是首先要确定病位；二是要先找屈伸轴，再找旋转轴，从而使脊柱的旋转运动准确出现并局限在病位；三是提倡匀速等力施术。

如果定位不准，或者屈伸轴、旋转轴没局限在病位，那么被扳动的关节可能不是病位（病位可能在其他节段），便没有临床效果；如果旋转的力度、角度太大，超过生理允许范围，那么就有可能会引起肌肉、韧带甚至椎间盘的损伤。

在操作时，旋转速度不宜过快，太快不易把握旋转角度，力度、角度不宜太大，太大容易超越生理允许范围，不可爆发用力，亦不可片面追求关节弹响声，以免引起不必要的失误。

2）定位屈膝屈髋按压法

患者仰卧，医者先使患者下肢在踝关节处交叉，然后使下肢屈膝屈髋，医者右手固定踝部，左手及前臂扶按膝部前方，以患处节段为运动轴心，先做腰部摇法3~5次，然后尽量将膝关节压向腹部（使膝近其肚），医者右手固定患者下肢，以保持腰部前屈状态，左手握拳（手背贴床）置于病位与床之间，嘱患者慢慢伸直下肢，以理筋复位，降低椎间盘内压力，促进椎间盘回纳。

（3）阿是穴指颤法

以行气活血、消炎止痛为治则，消除局部无菌性炎。采用阿是穴（悬枢、命门、十七椎、腰阳关等处的压痛点）指颤法，每次20分钟，以病位局部深层有温热感为佳。配合内服硫酸氨基葡萄糖、钙剂、金天格胶囊等，以补充椎间盘软骨板及椎体软骨下骨所需要的营养物质，局部配合艾灸、中药热敷或椒盐散外敷。

①椒盐散：取大青盐500g、川椒100g、小茴香50g，于锅中炒热（注意不能炒糊），装入布袋后待温度适宜后热敷于患处，注意防止烫伤，每次20分钟，每日2次。

②热敷散：羌活10g、独活10g、桂枝15g、茯苓10g、当归15g、川芎10g、丹参10g、白芍10g、杜仲10g、木瓜10g、牛膝10g、海桐皮10g、鸡血藤10g、防风10g、生黄芪15g、秦艽10g、炙甘草15g、细辛2g。上药装入布袋，以水浸泡透，上锅蒸20分钟，取出待温度适宜后淋白酒50g，敷于患处。每日2次。

2.肌肉劳损型

通常病史较久，以椎旁肌肉、韧带劳损（筋膜炎）为主要表现，局部肌肉、韧带僵硬、疼痛，可以触摸到筋结或条索，压痛点多数位于肌肉附着处或运动发力点（如横突背侧、腰椎与骶骨连接处），多数无下肢根性神经放射痛，但也可出现。屈颈试验、直腿抬高加强试验阴性。影像学检查提示椎间盘突出但无脊神经受压及马尾神经受压。

参考"腰背肌劳损"治疗方法。

3.脊神经根型

急性发作或慢性腰痛突然加重，表现为腰痛，呈典型的下肢根性神经放射痛。相应神经支配区出现皮肤感觉障碍或肌肉力量下降、肌肉萎缩；

屈颈试验、颈静脉压迫试验、腹压增高试验阳性；跟臀试验或直腿抬高加强试验阳性，膝反射或踝反射减弱。影像学检查提示椎间盘向侧后方突出、侧隐窝狭窄、神经根受压。脊神经根型又可细分为炎性水肿期、缓解期、恢复期。

（1）急性炎性水肿期

通常病史较短，一般在两周之内（不超过4周），强迫体位明显，疼痛剧烈、难以忍受，多影响睡眠，许多患者需借助消炎止痛药才能入睡。有明显压痛点及根性神经放射痛；屈颈试验、颈静脉压迫试验、腹压增高试验等呈阳性；上腰段椎间盘突出刺激腰丛时，跟臀试验阳性，膝反射减弱；下腰段椎间盘突出刺激骶丛神经时，直腿抬高加强试验阳性，踝反射减弱；其他体征如肌肉萎缩等由于病史较短可能不明显。急性期脊神经根型椎间盘突出症的主要症状是神经根性疼痛，其来源于椎间盘对脊神经根的刺激、压迫而继发的无菌性炎症。

治疗原则上，应遵循急则治标、以缓急止痛（解痉、消炎、镇痛）为主。由于此时患者疼痛多较重且处于强迫体位下，推拿手法要求轻柔和缓，病位忌用刺激性较强的被动运动类手法，以免加剧水肿。手法的目的主要是减轻、解除椎间盘对神经根的刺激、压迫，消除神经根周围的急性无菌性炎症，以及腰大肌、梨状肌等的紧张、痉挛，消除根性神经痛。

在卧床休息、合理用药的基础上，配合推拿治疗如下。

1）小腿部手法

小腿部手法以急则治标、缓急止痛为治则，缓解局部症状。患者取舒适体位，医者以拇指（或其余四指）指腹作着力点，适度（即力度与速度适宜）在小腿足太阳膀胱经之京门、申脉、昆仑、跗阳、承筋、承山等穴，足少阳胆经之阳陵泉、悬钟、丘墟穴及足阳明胃经之条口、解溪等穴附近行推法、抹法，寻找阿是穴，即压痛敏感点，气滞血瘀之处，多位于跗阳、承筋、悬钟近旁。找到后即以此行适度的揉法、按法、按推法、推法，按推法及推法的方向为逆经脉循行方向，每穴治疗1分钟，力度以得气为标准。

每次治疗时需要反复揣度压痛点并治疗3~5遍，如果在这3~5遍探寻中压痛点始终固定在同一个点上，那么就在这一个点上反复施术，如果找到3~5处压痛点，那么就分别在这几个点上施术，始终"以痛为腧"。

2）臀部手法

患者取俯卧位或舒适位，医者首先在患者环中穴、秩边穴周围寻找压痛敏感点或筋结（紧张、痉挛的梨状肌或臀中肌）。找到后即以此为阿是穴行擦法、指揉法、按法、长按法，手法轻柔，以患者感觉舒适为度。施术5分钟左右或至紧张、痉挛的肌肉（梨状肌、臀中肌）放松。可以有效消除由于梨状肌、臀中肌紧张、痉挛压迫神经干引发的干性神经放射痛（图3-3-62）。如没有压痛点，可以省略本步骤。

臀中肌主要由第5腰椎神经支配，第4~5腰椎椎间盘突出可以刺激该神经，引起臀中肌紧张、痉挛；梨状肌主要由第1骶神经支配，第5腰椎~第1骶椎椎间盘突出时可以刺激该神经，引起梨状肌紧张、痉挛。梨状肌及臀中肌紧张、痉挛除表现为剧烈疼痛外，还可以刺激、压迫行于其旁边的坐骨神经、臀上神经，引发干性神经放射痛，使由于椎间盘压迫引起的根性神经痛叠加了肌肉痉挛引起的干性神经放射痛。消除了这些肌肉的紧张、痉挛，就可以消除干性神经放射痛，可以明显缓解疼痛。

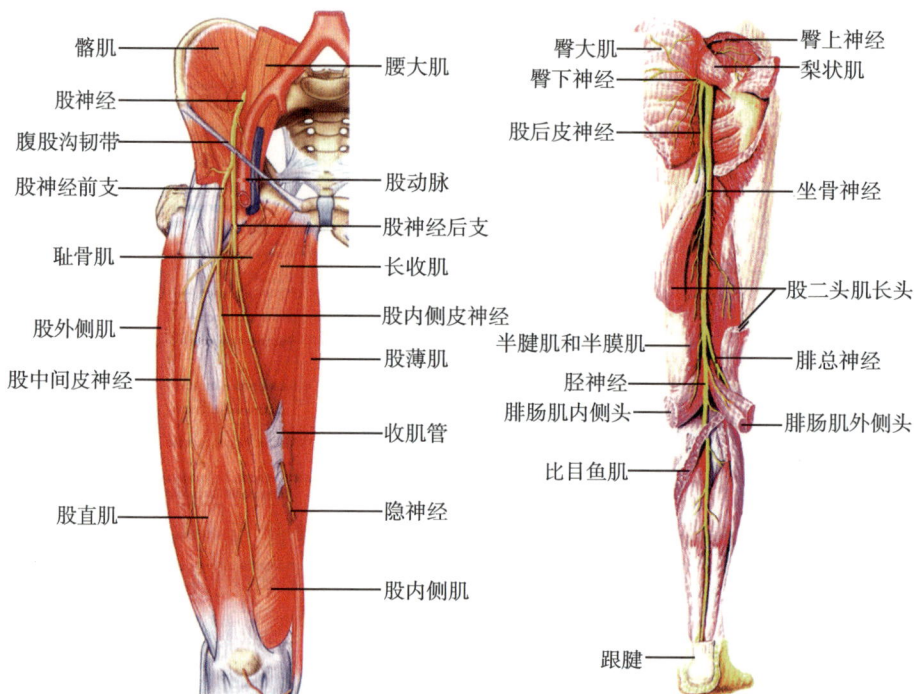

图3-3-62　臀部神经分布

左图标注：髂肌、股神经、腹股沟韧带、股神经前支、耻骨肌、股外侧肌、股中间皮神经、股直肌、腰大肌、股动脉、股神经后支、长收肌、股内侧皮神经、股薄肌、收肌管、隐神经、股内侧肌

右图标注：臀大肌、臀下神经、股后皮神经、臀上神经、梨状肌、坐骨神经、股二头肌长头、半腱肌和半膜肌、胫神经、腓肠肌内侧头、比目鱼肌、腓总神经、腓肠肌外侧头、跟腱

3）腹部手法

①按揉天枢穴

患者取舒适体位（侧位或仰卧），双下肢伸直或患侧屈膝屈髋。医者首先以拇指指腹或其余四指指腹作着力点，在患侧腹部足阳明胃经循行线上，以天枢穴为中心，上下移动寻找压痛点。

操作时力度应由小到大，但以患者能耐受为度；层次由浅入深，深透至腹肌深层、脊柱前方，多数情况下在天枢穴至气冲穴之间可以触及到紧张、痉挛的腰大肌肌束（图3-3-63）。找到后以此为阿是穴，行指揉法2分钟，配合长按法30秒，以得气为度。力度适宜时，下肢放射痛可减轻；力度偏大时，下肢放射痛反而会加重。

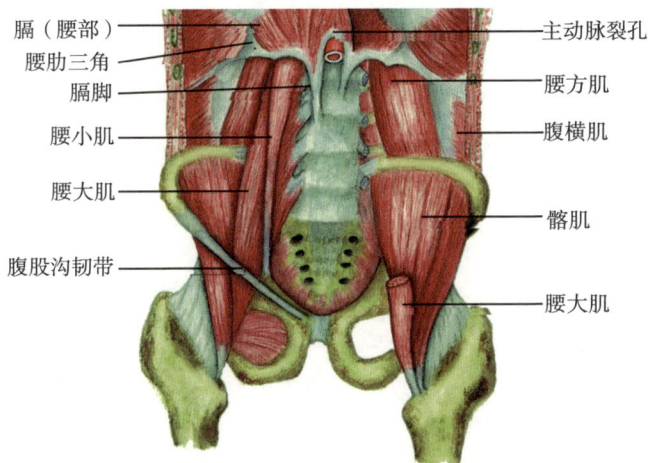

图3-3-63　髂腰肌群腹侧观

腰大肌受腰神经（腰丛前支）支配，与脊神经腰丛、骶丛前支伴行，其紧张、痉挛时肌束变粗，可以刺激、挤压脊神经前支，引发干性神经痛，即腰大肌间隙综合症。

②按推天枢穴直腿抬高法

接上法，医者以食、中、示指指腹做着力点，自下而上按推天枢穴，嘱患者同时在膝关节伸直状态下尽量抬起（或前伸）下肢，反复施术两次。手法施用后，患者即可感觉到腹部柔软，直腿抬高角度加大，腰痛减轻，下肢放射痛减轻，强迫体位好转。

上腰段椎间盘突出时，很容易伴有腰大肌疼痛、痉挛；下腰段椎间盘突出时，经常伴有梨状肌紧张、痉挛。而腰大肌、梨状肌的紧张、痉挛，又可以反过来刺激压迫腰丛、骶丛神经干，使原本就有的根性神经痛，叠加上干性神经痛，加大的病情的严重程度。

因此，在治疗急性椎间盘突出症，缓解、消除疼痛症状时，除了要想到消除由于椎间盘突出引起的根性神经痛，还应该想到消除由于肌肉紧张、痉挛引发的干性神经痛。

③截按气冲穴法

单侧施用，先长按气冲穴30秒，再缓慢减轻力度，使温热感自鼠蹊部放射至足部为佳。每次治疗时施术1~2次，以温经通络。

4）腰部手法

腰部手法旨在缓则治本，以复位、消肿为主。

①基础手法

患者取俯卧位或舒适位，医者以拇指或中指指腹作着力点，在椎旁压痛点（或夹脊穴）行指揉法、按推法、点按法，得气为度，施术5分钟左右。

②按压夹脊穴（阿是穴）直腿后伸法

患者侧卧或俯卧，医者以拇指或中指指腹做着力点，按压在椎旁的阿是穴上，自下而上行按推法，嘱患者同时在保持膝关节伸直状态下以病位椎间盘为轴尽量后伸下肢，反复施术两次，可改善椎间隙，缓解椎间盘对脊神经的持续挤压。

该步骤应适度进行，如果完成过程中患者疼痛加重，则不可强求，以免加重局部水肿。

③指颤法

于阿是穴行指颤法15分钟或至痛点出现温热感，以行气活血止痛，消除无菌性炎症。

综上，上述所有手法完整治疗一次需要30分钟左右，治疗后患者疼痛感明显减轻。此套手法轻柔和缓，疗效显著，每日可施用2~3次。

5）振腹疗法（掌振法）

以医者劳宫穴对准患者关元穴，采用小振幅、中频率、同力度行振颤法，施术20分钟或至腹部出现温热感。

从根本上讲，本病疼痛"之本"是椎间盘突出引起的根性神经痛，产生在先，并且是引起肌肉紧张、痉挛的直接原因，从"治本"而言，应该首先消除神经根性疼痛；肌肉痉挛继发的干性神经痛产生在后，"为标"，但相对容易解除，且由于肌肉的紧张、痉挛可以引起椎间隙变窄，加剧椎间盘的突出程度，所以治疗时宜"标本同治"或"急则治标"。

当患者疼痛得到有效控制，强迫体位消失时，可以使用运动类手法以求治本。

（2）缓解期

病史较长，一般为两周以上，局部炎性水肿已经不明显，疼痛多数可以忍受，轻度影响睡眠。强迫体位消失或虽有强迫体位但多数患者可以在短时间内选择自主体位以配合治疗。有些体征如颈静脉压迫试验、屈颈试验、直腿抬高加强试验可以不典型。缓解期治则为理筋整复、散瘀止痛。

侧重"正"，通过主动运动与被动运动法，使椎间盘被动运动，促进突出物回纳或改善突出物与神经根的相互位置关系，避免神经根受到持续性刺激、压迫；同时注意防止（或解除）神经根与周围组织之间的粘连。

1）腰部基础手法

患者俯卧，医者站在患侧，选取压痛点或夹脊穴，先施㨰法至局部温热，以温经散寒、通络止痛，再施按法、按推法、晃法。

晃法即在按法的基础上，垂直躯于长轴向对侧轻轻推，使躯干连同下肢出现有节律的晃摆，程度以患者能耐受为度，使腰椎周围肌肉、韧带放松，椎间隙扩大，椎间盘内压力下降，减轻其对神经根的刺激、压迫。

2）主动运动法

①按压夹脊（阿是穴）直腿后伸法

患者俯卧，医者立于患侧，以拇指指腹做着力点，在压痛点（筋结或夹脊穴）施按推法，平行于躯体纵轴，运动距离1~2cm，逆经脉循行方向施术，同时嘱患者在膝关节伸直状态下尽量过伸下肢，反复施术3~5次。

此手法具有理筋复位的作用，可以迫使椎间盘运动，改变椎间盘与神经根之间的相互位置关系，减轻刺激、压迫，防止相互粘连。

②按压天枢直腿抬高法

患者仰卧，医者在天枢穴（压痛点）上施按推法，施用泻法，以患者能耐受为度；并嘱患者同时尽量将下肢直腿抬高，超过治疗前的高度。

3）腰部被动运动法

①定位侧扳法

见"终板炎型"部分。

②腰椎定点旋转复位扳法

详见"棘突骨膜炎"部分。

③屈膝屈髋蹬空法

患者仰卧，健肢伸直置于床上，患肢屈膝屈髋靠近床边。医者立于患肢侧，一手以前臂托扶患肢小腿（医者曲池穴对应患者昆仑穴），四指置于腘窝（中指按于患者委中穴），拇指置于膝内侧；另一手扶按患者髌骨，注意医者劳宫穴对应患者髌骨中心点，将髌骨"扶稳"而不是"按牢"。医者两手同时适度用力，在膝、髋关节放松的情况下短瞬使髋关节、膝关节尽量伸直，反复施术两次，扶按髌骨之手适度将患膝尽力推向远端，使小腿尽量伸直；托小腿之臂适度向上抬举，使小腿被动直腿抬高的角度超过治疗前主动直腿抬高角度5°~10°。

此法可以牵拉脊神经移动2mm左右，可以有效改善直腿抬高的角度，可以防止脊神经与周围组织（包括椎间盘）粘连。每次治疗重复施术2次。此手法虽然可以牵拉神经根轻度位移，防止神经根与周围组织产生粘连，但一次治疗时如果过度使用，可以导致脊神经与周围挤压物过度摩擦而产生炎性水肿，加剧疼痛。此法使用不当，可以损伤膝关节。因此伴有膝关节病变者（如膝关节骨性关节病、半月板损伤等）应慎用。

综上，腰部按推夹脊穴直腿后伸法、腹部按推天枢穴直腿抬高法、定位侧扳法、定位旋转复位扳法及屈膝屈髋蹬空法等，均属于被动运动法，被动运动法虽不能使已经突出的髓核回纳，但可以改变突出物与神经根之间的相对位置关系，减轻、消除突出物对神经根的机械性刺激、压迫，并可以防止或解除神经根与周围组织的粘连，从而从根本上消除临床症状。

（3）恢复期

该期腰痛明显减轻、下肢放射痛基本消失，自主体位。重在调理肌肉力量、实现脊柱平衡。

侧重于"理"，即在缓解期手法的基础上，侧重调理肌肉、韧带，继续以手法消除肌肉、韧带的紧张、痉挛或挛缩（筋结），同时配合肌肉功能锻炼，恢复原来萎弱肌肉的力量，使椎旁肌肉力量进入新的平衡状态，使椎间盘受力平衡，防止再次突出。

4.肌肉劳损型（筋膜炎）

（1）腰椎不定位侧扳法

以软坚散结、行气活血、解痉止痛为治则，改善肌肉的固有紧张状态，缓解、消除肌肉的紧张、痉挛，减少炎性水肿渗出，消除疼痛并改善、扩大椎间隙，降低椎间盘内压力。选用腰椎不定位侧扳法，弹响点越多越好。

患者侧卧，靠床的下肢伸直，在上的下肢屈膝屈髋。医者屈肘并以前臂上段分别置于患者臀部及腋前，以腰椎间关节为轴，使患者躯干下部连同下肢尽量前旋，躯干上部连同上肢、头颅尽量后旋，在脊柱旋转临近极限时，稍加反方向用力，使脊柱产生最大范围的旋转，但不可超越肌肉、韧带、椎间关节、椎间盘的生理极限。在旋转脊柱的过程中，可以听到关节弹响声，左右各施术1次。

（2）配合肌肉功能锻炼

肌肉锻炼方法因人而异，增加萎弱肌肉的力量。约90%的侧后方椎间盘突出症（脊神经根型），经过及时、正确、系统的保守治疗可以达到临床痊愈，即临床症状、体征消失。

但从影像学角度观察，椎间盘的解剖学变化可能不明显，有些突出的髓核可能消失，有些依然存在，有些甚至可能体积增大，但其与脊神经根的相互位置关系发生了本质的变化，刺激、压迫已经解除、消失。

5.椎管狭窄型

椎管狭窄型与脊神经根型椎间盘突出症的病理机制基本相同，都是脊神经受到椎间盘的刺激、挤压，只是出现在不同位置，症状表现有许多相似之处，治疗方法同中有异。

（1）基础手法

1）腰部基础手法

在突出部位（阿是穴）酌情施以揉法、弹拨法、按推法、晃法等，松弛病位紧张的肌肉，降低椎间盘内的压力，减轻椎间盘突出的程度，减轻其对马尾神经的刺激、压迫。

2）循经取穴手法

在疼痛放射区循经取穴，以足太阳膀胱经、足阳明胃经、足少阳胆经的腧穴为主，减轻、消除肢体疼痛。

（2）被动运动法

调整椎间盘与马尾神经的相对位置关系，减轻突出物对神经的刺激，促进椎间盘回纳或解除对马尾神经的压迫。

1）定位侧扳法

见"终板炎型"部分。

2）过伸牵引按压法

患者俯卧，医者立于床边，以双手掌根叠加，按压在突出部位椎间隙的督脉上；一助手立于床头，面对患者头部方向，固定患者躯干上部；另一助手站在床上（或床尾），面对患者足部方向，双手分别握住患者双踝，将患者双下肢牵拉起来并使之慢慢过伸，当患者的脊柱过伸轴心位于病位（即医者掌根之下）时，医助协调配合，在助手使患者双下肢在牵引状态下短瞬被动过伸的同时，医者双手掌根同时适度短瞬用力下压，使病位的椎间盘产生位移。脊柱在牵引过伸状态下，椎间隙前宽后窄，适度、准确的在牵拉状态下使脊柱过伸并配合按压，可以使原本向后突出的椎间盘出现回纳运动。

约80%的椎管狭窄型椎间盘突出症，经过及时、正确、系统的保守治疗可以达到临床痊愈，摘取患病前后影像学检查对比如下（图3-3-64、图3-3-65、图3-3-66）。

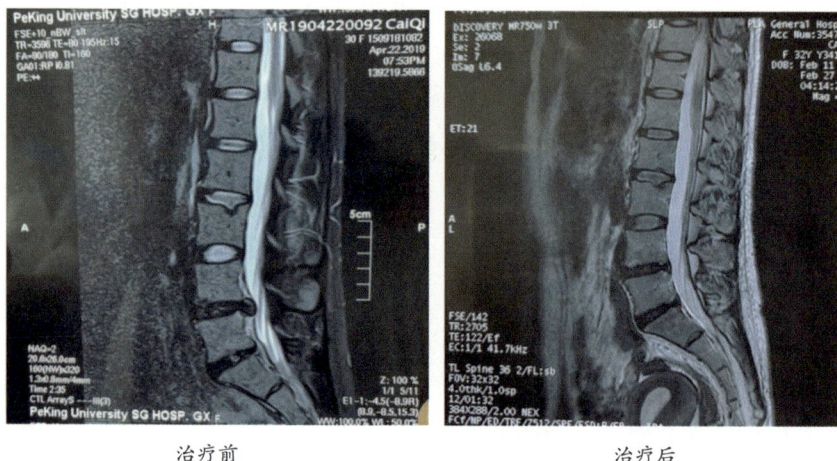

治疗前　　　　　　　　　　　治疗后

图3-3-64　推拿治疗前后影像对比

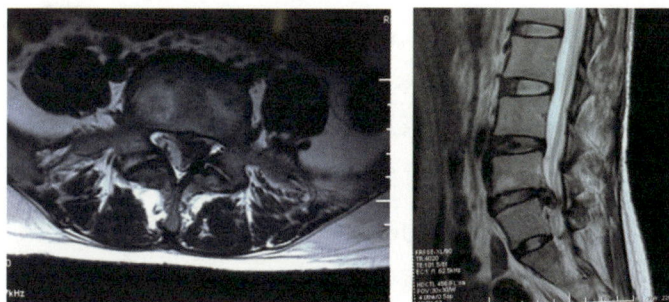

治疗前

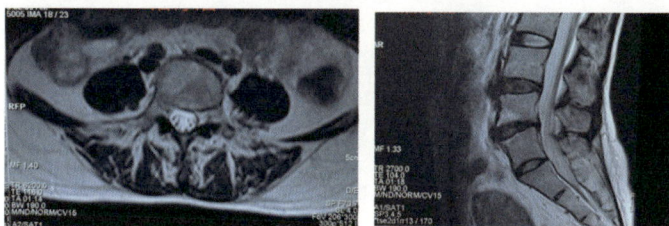

治疗后

图3-3-65　推拿治疗前后影像对比

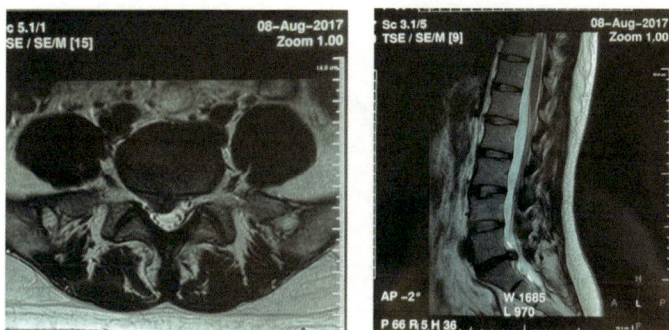

治疗前

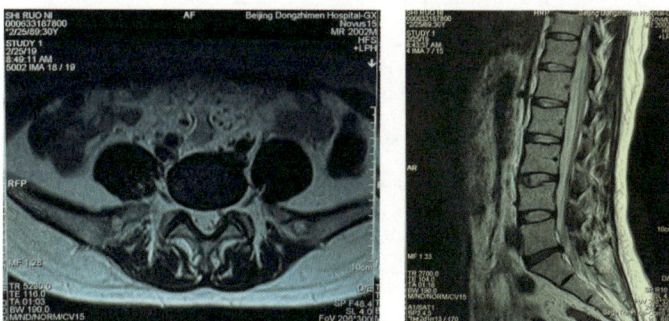

治疗后

图3-3-66　推拿治疗前后影像对比

### （八）椎间盘突出症的调护

#### 1.保暖避寒

寒凉刺激可使肌肉痉挛，缩小椎间隙，增加对椎间盘的挤压，加重椎间盘的突出程度。寒凉刺激也可使肌肉痉挛、血管收缩，导致末梢血液循环障碍，不但不利于炎性水肿的吸收、消散，反而有可能因为肌肉痉挛而产生更多的炎性刺激物，加重疼痛。肌肉痉挛、血管挛缩也会牵拉末梢神经，加重疼痛。

#### 2.养成良好的坐姿、站姿

俗话说"坐有坐相、站有站相"，正确的坐姿、站姿对椎间盘的影响不可忽视，可使椎间盘承受的内压更小、受力更平衡，避免椎间盘局部受力过度而出现损伤。尤其是坐位时，必须保持脊柱正直，因为在弯腰状态下，椎间盘受力成倍增加并且集中在纤维环后壁最薄弱处。不同体位时，椎间盘承受的压力明显不同（图3-3-67）。

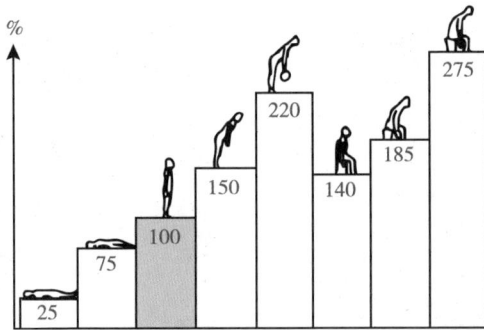

图3-3-67　不同姿势椎间盘承受的压力百分比（%）

#### 3.避免单一姿势过久

再良好的姿势，也是靠肌肉维持的，所以避免单一姿势过久、不超越肌肉的耐力极限，是避免肌肉损伤，防止椎间盘退变的必要措施。

一般而言，普通人维持单一姿势的肌肉耐力极限是2小时，经过系统锻炼者肌肉有力，可以维持更久的时间，但是同样有极限。因此，维持单一姿势不能超过2小时是一条不能跨越的红线，否则必受其害。在维持单一姿势1小时左右或已经感觉身体疲劳、不舒服时即迅速改变体位，是防止肌肉损伤的最简单措施。

4.加强肌肉锻炼，增强肌肉力量

肌肉是维持椎间隙的主要力量，是椎间盘的"保护神"，肌肉力量的大小决定着椎间盘的未来发展方向，肌肉力量越强，椎间盘退变的速度越慢、程度越轻，常见锻炼方法如下。

（1）挺胸收腹

挺胸收腹可以锻炼脊柱周围的所有肌肉，尤其是椎旁肌肉，如多裂肌、横突间肌、棘突间肌等，方法简单，站立或躺着床上均可进行。每次锻炼的时间以自己能耐受为度，循序渐进。

（2）挺胸收腹并提踵

在挺胸收腹的同时双足足跟反复抬离地面，可以在足跟离地时酌情坚持片刻，但不能超越极限，同时头向后仰、下颌抬起，如"踮脚隔墙观戏"状（图3-3-68）。芭蕾舞的站位姿势具有同样功效。老年人可以手扶桌子、墙壁等支撑物，以防跌倒。功能同挺胸收腹。

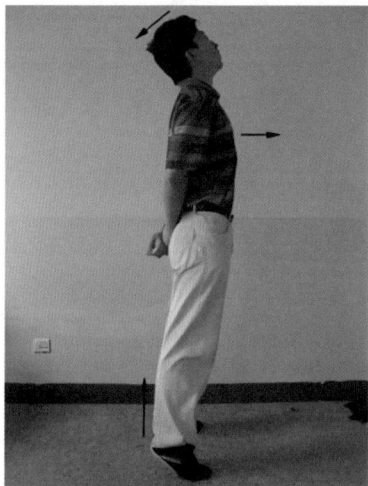

图3-3-68 挺胸收腹并提踵

（3）五点支撑

患者仰卧硬床上，分别以双足、双肘及头顶作着力点，将腰、背尽其所能抬离床面，形成拱桥式（图3-3-69）。

（4）三点支撑

主要动作同上，只是撤去双肘的支撑，需要较大的腰背肌力量，要量力而行（图3-3-70）。

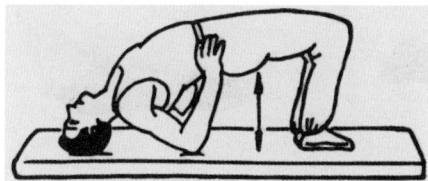

图3-3-69 五点支撑

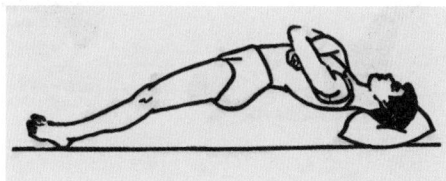

图3-3-70 三点支撑

五点支撑及三点支撑对颈部椎间盘挤压力较大，颈椎病尤其是颈椎间盘突出的患者忌用（可以加剧颈椎间盘突出）。

（5）燕飞式

主要锻炼背部的肌肉力量，当竖脊肌、腰方肌肌力较弱时适用。患者俯卧硬床上，双手置于腰部（或前伸），腹部作着力点，上身及双下肢同时抬离床面，或只是上身抬离床面，使躯干的后仰轴心位于腰部（图3-3-71）。

燕飞式有多种具体形式，可以躯干上下两端同时上翘，可以躯干上部不动而只有躯干下部上翘，也可以躯干下部不动（请别人帮忙按住下肢）而只有躯干上部上翘。

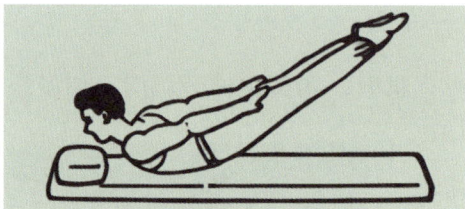

图3-3-71　燕飞式

锻炼不拘形式，关键在于脊柱的运动轴心必须集中在脊柱病位节段，只有这样才能达到锻炼薄弱脊柱节段肌肉力量的目的。否则虽然可以增加背部肌肉力量，但最薄弱的地方可能没有得到应有的锻炼，与其他节段相比还是最薄弱的，所以锻炼必须精准。如果仅仅是躯干上部（胸部）抬离床面，脊柱运动轴心位于胸段，仅仅涉及躯干上段肌肉，没能波及根本的腰段肌肉，达不到锻炼腰部肌肉的目的，即所谓的"形似而神不似"。

（6）直腿抬高或仰卧起坐

适用于腹肌、髂腰肌无力者。患者仰卧，以腰部病位为轴，双下肢在膝关节伸直状态下尽量抬起，使大腿前面尽量靠近腹部，在极限范围内反复进行。该练习主要锻炼脊柱前方的肌肉（图3-3-72）。

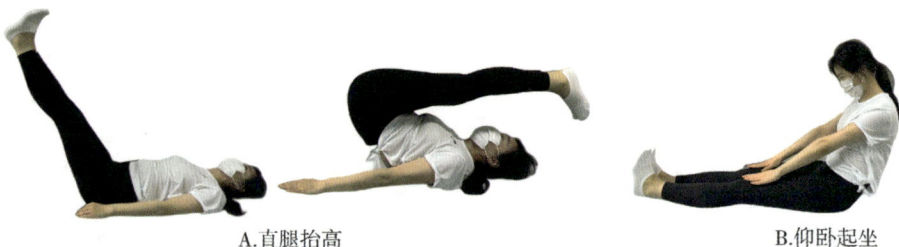

A.直腿抬高　　　　　　　　　　　　　B.仰卧起坐

图3-3-72　直腿抬高或仰卧起坐

（7）平板支撑

通常情况下的平板支撑，是以足尖、肘尖做着力点，保持脊柱水平并尽力（不是竭力）坚持（图3-3-73）。该练习比较耗费体力，虽然动作标准但难以坚持较长时间，而坚持时间太短，往往达不到锻炼肌肉目的。

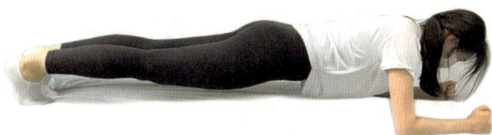

图3-3-73　平板支撑

初练者可以做改良版平板支撑，即以膝、肘受力，尽量保持脊柱水平并坚持（尽力坚持而不是竭力），相对省力，可以坚持更长时间，从而达到锻炼脊柱（腰段）周围肌肉目的。

以上各种功能锻炼方式需锚定自身具体萎弱的肌肉进行，不是所有患者的锻炼方法都一样，有些患者可能只需要加强背部肌肉力量，如有些伴有滑脱的患者则需要背部、腹部都加强。有些患者需要加强整个背部肌肉的力量，有些患者可能只需要加强某一节肌肉的力量，必须因人而异。

肌肉锻炼是为了增强力量，维持脊柱健康，应量力而行，因此要求以自身能力为参考标准。每次锻炼的强度不应超过自身能力的80%，即能负重10斤，则只负重8斤；能做10个，则只做8个；能坚持10分钟，则只坚持8分钟。循序渐进，日积月累，终有所成，忌急功近利，若能做8个却努力做9个，一旦超越极限，极容易造成肌肉损伤，欲速则不达，有害无益。

功能锻炼可以增加椎旁肌肉的力量，增加肌肉对椎间盘的保护，减少自身重力及外力对椎间盘的压迫，防止椎间盘继续突出对脊神经根造成刺激、压迫。

对于在卧位时无明显症状，但一旦站起来或站一会儿疼痛、麻木、串痛即出现或加剧者，肌肉的功能锻炼尤为重要。症状系肌肉力量太弱，不能有效对抗自身重量对椎间盘的压迫，导致椎间隙变小，椎间盘突出加剧，刺激到脊神经。椎间盘突出症患者早期肌肉功能锻炼强调以脊柱后方肌肉为主，因为这些肌肉在病前因为姿势不当或过度劳累等原因存在不同程度的劳损、肌力下降，较椎前肌肉力量弱，难以对抗椎前肌肉力量而不能维持脊柱正常生理曲度，造成腰曲变小或消失，甚至出现反凸，使原本前厚后薄的椎间隙变成前窄后宽，是促使椎间盘髓核后移、挤压纤维环后壁、构成椎间盘突出的因素之一，所以锻炼要有的放矢。当脊柱前后方肌肉力量近似相当时，提倡脊柱前后方肌肉一起锻炼，共同提高。

对于本病而言，许多人误把"运动"如跑步、打羽毛球等当作"锻炼"，这是错误的。任何不恰当的运动（如跳跃、打网球等）都会增加椎间盘的受力程度，加剧椎间盘突出。

5.锻炼注意事项

肌肉的功能锻炼不是简单的活动，通常进行的体育运动也不等于锻炼，肌肉功能锻炼有严格的要求，包括肌肉运动的方向、运动的强度、运动的速度等。

（1）方向

每一块肌肉都有自己相对固定的做功方向，如负重屈肘可以锻炼肱二头肌、负重伸肘可以锻炼肱三头肌、负重外展可以锻炼三角肌、脊柱过伸（燕飞式）可以锻炼竖脊肌等。

运动方向不正确不能使相应肌肉得到锻炼，因为相应肌肉可能根本没有做功（用力），反而有可能出现损伤。

（2）强度

肌肉锻炼除了要求方向正确之外，还强调强度适宜，"太过"或"不及"均不足取。"不及"达不到锻炼目的，"太过"可能引起肌肉损伤。

每一次锻炼的强度均不可以超过自身的生理耐受程度，均要留下适度的"余量"。例如能负重10斤则只负重8斤，能坚持10分钟则只坚持8分钟，能做10个则只做8个，能做5组则只做4组。防止运动过度引起乳酸等代谢产物堆积，产生过多则引起肌肉疼痛而影响后续锻炼，更应防止肌纤维出现损伤。

锻炼时不能片面追求快速的结果，有不少患者认为今天一定要超过昨天的水平，起码不可以低于昨天，这是不可取的。因为人每天的身体机能状态都不相同，要因时制宜，不能强求。就像每日饮食一样，以自我感觉吃饱便可，不是以吃多少衡量，更强调自身感觉。贵在坚持，只要持之以恒，肌肉力量一定会逐步增强。

（3）速度

运动的速度不可太快，运动速度过快容易造成肌纤维运动不协调，容易出现肌肉急性损伤。也不可以单一姿势维持过久，防止肌纤维出现静力性损伤。肌肉锻炼不是一朝一夕的事情，必须持之以恒才能达到目的。

## 四、椎管狭窄症

### （一）定义

#### 1.椎管狭窄

椎管狭窄是指椎管内径变小，既可以是由于椎管外组织向椎管内突入引起，也可以是由于椎管内占位性病变引起。

#### 2.椎管狭窄症

是指由于椎管存在狭窄，并进而刺激、压迫椎管内组织（脊髓、马尾神经、脊神经等）而引发的一系列临床症状。

严格的讲，这是一个"症"而不是一个"病"，很多疾病如椎间盘突出、黄韧带肥厚、椎管内囊性病变等都可以引起椎管狭窄，并引发一系列的临床症状。

### （二）相关解剖

椎骨构成脊柱，椎骨的椎体与其后方的椎弓共同形成一个圆孔，叫椎孔。所有椎骨的椎孔上下贯穿连为一体，形成椎管（图3-4-1、图3-4-2）。

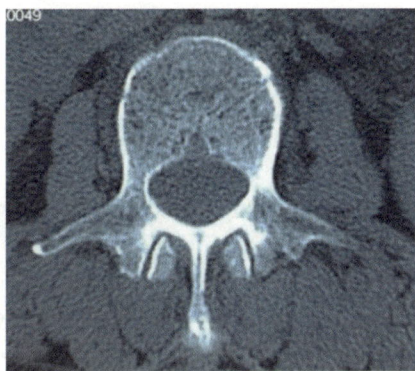

图3-4-1 椎管影像图

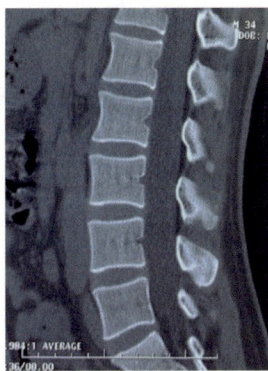

图3-4-2 正常脊柱侧面观

椎管又可以细分为骨性椎管和软组织椎管两部分。

骨性椎管，由椎骨的椎体后壁与椎弓内壁构成。椎体后壁形成骨性椎管前壁，椎弓形成骨性椎管侧壁及后壁。

软组织椎管，由附着在椎体后壁的后纵韧带和连结在椎弓之间的黄韧带组成，后纵韧带构成软组织椎管前壁，黄韧带构成软组织椎管侧壁及后壁。

从矢状面观察，椎管前壁分别是椎体后壁、椎间盘纤维环、后纵韧带，侧面及后面是椎弓、黄韧带（图3-4-3）。因此，椎体后缘骨质增生、椎间盘后方突出、后纵韧带肥厚或骨化、骨化及黄韧带肥厚等，都可以造成椎管狭窄。

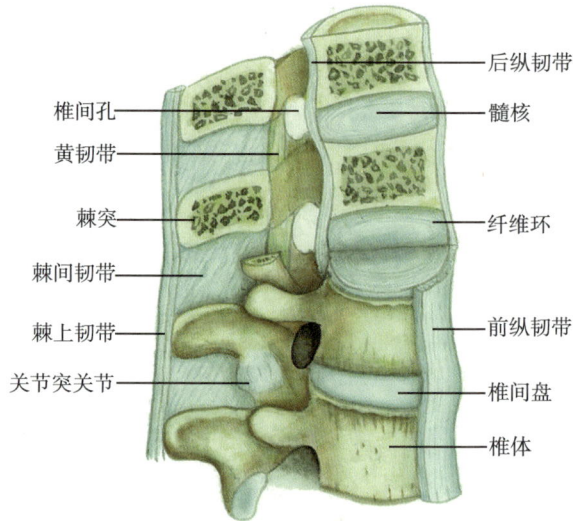

图3-4-3　脊柱侧剖面（矢状面）

后纵韧带
髓核
椎间孔
黄韧带
棘突
纤维环
棘间韧带
棘上韧带
前纵韧带
关节突关节
椎间盘
椎体

### （三）临床引起椎管狭窄的主要病因

#### 1.椎间盘正后方突出

椎间盘位于椎管正前方，椎间盘正后方突出、脱出时，可以直接突入椎管，造成椎管狭窄，并进而引发椎管狭窄。

#### 2.后纵韧带、黄韧带退变或位置改变

各种急慢性外伤可以导致后纵韧带、黄韧带肥厚或骨化、钙化，突入椎管引发椎管狭窄；椎间盘突出之后，椎间隙变窄，后纵韧带、黄韧带相对变长而出现皱褶，也可以突入椎管引发椎管狭窄，并进而引发椎管狭窄（图3-4-4）。

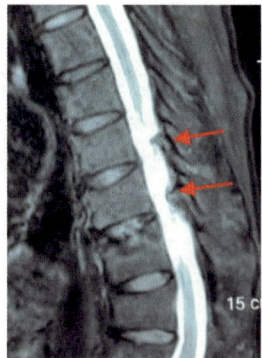

图3-4-4　黄韧带肥厚突入椎管

### 3.椎骨椎体后壁破损

外伤如椎骨椎体后壁压缩性骨折，骨片突入椎管，或椎骨肿瘤、结核等原因可以造成椎骨外伤性骨折或病理性骨折，椎骨后壁骨折时，破碎的椎骨骨片可以向后方突入椎管，引发椎管狭窄及椎管狭窄症（图3-4-5、图3-4-6）。

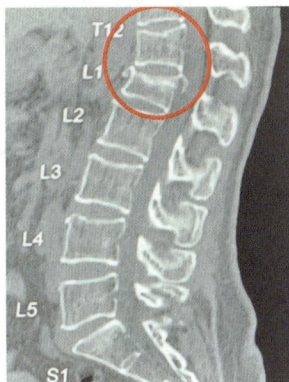

图3-4-5　椎体压缩性骨折造成椎管狭窄

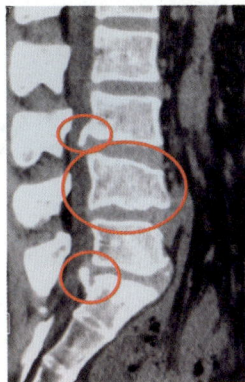

图3-4-6　第4腰椎半椎体、第1骶椎骶环分离

### 4.椎管内肿瘤等引起的占位

椎管内肿瘤、椎管内异物等均可以使椎管内径变小，引发椎管狭窄及椎管狭窄症（图3-4-7）。

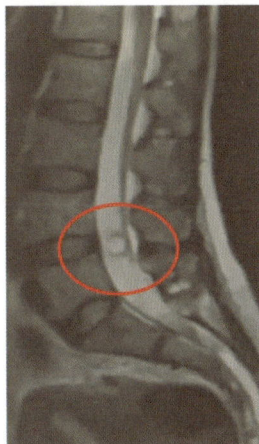

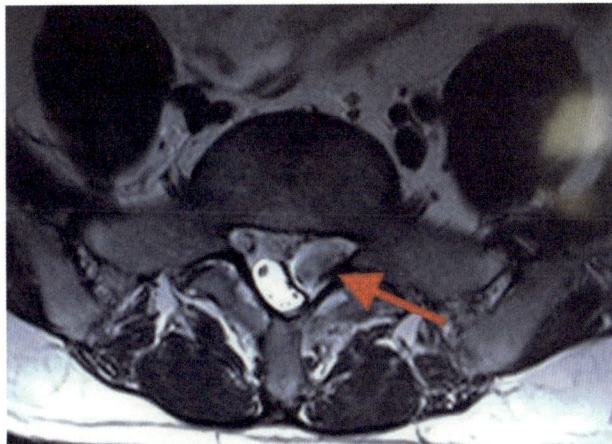

图3-4-7　椎管内肿物

### 5.椎管后部骶环与椎骨未愈合，突入椎管

有些人在发育过程中，椎骨骶环没能与椎骨完全愈合在一起而成为游离体，有可能突入椎管，引发椎管狭窄，造成椎管狭窄症（图3-5-8）。

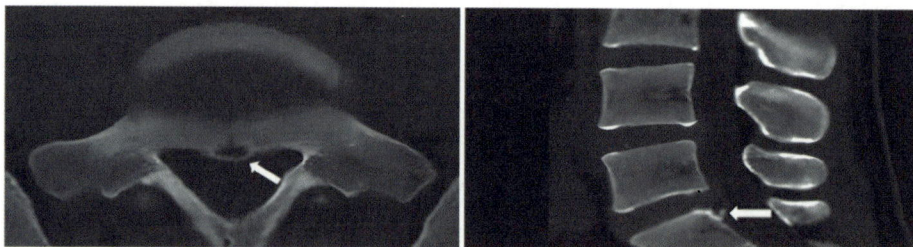

图3-5-8　椎管后部骺环突入椎管

### 6.骶管内囊肿

骶管内囊肿，是引起椎管狭窄并引发椎管狭窄症的常见病因（图3-5-9）。

### 7.椎骨后缘骨质增生，突入椎管

椎骨后缘的骨质增生，可以向后探入椎管，引起椎管狭窄，造成椎管狭窄症。

### 8.其他原因

腰椎骶化，局部肥厚的骨皮质突入椎管，引发椎管狭窄。

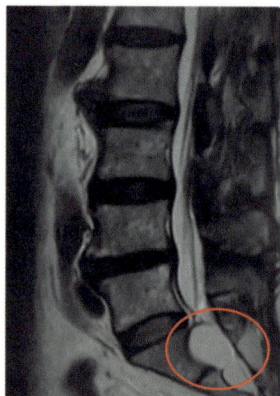

图3-5-9　骶管内囊肿

## （四）临床症状

因为椎管狭窄出现的节段、程度不同，临床症状也不同。但其基本症状是一致的，就是出现狭窄以下节段的脊髓症状或马尾神经症状。具体临床症状参照椎间盘后方突出。

## （五）治疗对策

针对不同的病因、病情，以"急则治标，缓则治本"或"标本兼顾"为治则，对症处理，主要目的是消除狭窄，减轻、消除临床症状。治本措施主要是手术治疗，可以从根本上治愈疾病。治标方法包括药物治疗、手法治疗等，主要是暂时缓解临床症状，不能从根本上解决问题。保守治疗主要适合单纯椎间盘后方突出引起的椎管狭窄。

## 五、腰椎滑脱症

### （一）定义

#### 1.腰椎滑脱

是指相邻椎骨前后缘不在一条平行线上，出现不同程度的阶梯样错位。在正常情况下，相邻椎骨的后缘位于一条连贯的弧线（腰曲）上（图3-5-1）。由于肌肉、韧带强度的不同，有时相邻椎骨后缘可以存在轻度偏差，但在1mm之内，属于正常情况，可以忽略不计。

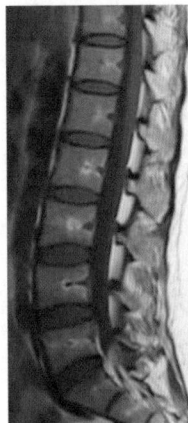

图3-5-1　腰曲

#### 2.腰椎滑脱症

是指由于椎体滑脱（位移），造成脊髓、脊神经或马尾神经受到牵拉、摩擦而引发的一系列神经症状，同时多数伴有脊柱失稳、引发椎旁肌肉、韧带劳损（图3-5-2）。

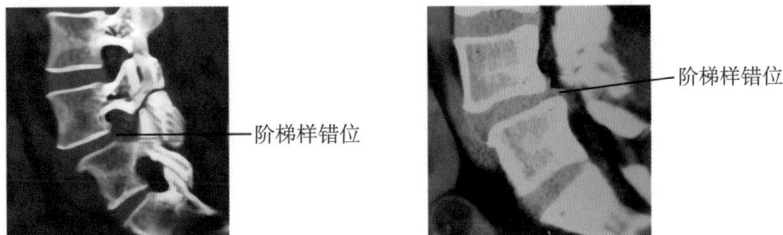

阶梯样错位

阶梯样错位

图3-5-2　腰椎滑脱症

### （二）腰椎滑脱的病因

依据腰椎滑脱的病因，可以分为骨性（真性）滑脱和软组织性（假性）滑脱。

#### 1.骨性滑脱

又称真性滑脱，系椎骨椎弓根断裂（峡部裂）引起，多缘于先天发育畸形或后天外伤引起。

在发育早期，椎体存在3个发育中心，分别是椎体和两个椎弓，随着发育的不断完成，两侧椎弓在后方融合在一起，形成棘突，部分未愈合者形成椎骨裂，即脊柱裂，以骶椎最常见，两侧椎弓在前方与椎体融合，形成椎弓根（峡部），部分未愈合者形成峡部裂，可以出现在单侧，也可以出现在双侧。

单侧椎弓根未愈合（峡部裂）或断裂不会引起椎体真性滑脱，而双侧椎弓根未愈合或断裂可以引起椎体滑脱（图3-5-3）。

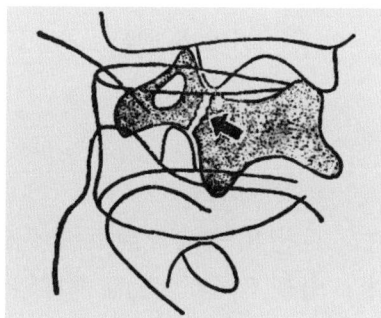

图3-5-3 椎弓根（峡部）断裂示意图

2.软组织性滑脱

又称假性滑脱，系由于椎间盘退变（膨出或突出）后，椎间隙变窄，椎旁韧带松弛，加之椎旁肌肉无力引起。侧位片见有椎骨滑脱，并伴有椎间隙变窄（图3-5-4）。

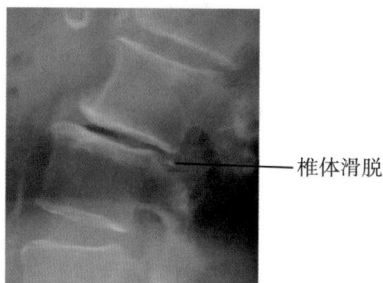

——椎体滑脱

图3-5-4 椎间盘突出引起椎骨滑脱（1度），椎间隙变窄

（三）腰椎滑脱的程度

依据椎骨相对位移的距离，划分滑脱的程度有三级划分法和四级划分法，四级划分法如下（图3-5-5、图3-5-6）。

1度：滑脱的距离近似椎骨的1/4。

2度：滑脱的距离近似椎骨的1/2。

3度：滑脱的距离近似椎骨的3/4。

4度：滑脱的距离近似一个椎骨。

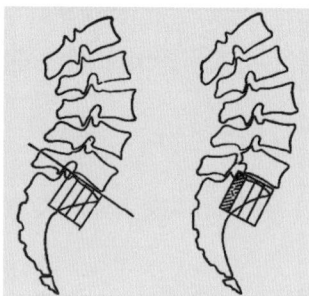

图3-5-5 椎体滑脱（左为正常，右为1度滑脱）

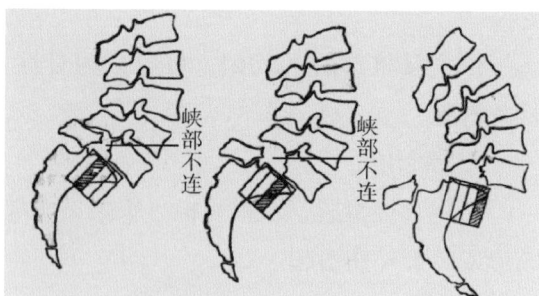

图3-5-6 椎体滑脱（从左向右，分别为2度、3度、4度滑脱）

假性滑脱一般在1度左右，因为它是由椎间盘突出引起椎间隙变窄导致椎间韧带松弛引起的，在韧带没有断裂的情况下，韧带的固有长度决定了滑脱的距离。

外伤引起的真性滑脱可以出现2度以上的滑脱，因为在椎弓根断裂的同时可以伴有韧带断裂。

### （四）腰椎滑脱症的临床症状

#### 1.基本症状

由于引起椎体滑脱的病因不同，所以必然具备基础病变的临床症状。由椎间盘突出引起者具有椎间盘突出症的基本症状；由外伤引起椎弓根断裂者具有骨折的基本症状。

#### 2.滑脱症状

轻度滑脱不一定会引起神经症状，但当滑脱程度较大，硬膜囊（脊髓、马尾神经、脊神经）受到牵拉、摩擦时，才会出现相应症状，也就是滑脱节段以下所有马尾神经受到刺激的症状，与椎管狭窄症状相同。具体临床表现参考椎管狭窄型腰椎间盘突出症。

#### 3.肌肉劳损症状

病史较久的椎骨滑脱可以引发脊柱失稳，导致椎旁肌肉、韧带受到持续牵拉而出现疲劳性损伤，逐步出现椎旁肌肉、韧带劳损的症状，如不及时干预，劳损症状会慢慢加重。椎间盘突出后引起的轻度假性滑脱，后期可以出现前、后纵韧带的骨化、钙化，形成骨桥（图3-5-7）。骨桥对相邻椎骨可以起到固定作用，防止脊髓、脊神经、马尾神经受到牵拉，防止椎管狭窄症出现。

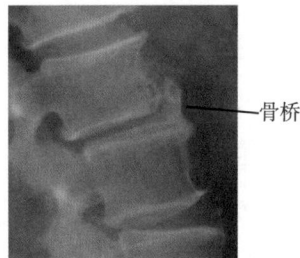

图3-5-7　骨桥

#### 4.体格检查

患者可能出现腰曲过大，医者用拇指沿脊柱（督脉）匀速推按可发现棘突高度不一致。

#### 5.影像学检查

影像学检查是诊断腰椎滑脱的金标准，较为直观（图3-5-8）。滑脱既可以出现于一节椎体，也可以出现于多节椎体；既可以是真性滑脱，也可以是假性滑脱，还可能两种并存；上下椎体之间的相互关系，既可以是上椎靠前、下椎靠后，也可以是上椎靠后、下椎靠前。

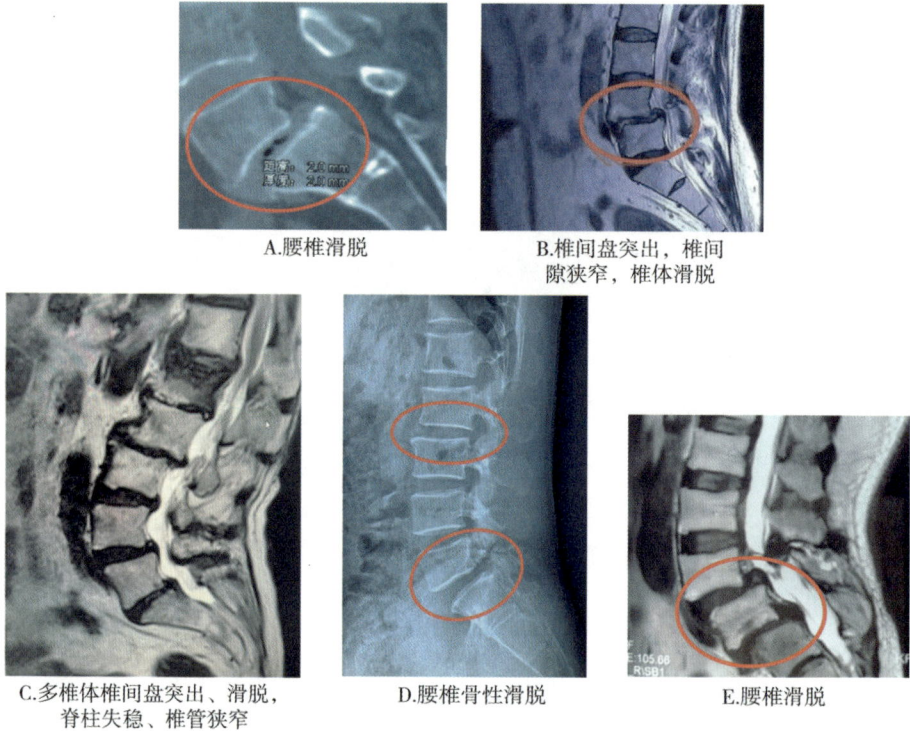

A.腰椎滑脱

B.椎间盘突出，椎间隙狭窄，椎体滑脱

C.多椎体椎间盘突出、滑脱，脊柱失稳、椎管狭窄

D.腰椎骨性滑脱

E.腰椎滑脱

图3-5-8　腰椎滑脱

### （五）滑脱症的治疗对策

由腰椎间盘突出引起的腰椎滑脱症参考腰椎间盘突出症的治疗。由椎弓根骨折引起的椎体滑脱症可以采取保守治疗及手术治疗。

#### 1.保守治疗

适用于滑脱程度较轻者，患者只有肌肉劳损的症状或虽有脊神经、马尾神经症状，但症状不是持续性存在。

#### （1）手法治疗

主要是通过手法消除椎体滑脱来消除马尾神经受到的牵拉、摩擦，从而消除马尾神经症状，疗效明显但不持久，不稳定。

因为椎旁肌肉、韧带的无力，滑脱的椎体很难稳定住，所以保守治疗只能够暂时消除临床症状，不能根治腰椎滑脱症，要想取得满意疗效，减少或消除复发，患者必须积极配合锻炼椎旁肌肉、韧带，用于稳定住滑脱的椎体，常用方法如下。

1）滚床法

患者仰卧，屈膝屈髋，尽量使脊柱屈曲呈弧状，使头部尽量靠近膝盖，医者立于床边，一手托住脊柱颈胸段后侧，一手扶膝盖下方，使患者以脊柱为轮做前后滚动，反复2分钟左右，促进滑脱椎体的复位。

2）屈膝屈髋按压法

患者仰卧，屈膝屈髋，双下肢踝部交叉。医者立于床边，先一手握住患者踝部，另一手扶按患者膝部，先使患者屈膝屈髋，使膝（大腿前方）尽量靠近腹部，然后扶膝之手变拳顶按在滑脱椎体的后方，再使患者慢慢伸直双下肢。

3）同时消除椎旁肌肉损伤（参考"肌肉筋膜炎"）。

（2）功能锻炼

主要是增强椎旁肌肉的力量，减小滑脱程度，防止滑脱加剧，增加脊柱稳定性，常用方法如下。

1）滚床法，可促进滑脱复位。

2）燕飞或拱桥法，可锻炼脊柱后方肌肉。

3）直腿抬高或仰卧起坐，可锻炼脊柱前方肌肉。

4）平板支撑，锻炼脊柱前后方所有肌肉。

2.手术治疗

用以固定断裂的椎弓根或椎骨。

# 第四章　骶部筋伤

骶部主要由骶骨、两侧髋骨、尾骨构成的骨盆及周围的韧带、肌肉组成。骶部常见的筋伤包括骶髂关节错缝、耻骨联合分离症、骶部筋膜炎、尾骨挫伤、骨盆旋转等。

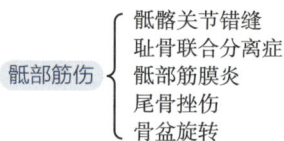

骶部筋伤 { 骶髂关节错缝
　　　　　 耻骨联合分离症
　　　　　 骶部筋膜炎
　　　　　 尾骨挫伤
　　　　　 骨盆旋转

## 一、骶髂关节错缝

### （一）定义

骶髂关节错缝是指骶髂关节因外力而造成关节的微小移动，不能自行复位，且引起疼痛和功能障碍者。骶髂关节错缝亦称骶髂关节半脱位。

### （二）相关解剖

#### 1.骶髂关节

骶髂关节由第1~3骶椎外侧共同构成的耳状关节面与髂骨内侧的耳状关节面构成（图4-1-1）。

骶髂关节属于滑膜关节，关节表面有透明软骨覆盖。骶骨侧的软骨较薄，出现退行性改变时易发生软骨炎，关节间隙很小，内有滑液充盈（图4-1-2）。

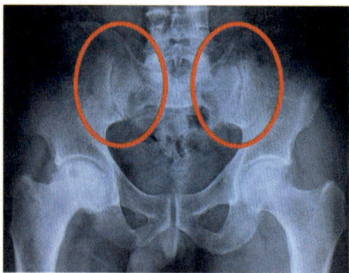

图4-1-1　正常骶髂关节

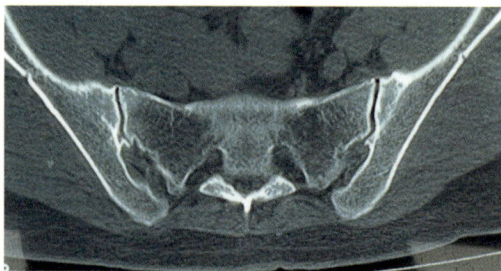

图4-1-2　骶髂关节水平面

不同人的骶髂关节大小、形状及结构均不相同，同一个人两侧的骶髂关节也可能不同（图4-1-3）。

骶髂关节关节面扁平，彼此对合非常紧密，属平面关节。其特点是相邻关节表面凹凸不平（一侧凸起，则另一侧凹陷），相互咬合形成小的球窝关节，再联合成大关节，这种结构稳定性强、活动度差，因此骶髂关节属于典型的微动关节。

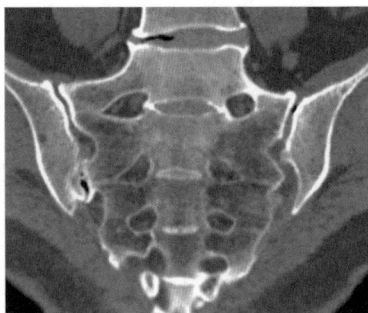

图4-1-3　正常情况下两侧骶髂关节对比

骶髂关节的活动度以上、下方向的滑行运动为主，借以把来自脊柱的力量传递到下肢，或把来自下肢的力量传递到脊柱。正常情况下，骨盆是一个整体，体重、外力等向下压迫骶骨的力量可使髂骨向两侧分开，骶骨下移，但这些力量可因骶髂关节周围强有力的骨间韧带、骶髂后韧带以及骶髂关节耳状关节面的绞锁得以消除，虽有移动但范围很小；由体重施加在骶骨前缘使骶骨前倾的力量也可因骶结节韧带及骶棘韧带的阻力而消除。当各种原因导致这些韧带受损而力量减弱时，骨盆可以出现下滑和前倾。

骶髂关节前后方向的活动度很小，骶髂关节以第2骶椎为轴心，有轻微的旋转功能。骶髂关节虽属微动关节，但它的易动性（活动程度）受内分泌因素（雌激素、孕激素）的影响，在妊娠期及分娩时活动范围明显增加（耻骨联合的易动性依赖骶髂关节的功能），该特点在分娩时起重要作用，有利于胎儿通过骨盆，顺利娩出。骶髂关节的活动度随年龄的增加而减少，男性于30~40岁，女性于40~50岁开始该关节的活动度逐步消失，老年人则常出现骶髂关节的纤维性改变或骨性强直。

骶髂关节主要由臀上神经的关节支支配，骶丛及第1~2骶神经后支亦有分支参与。

2.稳定骶髂关节的韧带

骶髂关节属于微动关节，关节前后两侧有坚韧、宽阔的骶髂间韧带及骶髂前、后韧带加强，在没有强大外力或韧带松弛的情况下，一般不会造成骶髂关节错缝（图4-1-4）。

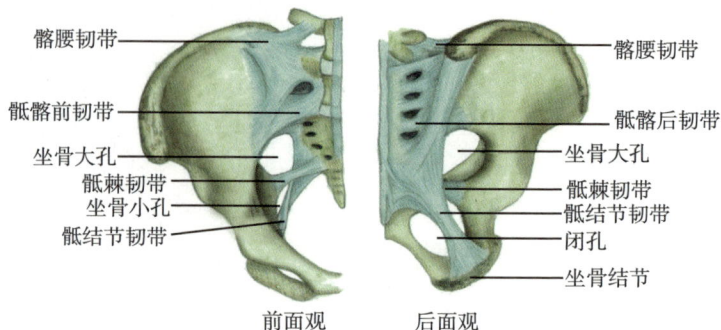

髂腰韧带 — 髂腰韧带
骶髂前韧带 — 骶髂后韧带
坐骨大孔 — 坐骨大孔
骶棘韧带 — 骶棘韧带
坐骨小孔 — 骶结节韧带
骶结节韧带 — 闭孔
— 坐骨结节

前面观　　后面观

图4-1-4　骶髂关节韧带

（1）髂腰韧带

是人体最强大的韧带，呈三角形，起于第4~5腰椎椎体的横突，止于髂嵴及髂骨上部，相当于腰背肌筋膜的深层，能够稳定骶髂关节并防止第5腰椎椎体向前滑脱。

（2）骶髂后韧带

分为长、短两部分，从骶外侧嵴向外斜至髂骨，属于坚强的纤维束，可加强关节后部的稳定性。

其中骶髂后短韧带纤维走行方向近似水平，后长韧带纤维则为斜行，在后短韧带浅层与骶结节韧带相融合。

（3）骶髂骨间韧带

是众多短而坚强的纤维束，位于关节软骨的后方，韧带纤维方向错综，介于骶粗隆和髂粗隆之间。

（4）骶髂前韧带

为宽阔的薄纤维束，起于骶骨盆面的外侧，止于髂骨耳状关节面前缘和耳前沟。

（5）骶结节韧带

起于髂后上棘及髂嵴，止于坐骨结节，是一条坚强的纤维束，与骶髂后韧带相融合，对骶髂关节的稳定作用通过骶髂后韧带实现。

（6）骶棘韧带

呈扇形，为坚强的纤维束，起于骶骨、尾骨的侧面，纤维束向外止于坐骨棘，与骶结节韧带一起，防止骶骨在髂骨上向后转动。

### 3.稳定骶髂关节的肌肉

附着于骶骨上的肌肉（如臀大肌、梨状肌等），对维持骶髂关节的稳定起到重要作用（图4-1-5）。

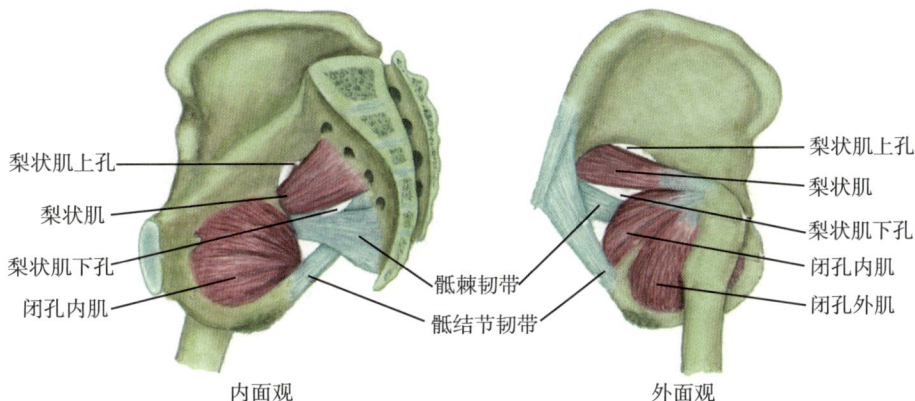

梨状肌上孔
梨状肌
梨状肌下孔
闭孔内肌
骶棘韧带
骶结节韧带

梨状肌上孔
梨状肌
梨状肌下孔
闭孔内肌
闭孔外肌

内面观　　　　　　　　　　外面观

图4-1-5　骶髂关节附近肌肉及韧带

骶髂关节耳状关节面的特殊结构（表面凹凸不平）、关节周围肌肉及韧带共同维系着骶髂关节的稳定性，其中任何一个结构出现问题（如肌肉及韧带力量下降），都可以导致骶髂关节稳定性下降，进一步导致骶髂关节错缝。

女性妊娠期在内分泌因素的影响下，骶髂关节活动度增加，妊娠最后3个月活动度最大（分娩后3~5个月可逐渐恢复正常），所以临床上本病女性易发。

## （三）病因病理

### 1.外力

较大的外力如外伤撞击、来自下肢方向的牵拉，或斜向对肩方向的屈膝屈髋等，若超过了关节自身及关节周围肌肉、韧带对关节的稳定作用，则会造成关节向下或前后的轻微错缝。

运动时的用力角度对骶髂关节遭受外力的大小有重要影响，在某些特殊的运动角度下，如向斜后方向撞击髂骨、坐位站起时快速转身、向对肩方向高抬腿跳等，很小的力量便能造成骶髂关节错缝。

### 2.韧带松弛

经常、反复的损伤及错位易造成骶髂关节周围韧带松弛，多次孕产也容易造成韧带松弛，导致骶髂关节稳定性下降，容易出现错缝。

3.肌肉力量下降

走行跨越骶髂关节间隙的肌肉，对维持关节稳定性起重要作用。当这些肌肉萎缩、力量下降时，骶髂关节稳定性下降，容易出现错缝。

（四）临床特点

1.病史

有明确外伤史，如髂骨受到直接撞击、过度向对肩屈膝屈髋、从坐位突然站起转身跑、打高尔夫球等，或既往有骶髂关节错缝史或多次孕产史。

2.疼痛

疼痛多局限在臀部，单侧多见。疼痛既可以来自于关节错缝后出现的滑膜炎、韧带损伤，也可以来源于关节错缝后肌肉受到牵拉导致的紧张、痉挛。

关节错缝较大时，坐骨神经可同时受到牵拉，引发典型的干性坐骨神经痛。干性坐骨神经痛可由于关节错缝后梨状肌受损引起的紧张、痉挛，刺激坐骨神经干引起。疼痛从骶髂关节缝开始，沿神经走向放射至神经末梢。

3.阳性体征

压痛点位于骶髂关节缝上，以指腹为着力点在关节缝上内外平移，可以感知髂骨上端前突（前脱位）或后翘（后脱位）。叩击痛（局部疼痛）阳性，或可出现坐骨神经放射痛。

伴有韧带损伤时，相应的韧带附着处或走行部位可以触及压痛点或紧张的条索，骶髂关节习惯性错缝者可以触及韧带萎缩、筋结或条索。

伴有臀大肌、梨状肌紧张时，可以触及肌腹紧张、压痛点，梨状肌紧张明显时，触按其肌腹（环中穴）可能诱发坐骨神经痛。多数患者伴有同侧竖脊肌下附着点的紧张、疼痛。

4.功能活动

弯腰、转身及屈膝屈髋动作受限，站立及行走时患腿无力，不敢负重，勉强行走则患处疼痛加重，出现跛行。

5.检查

以下各种检查方法，都可以使错缝的关节活动度增加，诱发或加重疼痛，以此可以确认是否存在骶髂关节错缝。

（1）假性双下肢不等长

患者仰卧，对比双下肢长度，可以发现双下肢出现假性不等长，或长或短，相差1cm左右，但应注意排除髋关节滑膜嵌顿。如双下肢长度相差3cm以上，应注意除外股骨颈骨折、髋关节脱位等。

（2）坐位弯腰试验

患者正坐凳上，对比双侧髂嵴高度，患侧多低于健侧。嘱患者弯腰，若患侧逐渐上升并高于健侧则为阳性，提示骶髂关节有损伤。

患者直立状态下弯腰，弯至60°以内出现腰骶疼痛、功能活动受限，提示病变位于腰部椎间关节、腰骶关节或相关肌肉处（肌肉紧张）。如果弯腰超过60°方出现腰骶疼痛及功能活动受限，提示骶髂关节损伤。即弯腰至60°以内，主要是以腰部椎间关节、腰骶关节为轴；超过60°则有骶髂关节参与。

（3）骨盆挤压与分离试验阳性

向内对向挤压两侧髂骨翼，以及两手分别置于两侧髂骨翼上棘，向后外方挤压骨盆，患侧骶髂关节缝出现疼痛则为阳性。

（4）屈膝屈髋试验阳性

不论是双腿同时屈膝屈髋还是单侧（健侧或患侧）屈膝屈髋，疼痛均出现在患侧骶髂关节缝，为阳性。

（5）单腿跳跃试验阳性

健侧可完成单腿跳跃，但患侧骶髂关节缝疼痛加重；患侧不能完成（因骶髂关节疼痛明显加重）为阳性。

（6）直腿抬高试验阳性

直腿抬高时，骶髂关节处出现疼痛为阳性。抬健侧或患侧下肢，都可以诱发或加重疼痛。

（7）"4"字试验阳性

"4"字试验时，骶髂关节缝出现疼痛。腹股沟处大腿内收肌群附着处可以有轻微牵拉感，但无疼痛，出现疼痛则提示大腿内收肌群损伤。

（8）影像学检查

可以发现骨盆旋转或两侧骶髂关节缝不对称（少见）。

### （五）鉴别诊断

本病特征是多数患者有明确外伤史；疼痛、压痛主要位于骶髂关节缝；以手指指腹着力在骶髂关节缝上端内、外水平推移，可以感觉到髂骨上端有轻微前突或后陷；骨盆挤压与分离试验阳性、屈膝屈髋试验阳性、单腿跳跃试验阳性，以上试验疼痛出现在骶髂关节缝而非其他部位。

1. 内脏器官病变牵涉痛

直肠、尿道、生殖系统等内脏病变时，牵涉痛可以反射至骶后神经分布区（八髎穴），可以牵及骶髂关节缝并可触及筋结、条索。一般没有明显外伤史，骨盆挤压与分离试验、单腿跳跃试验、屈膝屈髋试验等为阴性。相应内脏疾病检查可以协助明确诊断。

2. 骶管狭窄

各种原因造成的骶管狭窄刺激到骶神经后支时，疼痛可以放射到骶后，牵及骶髂关节缝，并可以通过影响骶神经前支波及周围肌肉。

腰骶部可见疼痛及压痛，骨盆挤压与分离试验、屈膝屈髋试验等呈阴性，影像学检查可以辅助诊断。

3. 退变性骶髂关节炎

退变性骶髂关节炎又称原发性骶髂关节炎，为退行性疾病，多见于50岁以上人群。主要因反复外伤、孕产等因素导致腰骶部肌肉力量下降、韧带松弛、骶髂关节稳定性下降，引起关节软骨劳损（变性、肥厚）、滑膜增厚、骨质增生等炎性反应或退行性病变。

临床症状与本病相似，疼痛、压痛点均位于下腰部及骶髂关节缝处，疼痛范围局限，以慢性、进行性加重的隐痛为主。疼痛在劳累后加重、休息后减轻；关节活动可轻微受限。

X线检查提示单侧或双侧髂骨耳状关节面下方骨质增生，但骶髂关节缝清晰，关节面无骨质破坏。

4. 致密性髂骨炎

病因不清，可能与劳损、妊娠、炎症等因素有关，以下腰部及骶髂关节缝处慢性、间歇性疼痛为主，主要累及骨盆的髂骨位置。

实验室检查可见C反应蛋白升高、血沉加快。X线片（骶髂关节正位片）可见关节间隙整齐、清晰，无骨质破坏；靠近骶髂关节面的髂骨下1/2

或2/3骨密度异常致密且均匀一致，呈三角形、新月形或梨形，骨小梁纹理完全消失；多为对称性（也可见到单纯一侧发病），硬化区范围长度可达3cm；骶髂关节骶骨侧不受侵害。

5.强直性脊柱炎

强直性脊柱炎主要累及脊柱及骶髂关节（几乎100%侵犯骶髂关节），以四肢关节、椎间盘纤维环及邻近结缔组织不断纤维化、骨化为特点，并可累及内脏，属于自身免疫性疾病，有家族遗传倾向。

临床主要表现为持续性下腰痛、晨僵、骶髂关节及脊柱功能障碍或丧失，严重时可影响正常工作、生活，甚至可致残（但不影响寿命），实验室检查活动期可见C反应蛋白升高、血沉加快、HLA-B27阳性。强直性脊柱炎HLA-B27阳性率可达90%，阳性提示患有该病的可能性大，但阴性时也不能排除。

X线片显示关节面模糊、粗糙，即关节边缘不规则，呈典型的虫蚀样破坏，随着病情发展，关节间隙可明显狭窄、融合或消失。该病多数可累及脊柱，出现典型的竹节样改变，可以伴局限性骨质疏松。

6.耻骨联合分离

骶髂关节与耻骨联合共同构成骨盆，两者之间相互关联，耻骨联合分离时骶髂关节必然被波及，可以出现骶髂关节疼痛，但两者表现有轻重不同的明显区别，患者主诉疼痛部位时以耻骨联合为主，而不是骶髂关节缝。

7.梨状肌损伤与梨状肌综合征

梨状肌起自第2~5骶椎前侧面，跨越骶髂关节缝前面，损伤时（单纯肌肉损伤或神经受到刺激）出现肌肉紧张、痉挛，疼痛部位与骶髂关节相近，但始终局限在肌腹部位或肌肉分布区域，不涉及骶髂关节缝。骨盆挤压与分离试验阴性。

8.臀中肌损伤

臀中肌急性损伤或慢性劳损时，疼痛部位与骶髂关节相近但局限在肌肉范围内，基本不涉及骶髂关节缝。骨盆挤压与分离试验阴性。

9.下腰段椎间盘突出

下腰段（第4~5腰椎）椎间盘突出累及骶丛臀下神经时，出现的疼痛、放射痛位于臀大肌区域，该部位虽与骶髂关节错缝相近但不在关节缝而在肌肉上，可触及肌肉紧张、僵硬、萎缩或筋结；腰部压痛点明确，放射性串痛阳性；影像学检查支持椎间盘突出诊断。骨盆挤压与分离试验阴性。

10.臀上皮神经炎

臀上皮神经受到刺激、压迫时，可以出现臀上皮神经分布区域皮肤疼痛及感觉异常。骨盆挤压与分离试验阴性。

## （六）治疗

1.急性损伤

（1）手法治疗

1）松筋

主要以揉法、揉法放松骶髂关节周围由于受到关节错缝而牵拉紧张的肌肉、韧带，缓解疼痛的同时松弛骶髂关节，便于复位完成。

2）复位

①骶髂关节合法（宫廷理筋术）

骶髂关节合法的手法特点是不区分前、后脱位，只需确认患侧便可完成复位。

以右侧为患侧进行说明。患者左侧卧，伤侧在上；一助手于患者头部一侧固定患者躯干上部，另一助手蹲于患者身后，以右手按压患处；医者位于患者后方，丁字步站好（右脚，即近床侧的脚在后），左手扶髋、右手握踝。

医者右手发力，在保持足够的牵引力下，先做下肢摇法6~7次，然后将患肢向远端拔伸；原扶髋之左手斜向握持患膝的上方，保持骶髂关节处于牵引状态；另一手（右手）趁势将踝部夹于腋下并继续向后下方牵引使患肢后伸；在保持足够的牵引力下，双足各择机向前移动一步；原扶髋之左手突然拍击患者腹部，并嘱患者屈膝，另一手（右手）趁机使患者屈膝屈髋（使膝近其肚）；医者左手按于助手右手上，右手按压患膝上并向左手方向施力，使患侧尽量屈膝屈髋；医者右脚后撤一步，右手顺势下滑至踝部，左手前推，右手后拉，使患肢尽量过伸。

②骶髂关节侧扳法

患者侧卧，伤肢在上，先将健侧屈髋至90°，再将患肢置于健侧前方；一侧上臂抵按患侧臀部使之内旋，另一手前臂置于患侧肩前使之外旋，并使上下两端的旋转轴位于骶髂关节，突然短瞬发力，即可使骶髂关节错动而复位。

③屈膝屈髋按压法

适用于骶髂关节前错位（髂骨上端前突）。患者仰卧，伤肢在外，医者使患肢尽量屈膝屈髋并向同侧肩部方向适力按压，即可使关节复位。

④过伸扳法

适用于骶髂关节后错位（髂骨上端后翘）。患者俯卧，医者一手按压骶髂关节后方，另一手扳住大腿前方，先慢慢牵拉大腿后伸至极限，再突然短瞬发力使下肢过伸，使力量传递到骶髂关节而使之复位。

或者患者侧卧，伤侧在上。医者一手推按骶髂关节后侧，另一手牵拉脚踝，双手反方向用力，使患肢尽量过伸，牵拉骶髂关节使其错动而复位。

3）理筋

一是梳理损伤的韧带，避免韧带畸形愈合，影响关节稳定性。二是消除臀大肌、梨状肌的紧张、痉挛，避免肌肉劳损导致关节的稳定结构被破坏。

手法复位3~7天内尽量避免能够加大骶髂关节活动度的一切动作，如下蹲、打网球或高尔夫球等，必要时可以佩戴骨盆保护带，防止骶髂关节活动造成韧带进一步损伤，防止出现习惯性错缝。

（2）药物

外敷活血散瘀止痛膏药。

2.习惯性错缝

（1）韧带调整

习惯性错缝主要由于稳定骶髂关节的韧带松弛，习惯性错缝容易诱发骶髂关节炎。治疗时需要调整韧带结构，加强关节的稳定性。

在复位的基础之上，首先找到萎缩的韧带或筋结，用超过耐受能力的指揉法、弹拨法、按推法（或针刀）施术，造成局部适度（轻微）的急性创伤性出血（粘合剂），配合适当的外固定（制动），期望利用后期继发的纤维化、粘连（修补），调整韧带位置并使韧带肥厚、坚韧，加强其对关节的稳定作用。

（2）肌肉调整

习惯性骶髂关节错缝多数伴有肌肉（臀大肌、梨状肌等）力量下降，通过主动锻炼竖脊肌、腰方肌、臀大肌、梨状肌、腹肌等，加强肌肉力量，增强肌肉对骨盆及骶髂关节的稳定作用。

## 二、耻骨联合分离症

### （一）定义

是指骨盆前方两侧耻骨纤维软骨联合处，因各种因素出现分离移位，表现为耻骨联合距离增宽或上下脱位，出现局部疼痛和下肢抬举困难等功能障碍的软组织损伤性疾病，常见于孕产妇、外伤后。

### （二）相关解剖

#### 1.骨盆

骶骨与两侧的髋骨在肌肉、韧带的连结之下形成一个整体，称为骨盆。髋骨由髂骨、坐骨、耻骨融合而成（14~17岁左右），以髋臼为分界线，上方为髂骨、后下方为坐骨、前下方为耻骨。

#### 2.骶髂关节

髋骨后方（髂骨）与骶骨之间的连结为间接连结，即骶髂关节。骶髂关节不是典型的球窝关节，它的特点是关节面两侧相对应的部分彼此凸凹不平（一侧凸起、则对侧凹陷，相互构成小的球窝关节），这种结构稳定性较强，但灵活度差，属于微动关节，可以很好的保持骨盆的稳定。骶髂关节的稳定性在孕产期下降，此时活动度增加，有利于分娩。

#### 3.耻骨联合

髋骨前方两侧的耻骨借助软骨相连，属于直接连结（软骨连结），构成耻骨联合。

耻骨联合实际是一个半关节，由两侧的耻骨体构成，耻骨体表面附着有透明软骨，两侧的透明软骨之间借助纤维软骨连结，纤维软骨的中央有一个关节腔，即类似竖立的没有髓核的椎间盘，在9岁左右形成。

在骨盆正位X线片上，正常耻骨联合间隙宽度一般在4~6mm（图4-2-1），而部分人群此处先天较窄，小于4mm（图4-2-2）；耻骨两侧平齐，在一个水平面上；关节软骨表面光滑。

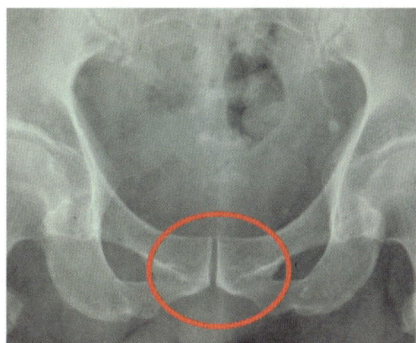

图4-2-1 正常耻骨联合间隙

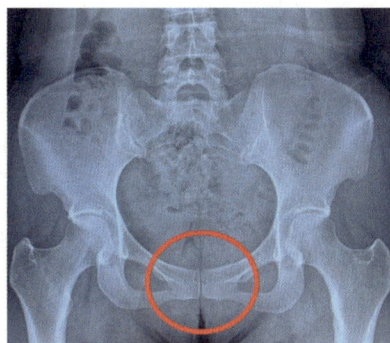

图4-2-2 耻骨联合间隙窄（<4mm）

在CT、MRI拍摄的耻骨联合横断面（水平面）片上，两侧耻骨前后平齐，在同一个冠状面上（图4-2-3）。

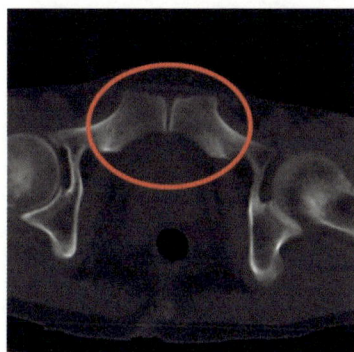

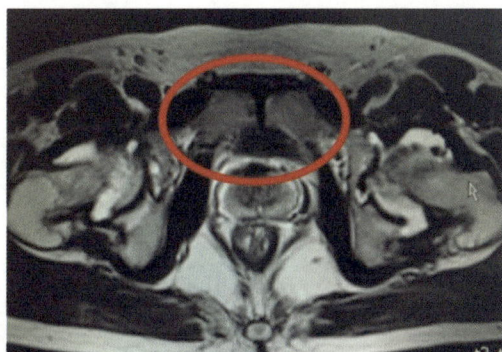

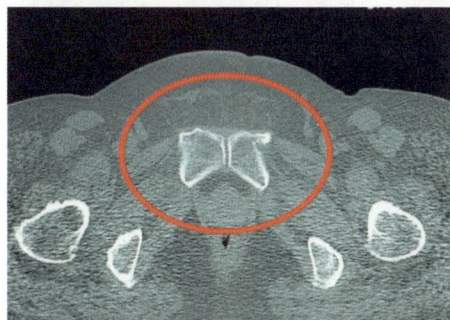

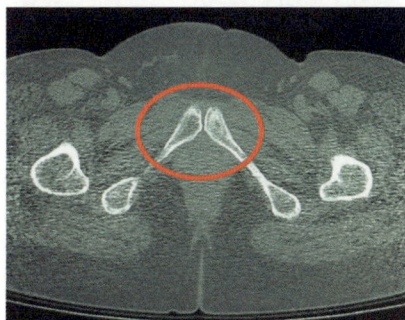

图4-2-3 耻骨联合水平位片

### 4.耻骨联合周围韧带

两侧耻骨除软骨连结外，还有韧带加强。但这些韧带都较薄弱，真正具有连结作用的，主要还是耻骨联合之间的纤维软骨盘。

（1）耻骨上韧带

附着于两侧的耻骨嵴及耻骨结节。

（2）耻骨下韧带

也称弓状韧带，附着于两侧耻骨下支，为弓形的厚纤维束。

（3）耻骨后韧带

连结两侧耻骨后面，该韧带纤维束极其薄弱。

（4）耻骨前韧带

连结于两侧耻骨前面，与腹直肌及腹外侧肌相连，由坚强的纤维交织而成，是维持耻骨联合稳定的主要力量。

5.相关肌肉

（1）缩小、稳定耻骨联合间隙的肌肉

主要是腹部肌肉，包括腹直肌、腹内斜肌、腹外斜肌、腹横肌等。

腹部肌肉特别是腹直肌及腹外斜肌通过联系的韧带（耻骨前韧带），对耻骨联合起紧束、保护作用。

腹部肌肉（腹直肌、腹外斜肌）力量越强大，耻骨联合相对越紧、越稳定，耻骨联合能承受的张力在250kg左右。

（2）分离耻骨联合间隙的肌肉

主要是下肢内收肌群，包括耻骨肌、短收肌、长收肌、大收肌、股薄肌等。

内收肌群一边连结下肢骨、另一边连结耻骨，当下肢外展外旋时或内收肌紧张、挛缩时，可以向外牵拉耻骨，导致耻骨联合间隙扩大。

（三）病因病理

造成耻骨联合分离的主要原因是外力，这种外力既可以来自外界，也可以来自于肌肉自身。

1.妊娠与分娩

因女性妊娠期雌激素、孕激素分泌旺盛，使骨盆韧带松弛、耻骨联合及骶髂关节间隙增大，耻骨联合可逐渐松弛，利于胎儿的入盆及分娩。在围分娩期（怀孕28周至产后1周），由于胎儿逐渐增大形成的重力挤压或由于胎儿入盆，常导致耻骨联合分离，常于分娩后3~5个月慢慢恢复。

临床上此种发病原因占本病发生率的90%以上，所以有人定义本病为"产后耻骨联合分离"。

2.外力直接撞击

外力直接作用在骨盆上，如骶髂关节的后方或侧方，可以直接造成耻骨联合分离、位移，又称耻骨联合错缝。外力较大时，可造成骨盆（或耻骨）骨折。

3.骶髂关节错位

骨盆是由三块骨经肌肉、韧带连结形成的一个整体，由两侧骶髂关节和耻骨联合合围构成，骶髂关节一旦错位，耻骨联合肯定有程度不同的位移，此为骶髂关节错位的一个症状，骶髂关节的疼痛程度比耻骨联合严重。

4.肌肉紧张或萎弱

骨盆上连结着许多肌肉、肌腱、筋膜，这些肌肉除参与完成各种躯体运动外，还维持着骨盆的稳定。

当各种原因导致附着于骨盆各个位置上的肌肉力量失衡（不对称）时，例如肌肉出现紧张、痉挛或肌肉萎弱无力，则会造成骨盆倾斜、旋转，引起耻骨联合的结构发生变化，但此时达不到错缝程度，局部疼痛不明显，属于骨盆周围肌肉损伤、骨盆倾斜的一个继发表现。

5.软骨炎

各种原因导致局部软骨退变，如妊娠后期及哺乳期母体比平时对钙离子的需求量更大，如果补充不足，可发生软骨钙质流失，可导致软骨炎，造成耻骨联合稳定性下降，间隙、结构发生改变。此时耻骨分离的程度多数不严重，属于软骨炎的继发症状之一。

（四）临床特征

1.病史

有孕产史或明显外伤史。

2.疼痛及压痛

单纯耻骨联合分离时，疼痛局限在曲骨穴（耻骨联合），压痛明显，有时可以触摸到细小的条索或筋结。伴有内收肌损伤时，可以在肌肉附着处触及压痛点。

由于骨盆是一个整体，耻骨联合分离必然牵及骶髂关节，可造成骶髂关节失稳，使连接于骶骨、跨越骶髂关节缝的臀大肌、梨状肌受到牵拉而出现紧张、痉挛或疼痛，骶髂关节缝可以触及压痛，叩击痛阳性（但均没有耻骨联合处严重）。

咳嗽、打喷嚏及其他可引起腹压增高或腹肌剧烈的运动，可以诱发疼痛，因腹肌运动可牵拉耻骨前韧带，引起耻骨联合运动。

### 3.功能活动

功能活动受限主要体现在骨盆及双下肢。因为耻骨联合分离、错缝，导致骨盆失去了稳定性及完整性，所以任何可以使骨盆受力增加、使耻骨联合运动幅度增大的动作（如翻身、走路）都可能导致耻骨联合分离、错缝增加，引起疼痛加重。患者不能自如翻身，不敢下蹲，不敢单腿站立，双下肢呈强迫体位（两腿并拢不敢分开）。严重分离时患者不能正常行走，表现为两腿不能前、后迈步，习惯脚掌、足跟交替受力拧着走，或双手支撑身体、双腿并拢，以躯干带动下肢行走，避免耻骨联合运动。若患者可以前、后迈步行走，则证明耻骨联合分离的程度相对不重。

### 4.体征

（1）下肢推挤试验阳性

患者仰卧床上，下肢伸直，用力向上推动足底或叩击足底，若感觉到耻骨上移且同时引发疼痛，为阳性。

（2）骨盆挤压与分离试验阳性

疼痛只出现在耻骨联合，骶髂关节虽然也可出现疼痛但没有耻骨联合明显。

（3）单腿站立试验阳性

单腿站立时，耻骨联合处疼痛明显加重。

（4）"4"字试验阳性

疼痛出现在耻骨联合而不是大腿内收肌附着处。

### 5.影像学检查

（1）骨盆正位片（冠状位）

可以发现耻骨联合间隙过大（图4-2-4），通常大于6mm（图4-2-5），或两侧耻骨上下错开，不在一个水平面上

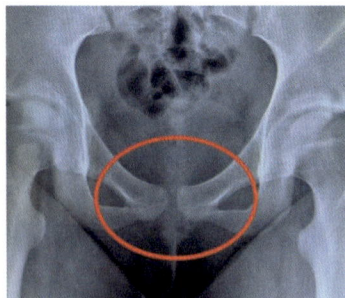

图4-2-4　耻骨联合间隙扩大

（图4-2-6）。同时伴有软骨炎者可以发现软骨面粗糙或缺损。

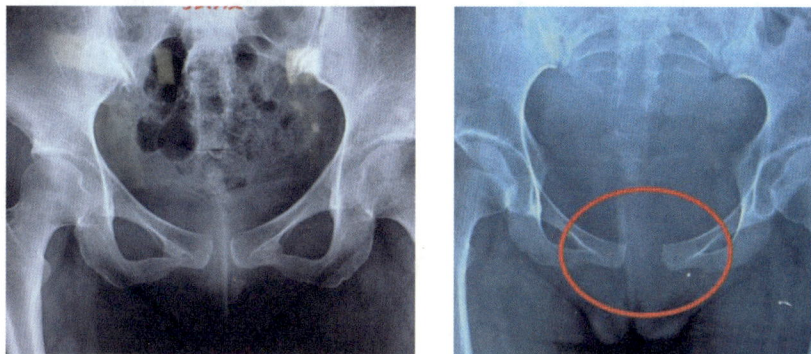

图4-2-5 耻骨联合分离（间隙>6mm）

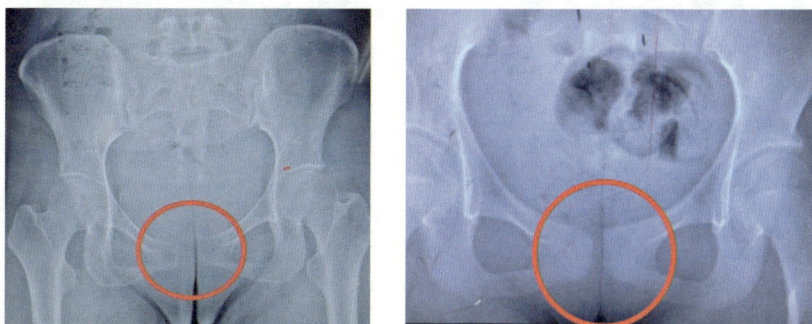

图4-2-6 耻骨联合两侧不平齐

耻骨联合分离虽然在女性孕产期间多见，但外伤（主要是来自于骶骨后方的冲击）也可以导致男性出现耻骨联合分离（图4-2-7、图4-2-8）或错位（图4-2-9）。

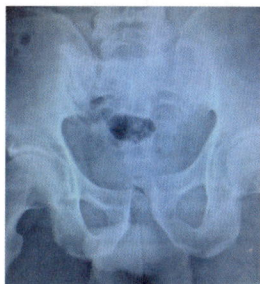

图4-2-7 男性耻骨联合分离（外伤后）

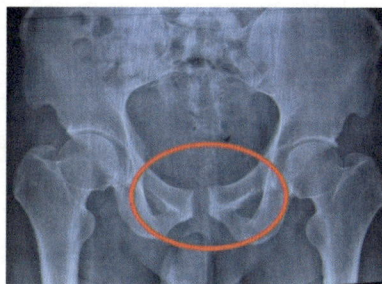

图4-2-8 男性耻骨联合分离（间隙约16mm）

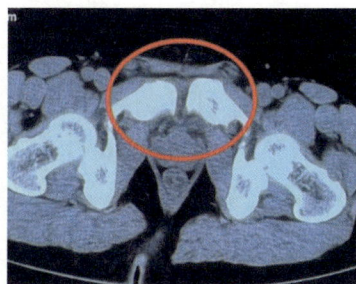

图4-2-9 耻骨联合前后错位（男性）

一些耻骨联合处的影像学异常，如耻骨联合上缘不平（图4-2-10）、耻骨联合处骨赘（图4-2-11）、耻骨联合下方骨化影（图4-2-12）、耻骨联合骨化（图4-2-13）等不一定都是耻骨联合分离，影像学检查不是耻骨联合分离的唯一诊断依据，临床诊断必须结合病史、症状、体征。

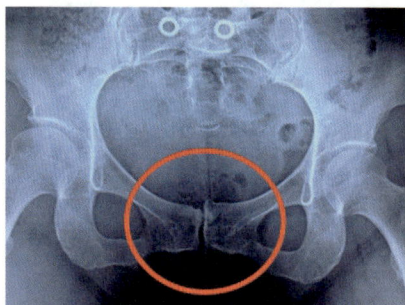

图4-2-10　耻骨联合上缘不平

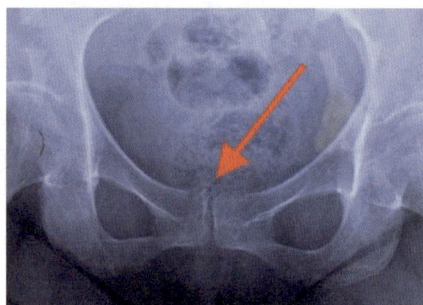

图4-2-11　耻骨联合处骨赘（无症状）

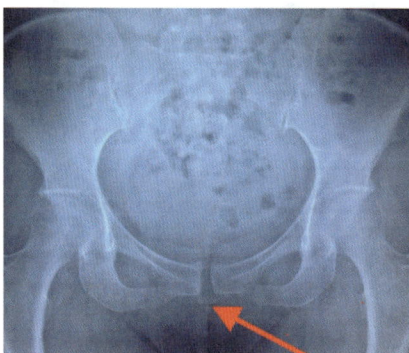

图4-2-12　耻骨联合下方骨化影

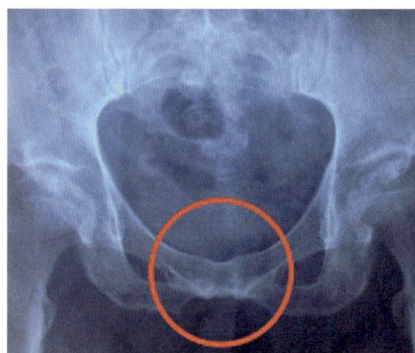

图4-2-13　耻骨联合骨化

此外，耻骨联合间隙大于6mm者不一定就是耻骨联合分离症，如分娩后耻骨联合间隙必然都大于6mm，因分娩时该间隙可增宽3~10mm，而经3~5个月可自行恢复。

14岁以下女性由于身体发育尚未完成，耻骨联合处软骨尚未完全骨化，在X线片上也可以表现为间隙较大（图4-2-14）。

（2）CT、MRI片（横断位）

CT、MRI横断位片可以发现双侧耻骨不在一个冠状面上（图4-2-15）。

影像学检查表现出的解剖学变化不是耻骨联合分离症的唯一诊断标准，诊断必须再结合临床症状、体征才能得出。

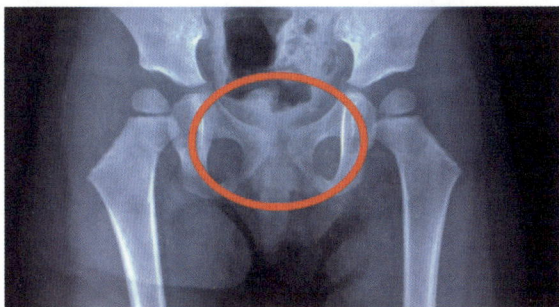

图4-2-14　发育期耻骨联合

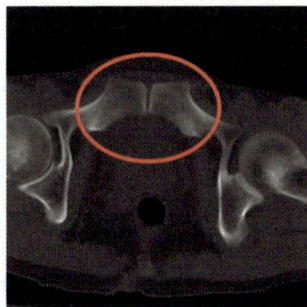

图4-2-15　耻骨联合水平位

### （五）鉴别诊断

#### 1.大腿内收肌损伤

在围分娩期，由于下肢用力不协调或受到外力牵拉，可出现大腿内收肌群肌肉附着点处的牵拉伤。

疼痛位于内收肌附着处而不是耻骨联合（曲骨穴），肌肉附着处可以触摸到明显的压痛点或筋结，下肢可以前后迈步，骨盆挤压与分离试验阴性，"4"字试验阳性，屈膝屈髋试验阳性。

#### 2.耻骨联合纤维软骨炎

以产后女性多见，压痛点位于耻骨联合，但双下肢可以前后迈步，可疼痛加重但不明显，骨盆挤压及分离试验阴性。X线片提示关节软骨面有缺损（图4-2-16）。

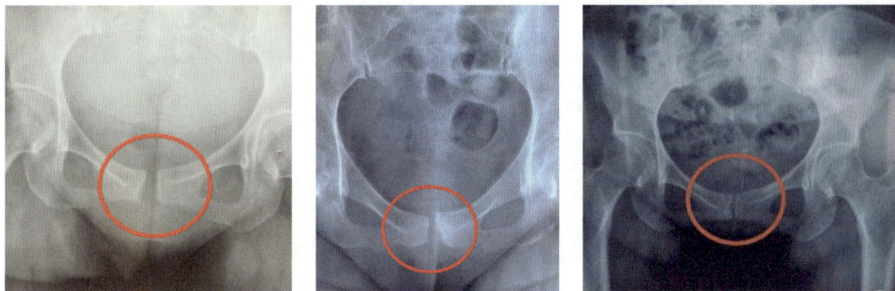

图4-2-16　耻骨联合软骨缺损

#### 3.肌肉失衡引起的骨盆旋转

由于附着在骨盆上的肌肉（前后或左右）力量失衡，造成骨盆旋转引发耻骨联合处出现错缝，与怀孕及分娩没有直接因果关系，属于肌肉损伤范畴。

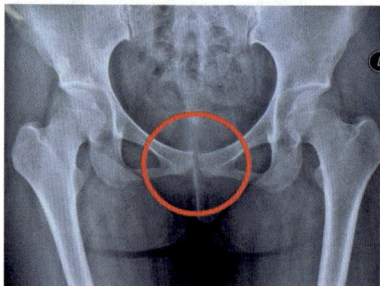

图4-2-17　耻骨联合失衡
（骨盆旋转导致）

压痛点不在曲骨穴，腰臀部可以触摸到紧张、僵硬（急性损伤）或萎弱无力（慢性病变）的肌肉，竖脊肌、腰方肌、臀中肌、阔筋膜张肌、臀大肌等附着处常常可以触摸到筋结（如第3腰椎横突、髂嵴、髂后窝等处）。

骨盆正位X线片除发现耻骨联合上下错缝（不在一个水平线上）外，还可以见到明显的骨盆旋转（图4-2-17）。

#### 4.骶髂关节错位

虽然X线片可以见到耻骨联合间隙有改变，甚至曲骨穴有疼痛，但是远没有骶髂关节处疼痛、压痛明显，疼痛位置指向骶髂关节缝而不是耻骨联合，骨盆挤压与分离试验、"4"字试验阳性，此时应考虑为骶髂关节错位。

### （六）治疗对策

#### 1.手法治疗

任何关节错缝如嵌顿、错位、分离等，复位都是唯一选择。在具体实施时，通常分为松筋、复位、理筋三步。

（1）松筋

松解关节周围紧张、痉挛的肌肉、缓解疼痛，为复位创造良好条件。

选择滚法、指揉法或指颤法施术，以压痛点（曲骨）为主，兼顾臀大肌、梨状肌、大腿内收肌群等相关肌肉的放松，施术5~10分钟，使局部疼痛减轻、紧张的肌肉松弛。

（2）复位

1）耻骨联合分离合法（宫廷理筋术）

本法又称归挤拍按法。一助手坐于患者左后方，将患者拦腰抱住固定；患者半躺半坐于床上，臀部尽量靠近床边，双下肢屈膝屈髋并尽量外展外旋，足跟靠近臀部，右手掌心向下平按痛处（耻骨联合）；另一助手与患者相对而立，两手分别握住患者两侧脚踝；医者紧贴患者右侧而坐，以己之左胯顶挤患者右胯，左手自患者腹部前方经过钩住患者左髋，两侧同时用力将骨盆向中央归挤，右手掌心向下握住患者左手，患者掌心向下，并适度抬起（此前均为预备动作）。

医助同时动作，握踝之助手迅速将患者双下肢拉直，医者在归挤骨盆的同时迅速将患者左手向患者右手上拍击。

2）简化手法

患者仰卧于床上，臀部靠近床边，双下肢屈膝屈髋并尽量外展外旋，使足跟近臀，右手掌心向下平按患处，左手掌心向下置于右手上；一助手面对患者而立，两手分别握住患者两侧脚踝；医者坐于患者右侧，以己之左胯顶挤患者右胯向内，左手自患者腹部前方经过勾住患者左髋并向内归挤，两侧同时用力将骨盆向中央归挤，右手掌心向下握住患者左手并适度抬起（此前均为预备动作）。

医助同时动作，握踝之助手迅速将患者双下肢拉直，医者在归挤患者骨盆的同时迅速将患者左手向患者右手上拍击。每次治疗时反复施术两次。

（3）理筋

主要在后期治疗时使用，调整附着在骨盆上具有维持骨盆稳定、平衡的肌肉的张力，保证骨盆受力平衡稳定，防止骨盆倾斜、影响耻骨联合（包括骶髂关节）结构。

1）增加腹直肌、腹外斜肌力量，通过所联系的韧带（耻骨前韧带）加强耻骨联合的稳定性，防止分离加重，促进分离复位。

2）解除大腿内收肌群的紧张、挛缩，减轻下肢对耻骨联合的牵拉力，防止分离加重。

2.药物治疗

中药局部热敷患处（尤其是伴有内收肌损伤者），具有消肿止痛的作用，常用骨科熥洗药。伴有软骨炎者，适当补充钙制剂及软骨素。

3.疼痛期减少骨盆活动

疼痛明显时尽量避免任何可以加重疼痛的动作，可以采取骨盆带外固定，防止错位加重，避免加重韧带损伤。

4.恢复期加强肌肉功能锻炼

后期（可以前后正常迈步时）加强腹部肌肉力量锻炼，增强耻骨联合的稳定性。常见练习动作如仰卧起坐或直腿抬高。正向仰卧起坐可锻炼腹直肌，斜向仰卧起坐可锻炼腹内、外斜肌，吸气收腹可锻炼腹横肌。

以上综合治疗临床效果较好，每次治疗后均较前有明显改善。根据病情轻重不同，一般治疗5~10次可痊愈。

## 三、骶部肌筋膜炎

### （一）定义

指单纯因外力因素导致骶部肌筋膜产生的无菌性炎症。

### （二）相关解剖

骶部肌筋膜可以看作是腰部肌筋膜的骶骨部分，广泛附着于骶骨、髂骨骨膜上。竖脊肌、背阔肌、臀大肌等均附着于上（图4-3-1）。这些区域主要由脊神经后支支配。

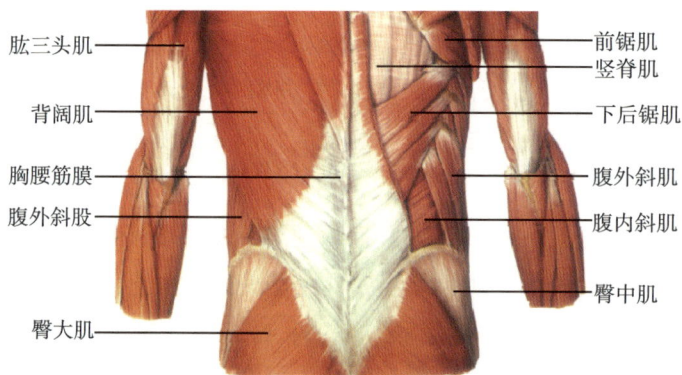

图4-3-1　骶部肌肉及筋膜

### （三）病因病理

#### 1.肌肉牵拉

竖脊肌、背阔肌、臀大肌等均附着于骶筋膜上，肌肉的急性牵拉及慢性持续性牵张，可以导致此区域产生无菌性炎症，多同时伴有或被认为是肌腱周围炎。

#### 2.直接外力

外力的直接撞击，可以导致局部筋膜产生无菌性炎症。

#### 3.脂肪疝

局部脂肪变性、占位，可刺激末梢神经。

4.相关因素

（1）椎管狭窄

各种原因导致的椎管狭窄，可刺激马尾神经（或脊神经后支），可以出现此区域感觉异常。

（2）内脏器官病变牵涉痛

直肠、泌尿、生殖系统病变的内脏牵涉痛可以反应到这一区域，因属于同一个脊髓节段。

（3）寒冷刺激

寒冷刺激可导致局部血液循环障碍，可以诱发或加重病情。

（四）临床特征

1.病史

有肌肉急性损伤史、慢性劳损史或局部撞击史。

2.疼痛与压痛

疼痛局限在骶部八髎穴周围，即筋膜或肌肉与筋膜连结处，以持续性隐痛为主，程度通常较轻。疼痛在劳累后明显加重，休息后减轻。

多数伴有腰骶部僵硬感、寒凉感，久处一种姿势或受寒可以诱发或加重病情，局部受热（热敷、艾灸、按摩、热浴）后或稍微活动后减轻。

3.体格检查

八髎穴周围可以触及局部筋膜肥厚，或筋膜上出现数目不等、大小不一、软硬不同的筋结、条索，这些筋结可以来自于筋膜，也可能来自于脂肪变性。

可以触摸到紧张、僵硬的竖脊肌、背阔肌、臀大肌等。骨盆挤压与分离试验阴性。骶髂关节压痛、叩击痛阴性。

4.功能活动

腰骶部虽有明显僵硬感，但各种活动基本不受限。通常患者主诉不能弯腰，但实际上可以弯下去，只是感觉到腰骶后侧有僵硬、牵拉感或疼痛感。

5.影像学检查

X线片多数情况下正常。可以见到腰椎生理曲度改变，以减小或消失常见，有时可以发现曲度加大。骶髂关节关节面完整、清晰，没有关节面粗糙、骨质破坏及骨质增生等。

（五）鉴别诊断

1.相关内脏疾病

排除疼痛来源于内脏牵涉痛，除外直肠、泌尿、生殖系统疾病。

2.椎管狭窄

除外是否存在椎管狭窄，如椎间盘突出、骶骨囊肿、椎管内肿瘤等占位性疾病。

3.骶髂关节错缝

需注意压痛点是否位于骶髂关节缝，骨盆挤压与分离试验是否阳性。

（六）治疗对策

消除筋膜无菌性炎症。

1.手法

温经通络止痛。

（1）松（温经通络）

主要选择擦法、揉法，于病区施术，至局部有温热感。

（2）正（软坚散结）

"以痛为腧"，或以筋结、条索为施术点，选择弹拨法、按推法、（双腿）屈膝屈髋按压法，"以痛为腧，不痛用力"，软坚散结。

（3）理（通络止痛）

选择推法、散法、擦法等，加快局部血液循环，促进水肿、渗出的消散、吸收，散瘀止痛。

2.药物

以骨科熥洗药或复方大青盐热敷，每天2次。

3.练功

加强臀大肌、竖脊肌、背阔肌等肌肉力量与韧性的锻炼，改善局部微循环，促进炎性代谢产物的消散、吸收。

## 四、尾骨挫伤

（一）定义

指单纯外伤导致的尾骨周围软组织损伤。

## （二）相关解剖

尾骨呈三角形，为脊柱的末端，由4~5节（或3节）尾椎融合而成。上端为底，与骶骨下端相连，有时是骨性愈合，有时以关节形式存在，两者之间有软骨盘。下端称尖，在脊柱末端形成一个骨性突起。在尾骨侧缘，有肌肉及韧带附着。尾骨的前方，是直肠（女性另有产道）。正常情况下坐位时，尾骨尖不受力，由两侧坐骨结节受力负重。

## （三）病因病理

蹲坐在地或遭受外力打击，造成尾骨周围肌肉、韧带急性损伤，局部组织水肿、渗出，导致无菌性炎症。失治误治后局部水肿、渗出未能完全吸收、消散，局部继发纤维化、增生肥厚，形成隆凸或占位（高出两侧坐骨结节平面），影响正常坐姿。外伤严重时可同时伴有尾骨骨折。

## （四）临床特征

### 1.病史

有明显外伤史。

### 2.症状

尾骨周围疼痛、压痛，急性期可以触及肿胀，慢性期可以触及筋结或条索。被动活动患者尾骨尖时，疼痛明显加重。如果被动活动尾骨尖时出现异常活动，提示尾骨骨折（图4-4-1、图4-4-2）。

### 3.功能活动

坐位时尾骨周围疼痛，坐位弯腰时疼痛明显加重，直立时疼痛相对较轻。

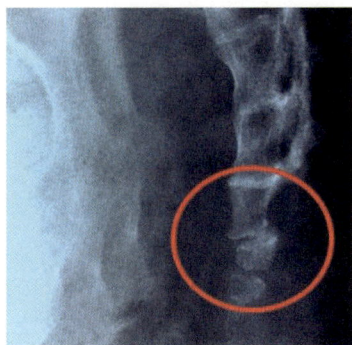

图4-4-1　尾骨错位　　　　　图4-4-2　骶骨骨折

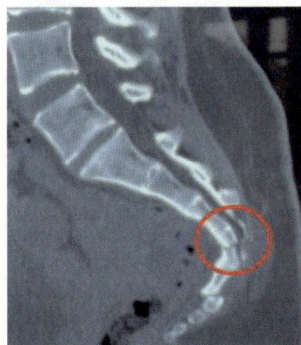

4.影像学检查

主要是除外尾骨骨折。

## （五）治疗对策

消除局部无菌性炎症，消除局部肥厚。合并骨折时，先按骨折处理。尾骨骨折不愈合对健康影响不大，不论病情轻重，均可痊愈。正常痊愈通常没有后遗症，但畸形愈合（尾骨尖向内）可影响排便，严重时可以影响孕妇分娩。

## 五、骨盆旋转（倾斜）

### （一）定义

指各种原因引起的骨盆旋转、倾斜。确切的说它是一个症状而不是一个单独的疾病，可以出现在许多病症中，如腰椎间盘突出、腰骶部肌肉劳损、骶髂关节错缝、耻骨联合分离等。

### （二）相关解剖

骨盆是一个整体，由髂骨、骶骨在关节及韧带的连结下构成。骨盆上附着许多肌肉，如竖脊肌、背阔肌、腰方肌、腹肌、臀肌、腘绳肌、股四头肌等，这些肌肉协同作用，维持着骨盆的稳定与平衡。

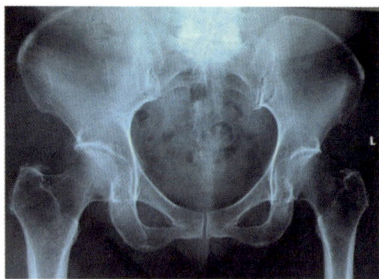

图4-5-1　骨盆旋转

位于脊柱后方的肌肉（竖脊肌、腰方肌等）可以牵拉骨盆前倾，位于脊柱前方的肌肉（髂腰肌、腹肌等）牵拉骨盆后倾。

当脊柱前后两侧的肌肉力量失衡时，骨盆必然会发生前倾或后倾；当脊柱两侧的肌肉力量失衡时，骨盆会出现旋转（图4-5-1）。

### （三）病因病理

#### 1.关节错缝或失稳

骶髂关节错缝、耻骨联合分离，导致骨盆的稳定性下降，出现骨盆旋转、倾斜。

**2.骨盆关节韧带损伤引起的关节失稳**

维系骨盆稳定的韧带因各种原因变得松弛，导致骨盆稳定性下降，出现倾斜或旋转。

**3.附着于骨盆的肌肉力量失衡**

附着于骨盆上的肌肉前后左右力量不平衡，造成骨盆倾斜或旋转（图4-5-2、图4-5-3）。

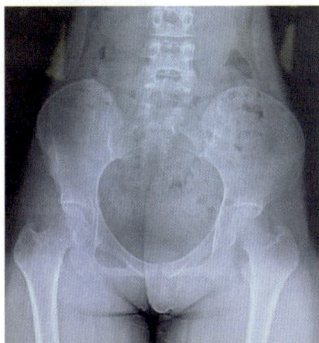

图4-5-2　肌肉劳损导致的
骨盆旋转

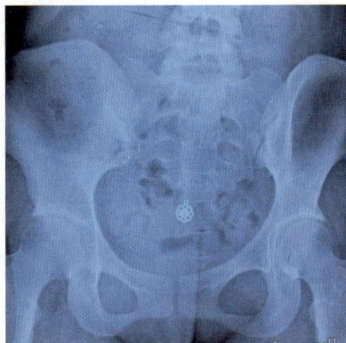

图4-5-3　单纯腰肌劳损导致的
骨盆旋转

### （四）临床特征

**1.症状**

由于引起骨盆旋转、倾斜的病因不同，临床表现各异。应注意腰椎间盘突出、腰骶部肌肉劳损、骶髂关节错缝、耻骨联合分离等疾病的症状及诊断。

**2.影像学检查**

影像学检查能明确提示骨盆旋转、倾斜，为诊断的主要依据。

### （五）治疗对策

应积极查找原发病因，积极治疗原发病。

## 六、其他常见相关疾病

### （一）原发性骶髂关节炎

原发性骶髂关节炎为退行性疾病，多见于50岁以上人群，主要因为腰骶部肌肉劳损、韧带松弛，导致骶髂关节稳定性下降，引起关节软骨磨损（变性、肥厚）、滑膜增厚、骨质增生等炎性反应。

疼痛、压痛点均位于下腰部及骶髂关节缝处，范围局限，以隐痛为主，劳累后加重、休息后减轻，关节活动轻微受限。X线片提示单侧或双侧关节面清晰，髂骨耳状关节面下方骨质增生（图4-6-1、图4-6-2）。

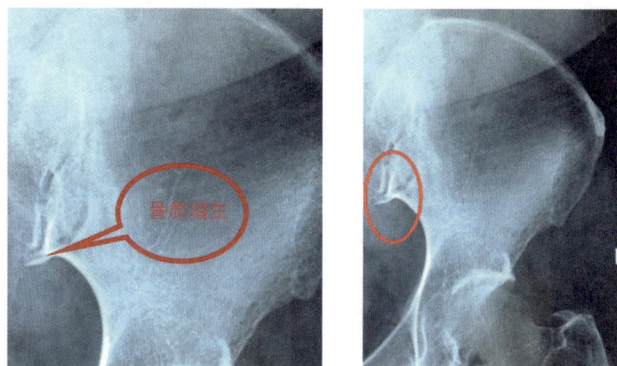

图4-6-1　髂骨耳状关节面下方骨质增生

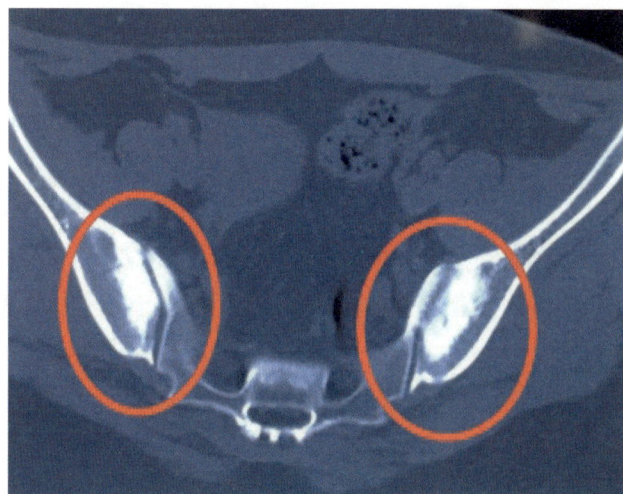

图4-6-2　髂骨耳状关节面毛糙

### （二）致密性髂骨炎

病因不清，可能与劳损、妊娠、炎症有关，以下腰部慢性、间歇性疼痛为主，主要累及骨盆的髂骨位置。实验室检查可以出现C反应蛋白升高、血沉加快。

X线片（骶髂关节正位片）可见关节间隙整齐、清晰，无骨质破坏；靠近骶髂关节面的髂骨下1/2或2/3骨密度异常致密且均匀一致，呈三角形、新月形或梨形，骨小梁纹理完全消失；多呈对称性发病（也可见到单侧发病），硬化区可长达3cm，骶髂关节骶骨侧不受侵害（图4-6-3）。

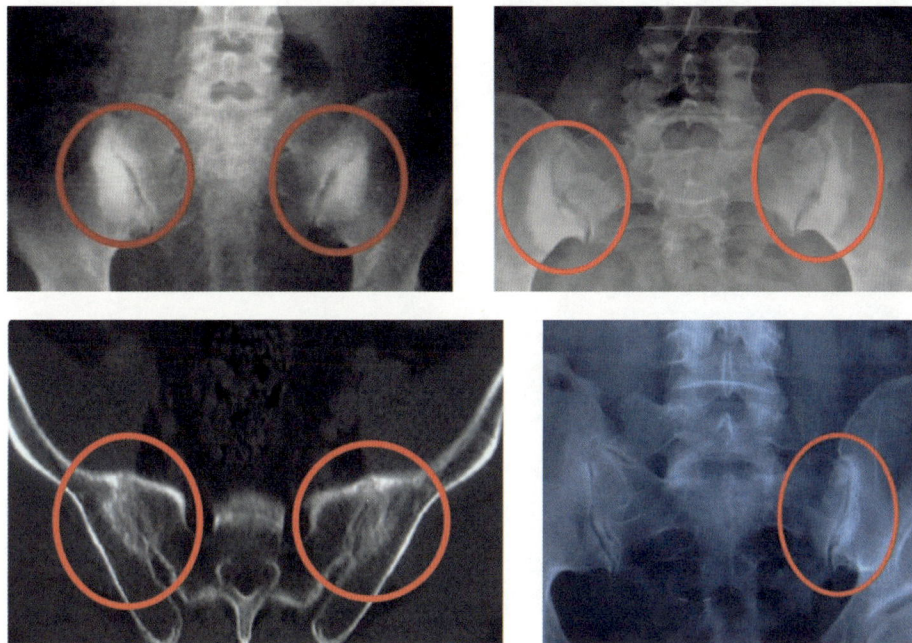

图4-6-3　致密性髂骨炎

### （三）强直性脊柱炎

强直性脊柱炎主要累及脊柱及骶髂关节，本病几乎100%侵犯骶髂关节，属于自身免疫性疾病，以四肢大关节、椎间盘纤维环及邻近结缔组织不断纤维化、骨化为临床特点，并可累及内脏受损。本病有遗传倾向。

临床主要表现为持续性的下腰痛、晨僵，骶髂关节及脊柱功能障碍或丧失，严重时可影响正常工作、生活甚至致残，但不影响寿命。

实验室检查活动期可见血沉加快、C反应蛋白升高、HLA-B27阳性。本病HLA-B27阳性率可达90%，阳性时提示患有本病的可能性较大，但阴性时也不能排除。

X线片常提示关节面模糊、粗糙，即边缘不规则，呈典型的虫蚀样破坏，随着病情发展，关节间隙明显狭窄、融合或消失（图4-6-4、图4-6-

5、图4-6-6）。多数累及脊柱，出现典型的竹节样改变（图4-6-7、图4-6-8）。可伴发局限性骨质疏松。

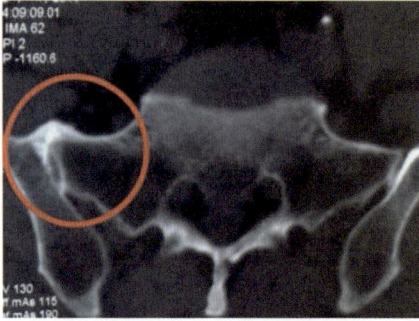

图4-6-4　关节间隙消失

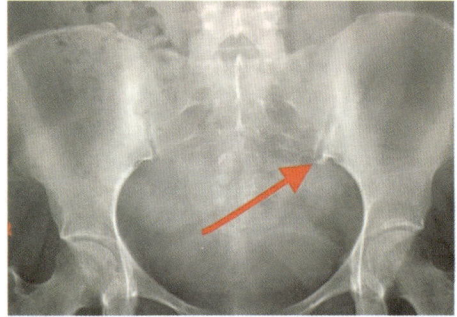

图4-6-5　关节骨质增生

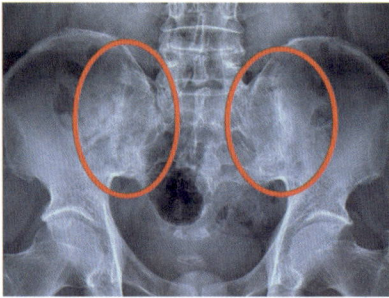

图4-6-6　骶髂关节模糊不清

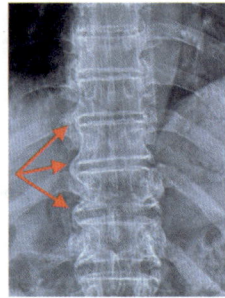

图4-6-7　椎体边缘骨质增生形成骨桥

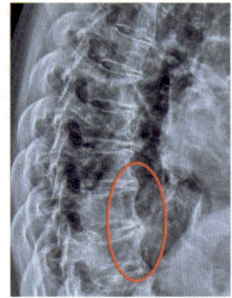

图4-6-8　椎体前缘增生形成骨桥

宫廷理筋术（脊柱）